张永杰临床经验集

审　定　张永杰

主　编　邱晓堂　程亚伟

中国中医药出版社
·北 京·

图书在版编目（CIP）数据

张永杰临床经验集/邱晓堂，程亚伟主编 . —北京：中国中医药出版社，2017.11

ISBN 978 - 7 - 5132 - 3985 - 1

Ⅰ. ①张…　Ⅱ. ①邱…　②程…　Ⅲ. ①中医临床 - 经验 - 中国 - 现代
Ⅳ. ①R249.7

中国版本图书馆 CIP 数据核字（2017）第 008190 号

中国中医药出版社出版

北京市朝阳区北三环东路 28 号易亨大厦 16 层
邮政编码　100013
传真　010 - 64405750
廊坊市三友印务装订有限公司印刷
各地新华书店经销

开本 710 × 1000　1/16　印张 19.5　字数 288 千字
2017 年 11 月第 1 版　2017 年 11 月第 1 次印刷
书　号　ISBN 978 - 7 - 5132 - 3985 - 1

定价　58.00 元
网址　www. cptcm. com

社 长 热 线　010 - 64405720
购 书 热 线　010 - 89535836
维 权 打 假　010 - 64405753

微信服务号　zgzyycbs
微商城网址　https://kdt. im/LIdUGr
官 方 微 博　http://e. weibo. com/cptcm
天猫旗舰店网址　https://zgzyycbs. tmall. com

如有印装质量问题请与本社出版部联系 (010 - 64405510)

《张永杰临床经验集》

编委会

审　定　张永杰

主　编　邱晓堂　程亚伟

编　委　王巧凡　吴小翠　高伟铿

　　　　高　媛　谢毅强

作者简介

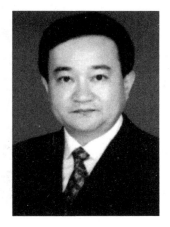

张永杰，1956年12月出生，汉族，山东海阳籍人。主任中医师（二级正高），教授，全国名中医，国务院特殊津贴专家，海南省有突出贡献专家，全国老中医药专家学术经验继承工作指导老师，广州中医药大学硕士研究生导师，中华中医药学会常务理事，海南省中医药学会常务副会长，海南省委、省政府直接联系重点专家。曾任青海省中医药研究所所长、海南省药物研究所副所长（主持全面工作）等职；自1999年至今任海南省中医院副院长、党委书记。1995年和1996年先后荣获"中国首届百名杰出青年中医"和"全国中青年医学科技之星"荣誉称号，2007年被评选为"海南省最具社会价值十大杰出医疗卫生专业技术人才"，2010年荣获"中国医师奖"，2017年荣获"全国名中医"称号。

张永杰教授于1982年毕业于山东中医药大学，1985年攻读内科心血管专业研究生，获医学硕士学位，从事中医药临床与科研工作近四十年，擅长运用中西医结合辨证与辨病方法治疗内科多种疑难病证，尤其对冠心病、心律失常、病毒性心肌炎、高血压病、糖尿病及其并发症、急慢性支气管炎、风湿性疾病、痛风，以及神经内分泌失调、亚健康综合征等多种疑难杂证的治疗与调理具有丰富的临床经验，疗效显著，每逢专家门诊慕名就医者众多，门诊量在全省专家门诊中名列前茅，且每次门诊时间均长达六七个小时之多，多年来以其良好的医德和精湛的医技受到省内外广大患者信赖和赞誉，获得了很高的社会口碑。

张永杰教授在临床、科研、教学、药物研究等多个领域取得突出业绩，近年来主持完成省部级科研立项课题5项，获卫生部及国家中医药管理局科技进步奖各1项，获省部级科技进步奖4项，主持完成中药新药及保健食品研发项目 20 余项。以第一作者或独著在国家核心期刊及统计源期刊发表学术论文 65 篇，曾 6 次获全国中医药优秀期刊优秀论文一、二等奖。出版专著 3 部。多次在全国性学术会议做大会发言或专题讲座。多次担任国家中医药管理局和国家食品药品监督管理总局科技项目、三甲医院等级评审及中药新药评审专家，国家药物临床研究机构资格认定检查员等，是海南省科技进步奖、海南省科技成果转化奖、海南省重大高新技术项目、海南省中药现代化专项研究项目、海南省自然科学基金项目资深评审专家，并多次担任专家组组长，中国首届、第二届"国医大师"评审委员会委员。因工作业绩及学术成就突出，近年来先后在《健康报》《中国医师报》《中国中医药报》《海南日报》《海口晚报》《海南特区报》及人民网等多家新闻媒体作专访或专版专题报道。其学术专业水平为全省同行业公认和肯定，是海南省中医药及卫生科技领域中具有很高声望和影响力的学科带头人。

目　录

目录

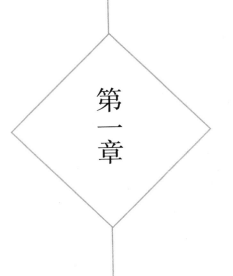

第一章

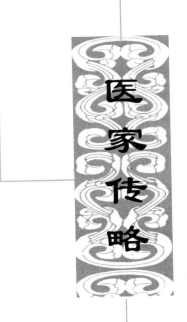

医家传略

张永杰，1956 年 12 月 31 日，丙申年冬月三十出生，祖籍山东海阳市。1982 年毕业于山东中医学院（现山东中医药大学）本科。1985 年，攻读内科心血管专业研究生。现为海南省中医院主任中医师、教授、硕士生导师、享受国务院特殊津贴专家、首批国家级名中医、海南省有突出贡献专家、全国老中医药专家学术经验继承工作指导老师。

作为医者，他医术精湛，医德高尚，一心只为患者解除病痛，无作功夫形迹之心；作为学者，他严谨笃学，追求卓越；作为师者，他诲人不倦，甘当人梯。他用实际行动践行了一名医务工作者服务大众、普救含灵之苦的忠诚誓言。在市场经济的大潮中，他恪守着职责，坚守一份廉洁。他虽已功成名就，仍虚怀若谷，淡泊名利，坚持低调做人。而在中医事业上，他呕心沥血，却不讲求回报，只讲奉献……在他身上，我们看到了一名中医师的大医精诚，看到了当代中医人的职业情怀和高尚品质！

❈ 悬壶济世　一切为了患者 ❈

张永杰教授在海南医界，尤其中医界，是位德高望重的专家，在当地民间是一位医术精湛、医德高尚，而又不皎不昧、无欲无求的中医高手。他的良好口碑，不仅是患者对他个人医术的肯定，更是对他个人医德及他对患者恻隐之心的赞誉。身为医院党委书记的他，职位变了，但医师职业本色不变。他心怀苍黎，时刻没有忘记医师职责。他从事临床工作近四十年，与临床结下了不解之缘。尽管已升任院党委书记多年，但他仍始终坚持不脱离临床一线，长年坚持出门诊和参加危重急症患者的会诊，即使节假日也不例外。从他的工作日志可以看到，每次出诊，省内各地慕名前来就诊的患者不下五十人，多时甚至七八十人，占门诊量的近十分之一。由于每天挂号数量有限，他总是额外加号，尽可能满足患者的要求，常常连午饭都顾不上吃。对此他总是说，患者慕名从边远地区长途跋涉赶来，拖病带痛来一次不容易，不能让患者受苦，自己苦点累点没关系。他的高尚医德与济世仁心可见一斑。

医以德为先，术以正为范。张永杰教授始终牢固树立"医者父母心，视患者如亲人"的从医准则。他对患者不问职业高低，不问贫富贵贱，均一视同仁，用心诊治。有一位定安县农村的老奶奶103岁了，高血压，心律失常，年老体弱已不能行走。老人的孙子慕名找到他，提出能否到家里给老人看病，张永杰教授欣然同意。他为患者看完病已是下午近两点，匆匆扒了几口饭，便随着小伙子一路奔波到定安。之后，他三次到定安免费送医送药，直到老人病情好转。老人激动地拉着他的手说："你人好，医术好，真正是老百姓的好中医啊！"老人一家要给张永杰教授红包、写感谢信，都被他婉拒了。张永杰教授说："医生是个良心职业，患者恢复健康就是我最大的收获和安慰。"

张永杰教授医德高尚，廉洁行医，在老百姓中有口皆碑。海南各市县的患者慕名而来，其中大多是农村贫困患者。他皆热情接待，望闻问切，把脉开方，没有丝毫的含糊，力求取得好的疗效，让患者满意。他还想方设法为贫困患者节省医药费，尽量做到合理检查，合理用药，实实在在为患者着想。患者逢人就夸他"技术精，医德好，我们就信他"。

张永杰教授坚持每年送医下乡近十次，为当地群众义诊，多是到保亭、琼中、儋州、乐东等相对偏远贫困的农村地区，赢得了百姓赞誉。

张永杰教授常说，从医者所从事的事业是患者生命所托，是百姓健康所系，医德医术提高永无止境，只有起点，没有终点。"矢志医学展宏图，执著追求无止境。"张永杰教授以此自勉。

医药兼通　临床与科研并茂

张永杰教授能够成为杏林高手，得益于勤于临证和医药兼通。他毕业于临床医学专业，曾多年担任省级药物研究所所长和在国家药物临床试验基地工作，是一个名副其实的中药名师。凭着多年对药物的探究，他谙熟各种药物的特性和药理，这为他成为名中医奠定了坚实基础。他常说，医是目的，药是手段，手段失当便无法达到医疗目的。他的功力会放在对药物药性的探究上。近几年，他先后主持研发的中药新制剂、新产品有10多个，多获临床验证和生产批文，投放临床，取得了较好的疗效，产生了较好的社会效益与经济效益。

张永杰教授能够成为医药兼通的救疾高手，还得益于他将临床与科研有机结合。在临床实践中，他始终把科研摆在重要位置，始终把科研视为总结临床经验、深化临床认识、优化临床治验、提高临床能力的有效手段。对于科研，他不仅指导立项，还亲自设计科研方案，亲自参与临床观察和研究。学术上，他独出机杼，观点独到，师古而不泥古，勇于学术创新，下级医师均视他为良师益友。几年来，在临床和行政管理工作繁忙的情况下，他主持完成省部级课题 5 项，正在进行省自然科学基金课题《中医药治疗糖尿病早期肾病的临床研究》。由他主持完成的科研项目获部级科技进步奖 1 项，获省级科技进步奖 3 项；由他独自撰写或以第一作者撰写的学术价值较高在省级以上学术刊物发表的论文达 60 余篇。多年的耕耘、多年的孜孜不倦，使他的专业水平得到省内同行的肯定，如今他已成为海南省中医界名望较高的领军人物和具有影响力的学科带头人，先后荣获中国首届百名杰出青年中医、全国中青年医学科技之星、海南省最具社会价值十大杰出专业技术人才等称号，多次担任国家中医药管理局和国家食品药品监督管理总局科技项目和药物审评专家，国家药物临床研究机构资格认定检查员，海南省科技进步奖、科技成果转化奖、重大高新技术项目和自然科学基金项目资深评审专家。2009 年被确定为海南省唯一的国家中医药管理局重点学科建设专家委员会委员，同年还担任首届"国医大师"评审委员会委员。

❖ 诲人不倦　甘当人梯倾心传承 ❖

张永杰教授是一名出色的师者。他既是教授和硕士生导师，又是全国老中医药专家学术经验继承工作指导老师。作为师者，他具有强烈的责任感和使命感，常感中医人才匮乏，因此，对于培养中医人才，他呕心沥血，不遗余力。他虽担负领导职务和诸多社会职务，承担着繁多的临床、科研与行政管理工作，但仍坚持临床教学，带研究生和徒弟，时刻不忘栽培新人。他毫无保留地把其学术思想、临床经验、循证心得和医道悟性传授给下级医生和学生，培养了大量优秀中医人才，许多人已成为学科带头人，或走上领导岗位。为了培养新人，他多次让贤，把诸多重要奖项让给年轻医生，鼓励他们努力进取，为年轻医生的成长铺就一条阳光大道。

大爱无言，张永杰教授永远怀着一颗悬壶济世的仁心。他永远从零开始，永远站在新的起跑线上。

大医精诚，一切尽在运道中。

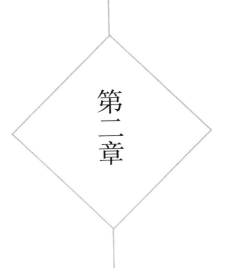

第二章

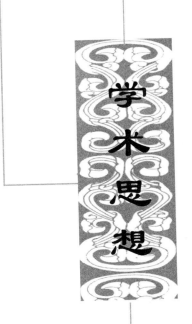

学术思想

2 型糖尿病

一、概述

糖尿病是一组由于胰岛素分泌缺陷和（或）胰岛素作用障碍所致的以高血糖为特征的代谢性疾病。持续高血糖与长期代谢紊乱等可导致全身组织器官，特别是眼、肾、心血管及神经系统的损害及其功能障碍和衰竭。严重者可引起水、电解质紊乱和酸碱平衡失调等急性并发症酮症酸中毒和高渗昏迷。

1. 糖尿病的临床表现

（1）典型症状　"三多一少"症状，即多尿、多饮、多食和消瘦。

（2）不典型症状　一些 2 型糖尿病患者症状不典型，仅有头昏、乏力等，有的甚至无症状。有的发病早期或糖尿病发病前阶段，可出现午餐或晚餐前低血糖症状。

2. 急性并发症的表现

在应激等情况下病情加重，可出现食欲减退、恶心、呕吐、腹痛、多尿加重、头晕、嗜睡、视物模糊、呼吸困难、昏迷等。

3. 慢性并发症的主要表现

（1）糖尿病视网膜病变　表现为视力下降，下降程度逐渐加重，眼底或眼底荧光造影病变。

（2）糖尿病性肾病　表现为浮肿，尿中泡沫增多或者蛋白尿。

（3）糖尿病神经病变　表现为四肢皮肤感觉异常，有麻木、针刺、蚁走感。足底踩棉花感，腹泻和便秘交替，尿潴留，半身出汗或时而大汗，性功能障碍。

（4）反复感染　表现为反复皮肤感染，如疖、痈，经久不愈的小腿和足部溃疡；反复发生的泌尿系感染；发展迅速的肺结核；女性外阴瘙痒。

二、理论探讨

糖尿病是西医病名，可分为 1 型糖尿病和 2 型糖尿病。1 型糖尿病因胰岛素分泌功能绝对不足，故补充外源性胰岛素是治疗的基本手段，中医治疗糖尿病的优势主要体现在 2 型糖尿病上。糖尿病中医称为"消渴""消瘅""消瘅""消中""肾消"等，消渴病名称的提出首见于《古今录验方》。中医古籍中的"消渴"，既指口渴欲饮水、水自内而消的症状，又指有口干、口渴欲饮水、小便频数等的总称。其包括广义消渴和狭义消渴。一般认为，汉以前所说的"消渴"既包括西医的糖尿病、尿崩症、精神性多饮多尿、甲亢、醛固酮增多症等，也包括发热性疾病所致的脱水、口干症，但大多指前者，即糖尿病。

（一）病因病机

2 型糖尿病与禀赋不足、年老体衰、饮食失节、情志失调、劳欲过度等多种因素有关。中医对 2 型糖尿病的认识与西医学的研究趋于一致，即不是某单一因素所致，其与遗传、体形、饮食（营养过剩）、运动量过少等有关。

1. 素体阴虚，五脏虚弱

素体阴虚、五脏虚弱是消渴病发病的内在因素。素体阴虚是指机体阴液亏虚及阴液中某些成分缺乏。其主要原因有两方面。

（1）先天禀赋不足，五脏虚弱　如《灵枢·五变》说："五脏皆柔弱者，善病消瘅。"《灵枢·本脏》说："心脆则善病消瘅热中，肺脆肝脆脾脆肾脆，则俱善病消渴易伤。"说明五脏虚弱是消渴病发病的内在基础。五脏为阴，主藏精，五脏虚弱则藏精不足而致阴津虚亏。

（2）后天阴津化生不足　津液的生成有赖于胃的"游溢精气"，小肠的"分清泌浊""上输于脾"及气的推动。津液输布排泄有赖于脾的转输、肺的宣降和肾的蒸腾气化。各种致病因素会使生化阴津的脏腑受损，影响津液的生成输布，导致阴津不足。在素体阴虚、五脏虚弱中，古今医家更强调肾脾两脏亏虚在消渴病发病中的重要性。

2. 饮食不节，形体肥胖

饮食不节，长期过食肥甘，醇酒厚味，辛辣香燥，可损伤脾胃。脾胃运化失司，积热内蕴，化燥伤津，消谷耗液，损耗阴津，易发生消渴病。这在中国历代医籍中均有记载，如《素问·奇病论》在论述消渴病的病因病机时指出："此肥美之所发也，此人必数食甘美而多肥也，肥者令人内热，甘者令人中满，故其气上溢，转为消渴。"宋《圣济总录》也说："消瘅者膏粱之疾也。"元《丹溪心法·消渴》载："酒面无节，酷嗜炙煿……脏腑生热，燥热炽盛，津液干焦，渴饮水浆，而不能自禁。"以上均说明饮食不节、过食肥甘厚味与消渴病的发生关系密切。形体肥胖，目前已公认是 2 型糖尿病发生的一个重要因素。中医学早在两千多年前就已认识到肥胖者易发生消渴病。《素问·通评虚实论》说："消瘅……肥贵人膏粱之疾也。"此后历代医书对此均有记载。如《景岳全书》载："消渴病，其为病之肇端，皆膏粱肥甘之变……皆富贵人病之而贫贱者少有也。"富贵人由于营养丰盛，体力活动减少，形体肥胖，故易患消渴病。这是中国古代医家通过大量临床实践观察所得出的结论，至今仍是十分科学的。

3. 情志不舒，肝气郁结

长期过度的精神刺激，情志不舒，或郁怒伤肝，肝失疏泄，气郁化火，上灼肺胃阴津，下灼肾阴；或思虑过度，心气郁结，郁而化火，心火亢盛，损耗心脾精血，灼伤胃肾阴液，均可导致消渴病的发生。有关精神因素与消渴病的关系，中国历代医籍均有论述。如《灵枢·五变》云："怒则气上逆，胸中蓄积，血气逆流……转而为热，热则消肌肤，故为消瘅。"刘河间《三消论》云："消渴者……耗乱精神，过违其度，而燥热郁盛之所成也。"《慎斋遗书·渴》云"心思过度……此心火乘脾，胃燥而肾无救"，可发为消渴。《临证指南医案·三消》云："心境愁郁，内火自燃，乃消症大病。"这些论述均说明了情志失调、五志过极化热伤津的病理过程。另外，肝主疏泄，对情志的影响最大，古代医家十分强调消渴病的发生与肝脏有密切关系。如清代医家黄坤载在《四圣心源·消渴》中说："消渴者，足厥阴之病也，厥阴风木与少阳相火为表里……凡木之性专欲疏泄……疏泄不遂……则相火失其蛰藏。"《素灵微蕴·消渴解》说："消渴之病，则独责肝木，而不责肺金。"郑钦安在《医学真传·三消症起于何因》中云："消症生于厥阴风木主气，盖以厥阴下水而上火，风火相煽，故生消渴诸证。"

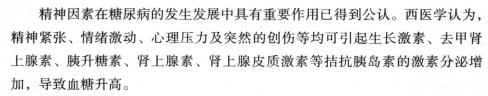

精神因素在糖尿病的发生发展中具有重要作用已得到公认。西医学认为，精神紧张、情绪激动、心理压力及突然的创伤等均可引起生长激素、去甲肾上腺素、胰升糖素、肾上腺素、肾上腺皮质激素等拮抗胰岛素的激素分泌增加，导致血糖升高。

4. 长期饮酒，房劳过度

中国历代医籍十分强调嗜酒和房劳过度与消渴病有关。长期嗜酒，损伤脾胃，积热内蕴，化燥伤津；或房事不节，劳伤过度，肾精亏损，虚火内生，灼伤阴津而发生消渴病。如《备急千金要方》云："凡积久饮酒，未有不成消渴，然则大寒凝海而酒不冻，明其酒性酷热，物无以加，脯炙盐咸，酒客耽嗜，不离其口，三觞之后，制不由己，饮啖无度，咀嚼酢酱，不择酸咸，积年长夜，酣兴不解，遂使三焦猛热，五脏干燥，木石犹且焦枯，在人何能不渴？"又说消渴病是"盛壮之时，不自慎惜，快情纵欲，极意房中，渐至年长，肾气虚竭"所致。《济生方》亦说："消渴之疾，皆起于肾，盛壮之时，不自保养，快情纵欲，饮酒无度……遂使肾水枯竭，心火燔炽，三焦猛热，五脏干燥，由是利生焉。"

中医学认为，糖尿病的发生与诸多因素有关，是一复合病因的综合病证。发病的内因为素体阴虚，禀赋不足。外因有饮食不节，过食肥甘；形体肥胖，体力活动减少，精神刺激，情志失调；劳欲过度，损耗阴精等。外因通过内因而发病。

（二）病机演变

2型糖尿病为食、郁、痰、湿、热、瘀交织为患。其病机演变基本按郁、热、虚、损四个阶段发展。发病初期以郁为主，病位多在肝、脾（胃）；继则郁久化热，以肝热、胃热为主，亦可兼肺热、肠热；燥热既久，壮火食气，燥热伤阴，阴损及阳，终至气血阴阳俱虚；脏腑受损，病邪入络，络损脉损，变证百出。病位在五脏，以脾（胃）、肺、肾为主，涉及肝、心，尤以肾脏为关键。三脏腑之中，虽有所偏重，但往往又相互影响。肺主治节，为水之上源，肺受燥热所伤，治节失职，水液直趋下行，故小便频数；肺不布津，故口渴喜饮。胃为水谷之海，胃为燥热所伤，胃火炽盛，故消谷善饥，大便干结。脾主运化水湿，将水谷精微输布全身，若饮食等伤及中焦脾胃，运化失职，虽多食，但不为肌肉，而日渐消瘦；统摄无权，血糖等水谷精微直趋下行，从小便而出。《灵枢·五变》指出："五脏皆柔弱者，善病消瘅。"其中，脾为后天之本，气血生化之源，居中属土，以灌四旁。若脾气虚弱，四肢百骸失于营养，则消瘦乏力；升降失职，阴津不能正常通达三焦，正所谓《血证论》云："……气不得升，水津因不能随气上布。"肾主水，又主藏精，燥热伤肾，阴亏于下，气化失常，不能主水，则小便量多；肾失固摄则精微下注，故小便混浊而味甜。

标本辨证者，阴虚或气虚为本，痰浊血瘀为标，多虚实夹杂。初期为情志失调，痰浊化热伤阴，以标实为主；继之为气阴两虚，最后阴阳两虚，兼夹痰浊瘀血，以本虚为主。阴虚血脉运行涩滞、气虚鼓动无力、痰浊阻滞、血脉不利等都可形成瘀血，痰浊是瘀血形成的病理基础，且二者相互影响，瘀血贯穿始终，是并发症发生和发展的病理基础；痰浊瘀血又可损伤脏腑，耗伤气血，使病变错综复杂。

（三）张永杰教授对本病病因病机的认识

2 型糖尿病相当于中医"消渴病"范畴，中医学认为，该病的病因病机为阴虚燥热，气阴两虚。糖尿病患者，无论体质如何，长期高血糖可引起"三多"，在此基础上最终导致"一少"的阴虚燥热，进一步发展，耗气伤阴，导致气阴两虚。张永杰教授在长期的临床观察基础上认为，糖尿病的临床证候特点十分复杂，其病因病机也十分复杂和多样多变，单一的"阴虚燥热"的病机认识与目前糖尿病患者的发病特点不尽符合，故结合西医学对本病的认识，对其病因病机提出独特的观点。

1. 瘀浊毒内阻为 2 型糖尿病发病的重要机理

2 型糖尿病是临床上最为常见的内分泌疾病之一，其占糖尿病总发病率的 90% 以上。在 2 型糖尿病患者中，约 80% 的患者肥胖或超重。张永杰教授认为，中医在临床上是根据"三多一少"症状对消渴病进行认识和诊断的，而糖尿病是根据血糖检查结果进行诊断的，两者诊断方法的差异导致消渴病和糖尿病内涵的不对等性。随着检查手段的提高，糖尿病的早期发现率大大提高。2 型糖尿病约 80% 没有明显的"三多一少"症状，50% 为无症状性糖尿病。"消渴"是以"症"定"证"，必因"渴"而"消"，糖尿病是以血糖升高定"病",可以无"渴",也可以无"消"。同时现代糖尿病即使患病多年,由于降糖西药的应用,可能仍然肥胖。古代消渴病则不然,即使发病时体形肥胖,但经过长期的"三多"之后终归要走向"一少"(消瘦)。因此,要利用现代研究手段对肥胖之2型糖尿病的病机重新认识。张永杰教授提出,瘀浊毒内阻为2型糖尿病重要的发病机理,尤其是早期及无症状的糖尿病患者,其形成机理如下。

(1)痰浊的形成　随着人们生活水平的提高及生活方式的改变,消渴病患者由于饮食不节,过食肥甘厚味,而损伤脾胃。脾胃运化失司,水谷不能化生精微而酿生痰浊。浊毒内阻,积热内蕴,消谷耗液,损耗阴津,而发生消渴。或忧思、劳倦伤脾,以致脾气虚弱,健运失职,水湿内停,积聚成痰;或肺气不足,宣降失司,水津不得通调输布,津液留聚而生痰;或肾虚不能化气行水,水泛而为痰。长期过度的精神刺激,情志不舒,或郁怒伤肝,肝失疏泄,中焦气机郁滞,形成肝脾气滞、肝胃气滞;脾胃运化失常,饮食壅盛而生热,滞而生痰;气郁化火,上灼肺胃阴津,下灼肾阴;或思虑过度,心气郁结,郁而化火,心火亢盛,损耗心脾精血,灼伤胃肾阴液等,均可导致消渴病的发生。近年国内外大量流行病学的调查资料表明,随着经济的发展和生活水平的提高,长期摄取高热量食物,或饮食不节,体力活动减少,身体肥胖,导致糖尿病的发病率逐渐增高。这与中医学的认识是完全一致的。

(2)血瘀的形成　血瘀的形成有以下几种原因。①血行失度:2型糖尿病的血瘀主要是"夹瘀",以血瘀为主要表现的相对较少。血瘀的本质在于"血"和"脉"。"血在脉中,如环无端,周流全身"。血的运行靠气的推动,气能行血,一旦血糖升高,或在"痰""湿"等某些病理因素的作用或影响下,则"血凝而不流""血瘀滞不行""血涩而不通",由此形成的血瘀乃"内结为血瘀"。血瘀一旦形成,可阻滞脏腑血脉,导致全身或局部的功能障碍。作为继发因素或第二病理产物,可导致各种血管并发症的发生。②阴虚血瘀:津血同源,互为资生。阴虚燥热,津亏液少,势必不能载血循经畅行,瘀血在里又化热伤阴。津液大量亏耗,血液浓缩,血液循环滞涩不畅,致阴虚血瘀并存。周学海在《读医随笔》中说:"夫血犹舟也,津液水也""津液为火灼竭,则血行愈滞。"论述了热灼津亏导致血瘀的病理过程。③气滞血瘀：精神刺激，情志失调，肝失条达，心气郁结，气机阻滞，阻碍血之运行而致血瘀。即气行血行、气滞血瘀之意。④气虚血瘀：消渴病日久，阴损耗气则致气阴两虚。气为血帅，气行血行，若气虚运血无力，使血流不畅而致血瘀。⑤阳虚寒凝而致血瘀：消渴病日久，阴损及阳而致阴阳两虚，血宜温，温则通，阳虚则寒，寒则血凝而致血瘀。《素问·调经论》云："寒独留，则血凝泣，凝则脉不通。"即寒凝血瘀之意。⑥痰湿阻络而致血瘀：过食肥甘，其性壅滞，易损脾胃，痰湿内生，脾胃受损，气机升降失调则痰湿阻络，而致血瘀。⑦久病多瘀：因目前糖尿病只是靠药物控制病情发展，而不能根治，故糖尿病是一个慢性病，久病入络，导致血瘀形成。《素问·痹论》云："病久入深，营卫之行涩，经络时疏，故不通。"2 型糖尿病为终身性疾病，不仅伤阴，而且耗气，甚至阴阳两虚，脏腑功能减退，血行迟缓，形成血瘀证。

2. 肾脏虚损为 2 型糖尿病发病之本

张永杰教授认为，消渴病的发生虽与五脏有关，但关键在于肾脏虚损，因消渴的发生多与先天禀赋相关，如《灵枢·五变》说："五脏皆柔弱者，善病消瘅。"五脏之中肾为先天之本，脾为后天之本，故脏腑虚弱最关乎脾肾。中医学认为，肾乃元阴元阳之脏，五脏之阴非此不能滋，五脏之阳非此不能化。无论禀赋不足，年老体衰，饮食失节，情志失调，劳欲过度等各种因素致病，穷必及肾。肾虚则脏腑先天不足，功能低下，导致肾之阴阳的虚损。故治疗上应重在补肾。如张仲景认为，肾虚是导致消渴病的主要原因，故创肾气丸治疗消渴病，开补治消渴之先河。《外台秘要》指出："消渴者，原其发动此则肾虚所致。"赵献可力主三消肾虚学说，提出："治消之法，无分上中下，先治肾为急。"陈士铎也说："消渴之证，虽分上中下，而肾虚以致渴，则无不同也。"近代著名医家施今墨也指出：本病虽有肺、胃、肾之分，但病本在肾，即标虽有三，其本为一也。近年国内对男女糖尿病患者性激素变化与肾虚关系研究及补肾治疗观察表明，男患者呈雌二醇（E_2）浓度及雌二醇/睾酮（T）比值增高变化；女性患者呈 E_2 及 E_2/T 比值下降变化，男女患者均呈现性腺功能明显减退的肾虚表现，采用补肾益气、调补阴阳的中药治疗后，不仅肾虚症状明显改善，血糖明显降低，而且性激素也趋于恢复正常。这一研究成果不仅提示了中医学肾虚致消渴理论的正确性，而且也证实补肾是治疗糖尿病的一种有效的方法。

3. 重视脾阴虚致消

《黄帝内经》云："脾者土也，治中央，常以四时养四脏。"《素问·生气通天论》云："阴者，藏经而起亟也。"张锡纯云："脾阴足自能灌溉诸脏腑。"《慎斋遗书》云："善多食不饱，饮食不止渴，脾阴不足也。"从功能主治方面，中医的脾脏相对应于西医学的脾和胰脏。糖尿病发生的主要病因之一是饮食不节，加之素体脾虚致转输失调、升降失司所致。由于脾的转输升降功能失常，气血无以化生，脏腑百骸皆无所养而致病，外邪更乘虚而入成患，致糖尿病变证丛生。

总之，以"阴虚燥热"概括糖尿病的病因病机不符合现代临床实际，结合《内经》以来各医家的论述和观点，张永杰教授认为，糖尿病不仅病因复杂，而且病机特点多样多变，尤其是不同患者的年龄、遗传背景、体质状态、饮食生活习惯，以及病程阶段、合并疾病和用药特点等都影响疾病的发展，绝不可以一概之。概括起来，糖尿病的特点无外本虚标实两端。其中"本虚"主要为肾虚，气阴两亏；"标实"主要为肝郁气滞、瘀血、热盛、湿阻为患，可见肝气郁结、肺胃燥热、湿热内阻、热扰心神、血热壅滞、血脉瘀阻等证候。

三、2 型糖尿病的治疗

1. 益气养阴

对于消渴病的治疗，张永杰教授善用补气生津、清热生津之品，以养阴生津，清热润燥，兼以利水渗湿，活血化瘀等法；在选药上，药性以寒平为主，药味以甘苦为正；在选药归经上，重视对应病变的脏腑，分经论治，补益药中加补气药。补气药中，太子参、山药、西洋参、党参、珠儿参、黄芪等兼具补气生津、滋阴润燥功效。气能生津、化津、固津、摄津，津液的生成与运行，有赖于胃的游溢精气、脾的运化与升清、肺的宣发肃降与敷布。其中，脾的运化与升清是水谷精微产生与运行的关键。脾气健运，则精微津液充盛；脾气虚衰，不仅津液匮乏，不足之津液也不能上归于肺而敷布周身。张永杰教授并非一味滋阴生津，而是借助补气生津的升清之法，使脾胃之气健旺，津液自生。临床他多选用寒、平、甘、苦药物，寒能清热养阴，苦能泄、能燥、能坚，甘能补、能和、能缓。苦寒配伍，清热坚阴；甘寒配伍，润燥生津，共奏养阴生津、清热润燥之功。平性药所具有的双向性，使得其药物作用比较和缓，无论寒证、热证、虚证、实证、表证、里证皆为适宜，故而使用范围也较广。在治疗消渴病归经用药中，脾、肺、肾、肝四类是构成治疗的主要归经类药物。消渴病古有上、中、下三消之分，但张永杰教授论治消渴，基于三焦而不泥于三焦，据病证之不同、病位之属脏属腑、上下内外之异，选用对应归经之方药。

2. 重视脾阴

《素问·五脏生成》云："脾欲甘。"《素问·脏气法时论》云："脾主长夏，足太阴阳明主治，其日戊己，脾苦湿，急食苦以燥之。"又云："脾欲缓，急食甘以缓之，用苦泻之，甘补之。"脾之味为甘，故健脾滋阴药物总以甘味为主，佐以甘淡、甘微寒或苦味药等。甘味药性多平缓，宜滋养脾阴。脾喜燥恶湿，淡能渗利脾湿，甘淡相合，寓补于泻，滋而不腻，渗利水湿而不燥，所选药物多生津质润，甘淡平和，守阴健脾；甘微寒以滋养脾阴，所选药物多微寒不碍脾；甘苦以坚脾阴，所选药物多化湿健脾，滋而不腻。常用药物如山药、茯苓、白术、葛根、扁豆、薏苡仁、杏仁、蔻仁等；佐以甘寒或酸甘滋阴化阴之品，如石斛、沙参、麦冬、玉竹、天冬、天花粉、乌梅等；另常配伍益气温阳之品，如附子、肉桂、菟丝子等，以阳中求阴，达"益火之源，以消阴翳"之效。

3. 活血化瘀

消渴病各阶段中，瘀血贯穿始终。即使瘀血症状不明显，也应"防患于未然"，本"疏其气血，令其条达"之理。《灵枢·五变》曰："血脉不行转而为热……故为消瘅。"瘀血不仅是消渴病发病的致病因素之一，同时也是疾病发展过程中形成的病理产物。消渴病早期，气虚无以助血运行而致瘀；阴虚燥热，灼津耗液使血脉涩滞而致瘀；消渴病后期，阴阳两虚，阴损及阳，寒凝致脉络凝滞而成瘀。一旦发现有消渴病存在即可酌情使用活血化瘀法；消渴病多以气阴两虚为本，以血瘀、气滞、湿阻为标，故要考虑标本兼治的问题；发生并发症可采用中医辨证论治配合使用活血化瘀药。张永杰教授常用黄芪桂枝五物汤、桃红四物汤、血府逐瘀汤。各个时期的治疗用药中常使用丹参，剂量在 15～20g。正如《本草汇言》所说："丹参，善治血分，去滞生新，调经顺脉之药也。"《明理论》云："以丹参一物，而有四物之功，补血生血，功过归地；调血敛血，力堪芍药；逐瘀生新，性倍芎䓖。"常用的养血活血药还有当归尾、川芎、红花、桃仁、赤白芍、蒲黄、鸡血藤、三七等。老年消渴病患者多存在脾虚、气阴两虚或脾肾亏虚等，如因病情需要使用破血攻伐或通络之品，也应中病即止。针对消渴合并严重并发症或晚期时应予以活血通络，常用药如地龙、水蛭、蜈蚣、僵蚕等，需注意剂量不宜太大，尽量选择毒副作用小者，且不宜长期服用，其用于消渴病合并痹病效果较佳。

4. 多种治法综合运用

消渴病的基本病机是气阴两虚，血瘀脉络，以虚证为主，基本治法是益气养阴，活血化瘀。但是消渴病也存在一些邪实，如肝胃郁热、胃肠实热，兼痰证、湿证、浊证等，疾病后期可出现阴损及阳。因此，对消渴病的治疗来说，在多种治法综合运用中应注意三点：一是重点突出，这个重点就是益气养阴，活血化瘀。二是主次分明，何时以补为主，何时以祛邪为主，何时补泻并重。三是灵活配伍，即根据具体病情灵活应用多种治法，根据病情进展，及时加减变化。如胃肠实热可选大黄黄连泻心汤通腑泄热，药用大黄、黄连、石膏、葛根等；脾虚胃热可选半夏泻心汤辛开苦降，药用半夏、黄芩、黄连、党参、干姜、炙甘草等；阴阳两虚可选金匮肾气丸阴阳双补，药用桂枝、附子、熟地黄、山茱萸、山药、茯苓、丹皮、泽泻、枸杞子、杜仲、菟丝子、肉桂、当归等；兼痰证之嗜食肥甘、形体肥胖可选二陈汤行气化痰；偏痰热可选用黄连温胆汤，药用半夏、陈皮、茯苓、枳实、竹茹、黄连；兼湿证之头重昏蒙、四肢沉重、倦怠嗜卧、脘腹胀满、食少纳呆可选用三仁汤健脾燥湿，药用杏仁、蔻仁、薏苡仁、厚朴、半夏、通草、滑石、竹叶等；兼浊证之腹部肥胖、血脂或血尿酸增高，可选用大黄黄连泻心汤消膏降浊，药用大黄、黄连、枳实、石膏、葛根、红曲、生山楂、红花、土茯苓、威灵仙等。

糖尿病肾病

一、概述

糖尿病肾病是糖尿病主要的微血管并发症之一，在糖尿病患者的发生率为20%～40%。病变主要累及肾脏小血管和肾小球，引起蛋白尿排泄及滤过异常，糖尿病肾病是导致终末期肾病发生的重要原因之一。

（一）糖尿病肾病的分期

临床根据尿蛋白及肾小球滤过率这两个指标，将糖尿病肾病自然病程分为5个阶段。

I期：以肾小球滤过率增高和肾体积增大为特征。这种初期病变与高血糖水平一致，但是可逆的，经过胰岛素治疗可以恢复，但不一定能完全恢复正常。

II期：该期以尿蛋白排出率（UAE）正常但肾小球已出现结构改变为特征。此期尿蛋白排出率多正常（<20μg/min 或 <30mg/24h），运动后UAE可增高，但经休息可恢复。此期肾小球已出现结构性改变，肾小球毛细血管基底膜（GBM）增厚，系膜基质增加，GFR多高于正常并与血糖水平一致，GFR >150mL/min 患者的糖化血红蛋白常 >9.5%。GFR >150mL/min 和 UAE >30μg/min 的患者之后更易发展为临床糖尿病肾病。糖尿病肾损害I、II期患者的血压多正常。因I、II期患者GFR增高，但UAE正常，故此二期不能称为糖尿病肾病。

III期：又叫早期糖尿病肾病，尿蛋白排出率为20～200μg/min，患者的血压轻度升高，开始出现肾小球荒废。

IV期：此期称临床糖尿病肾病或显性糖尿病肾病。这一期的特点是大量蛋白尿（每日 >3.5g）、水肿和高血压。糖尿病肾病水肿比较严重，对利尿药反应差。

Ⅴ期：即终末期肾功能衰竭。糖尿病患者一旦出现持续性尿蛋白，则成为临床糖尿病肾病。由于肾小球基膜广泛增厚，肾小球毛细血管腔进行性狭窄和更多的肾小球荒废，肾脏滤过功能进行性下降，导致肾功能衰竭。

（二）糖尿病肾病西医治疗方法

糖尿病肾病西医的治疗方法是积极控制血糖，包括饮食治疗、口服降糖药和应用胰岛素。当出现氮质血症时，要根据血糖及时调整胰岛素和口服降糖药的剂量和种类，限制蛋白质的摄入量（＞0.8g/d），必要时加必需氨基酸或α-酮酸治疗。伴高血压或浮肿但肾功正常者，选用小剂量噻嗪类利尿剂；表现为肾病综合征者，绝大多数不宜用糖皮质激素，细胞毒药物或雷公藤治疗亦无明显疗效；肾功能不全者，可选用袢利尿剂或吲哒帕胺片；高度浮肿者，除严格限制钠的摄入外，适当扩容利尿；若血压过高或有心功能不全，经积极扩溶、利尿病情无改善者，考虑透析治疗。若合并高血压，则应积极将血压降到130/90mmHg以下。首选ACEI，在降压的同时，改善GFR和减少尿蛋白排出率。但要防止功能性GFR下降，酌情合用利尿剂、钙通道阻滞剂和心脏选择性β受体阻滞剂及血管紧张素Ⅱ受体拮抗剂。积极治疗高脂血症和高尿酸血症，应用抗血小板聚集和黏附的药物，如潘生丁、抵克力得、阿司匹林或肝素等。

二、中医学对糖尿病肾病的认识

《太平圣惠方·治消肾小便白浊诸方》云："夫消肾，小便白浊如脂者，此由劳伤于肾，肾气虚冷故也。肾主水，而开窍在阴，阴为小便之道。胕冷肾损，故小便白而如脂，或如麸片也。"《普济方·消渴》云："凡多饮数溲为消渴，多食数溲为消中。肌肉消瘦，小便有脂液者为消肾。此世之所传三消病也。虽经所不载，以《内经》考之，但燥热之为甚者也。"《冯氏锦囊秘录·消渴大小总论合参》云："消肾者，燥热消渴，瘦弱面黑，小便浊淋，有脂液如膏者是也。"《仁斋直指方论·消渴方论》云："热伏于下，肾虚受之，腿膝枯细，骨节酸痛，精走髓虚，引水自救，此渴水饮不多，随即溺下，小便多而浊，病属下焦，谓之消肾。自消肾而析之，又有五石过度之人，真气既尽，石气独留，而肾为之石，阳道兴强，不交精泄，谓之强中。"近年来，有学者参照糖尿病肾病的研究，认为糖尿病肾病病位在肾，将消渴病日久出现的水肿、胀满、尿浊、吐逆、肾消、关格等症统称为消渴病肾病较为合理。《太平圣惠方》云："夫消肾者，是肾脏虚惫、膀胱冷损、脾胃气衰、客邪热毒转炽、纵然食物、不作肌肤、腿胫消细、骨节酸疼、小便滑数，故曰消肾也。"《秘传证治要诀及类方》云："消肾为病，比诸为重，古方谓之强中，又谓之内消。多因恣意色欲，或饵金石、肾气既衰、石气独在精水无取养，故常发虚阳，不交精出，小便无度，唇口干焦。"

三、糖尿病肾病的病因病机

糖尿病微血管并发症，临床以糖尿病肾病和糖尿病视网膜病变常见，糖尿病肾病为糖尿病常见并发症之一，若不积极干预治疗，病情发展至尿毒症阶段，肾透析或换肾是其治疗的最终手段。故糖尿病肾病的防治重点为早期糖尿病肾病，中医治疗该病有较好的疗效。张永杰教授提出了糖尿病肾病分期治疗的思路，即针对早期糖尿病肾病和中晚期糖尿病肾病进行分期对症治疗。早期糖尿病肾病，通过中药积极干预，可逆转或延缓糖尿病肾病的发展，提高患者的生活质量，减少医疗费用。对其发病机理的认识，张永杰教授亦有较深体会。

（一）早期糖尿病肾病

1. 对病因病机的认识

脾虚为早期糖尿病肾病的病机之本。糖尿病属中医"消渴"范畴，内因为禀赋不足，真气虚弱，气阴两虚。而饮食不节，过食肥甘；精神刺激，情志失调；形体肥胖；外感六淫或伤于邪毒；劳欲过度，损伤阴精等均为外因。基本病机为气阴两虚，气阴虚可化燥生热，燥热甚又可耗气伤阴，互为因果，导致糖尿病诸多症状的发生。但从糖尿病发展至肾病阶段，一般需经过 10 年左右，且发展至糖尿病肾病时，患者"三多一少"的症状并不典型，而疲倦乏力、嗜卧懒动、纳差、腰膝酸软、面色苍白或晦暗等则临床常见。究其原因，张永杰教授认为，糖尿病阶段，因饮食不节，过食肥甘、醇酒厚味，导致脾胃受损。患者确诊糖尿病后，尽管经过相关教育，饮食控制，加强锻炼及药物等综合治疗，病情得以控制，但却不能根治。随着病程的延长，科学、合理、积极地治疗，只能延缓而不能遏止病情的发展，故脾胃功能将随着病程而持续损害，只是在某阶段减轻，某阶段加重，但总的趋势是逐渐加重，特别是一些微观的病理改变。一部分患者，特别是经过积极合理治疗而血糖控制不满意及自控能力差者，对糖尿病慢性并发症认识不足，认为过分控制饮食降低了自己的生活质量，或失去信心，或不遵医嘱，饮食上我行我素，生活上顺其自然，导致体内长期处于高血糖状态而产生"高血糖毒性"。随着人们生活水平的提高，衣食住行得到改善，膳食精美，运动减少，成为肥胖及糖尿病发病率逐年增高的直接原因。西医学提出胰岛素抵抗及胰岛素分泌缺陷是2型糖尿病的发病基础，而肥胖是胰岛素抵抗的临床特征之一。中医学将肥胖责之于脾虚，属脂膏聚积体内之痰湿为患。2型糖尿病患者，当诊断明确后，一般首选口服药物治疗。任何种类的口服降糖药，都或多或少地存在胃肠道副作用。同时，糖尿病肾病患者中年人居多，且常合并有高血压、冠心病、中风后遗症等，须同时长期服用多种药物，经口入者，脾胃首当其冲。此为药源性致病因素，常为医者忽视。

综合以上因素，张永杰教授提出，脾虚为糖尿病肾病的病机之本，且这里的脾胃不仅包括解剖学上的脾胃两脏，更包括西医学的胰腺。因为食物中的糖、蛋白质、脂肪以及各种微量元素等营养物质，必须经过胰腺分泌细胞分泌的胰淀粉酶、胰脂肪酶、胰蛋白酶化学消化，才能被机体利用吸收。如果胰腺分泌这些消化酶的作用减弱或功能失常，各种物质消化吸收障碍，机体无法获得足够的营养物质，就会出现气血生化不足的脾虚现象，这与脾主运化的生理功能和病理改变相一致。脾为后天之本，气血生化之源，脾虚致渴的论点越来越受到重视。脾虚运化失职，津液不能上承，患者引水以自救，故出现口渴多饮；脾虚其气不升而下降，使水谷精微随小便而排出体外，故糖尿病患者会出现尿多浑浊而味甘。随着病程的进展，在上述致病因素的作用下，始者耗伤脾气，久者气阴两伤，脾胃阴虚。气虚则致升清降浊的功能障碍，阴虚则无"精"布散。脾虚既包括脾气，亦指脾阴。脾气医者熟知，脾阴常被忽视。脾阴虚病因是多方面的，素体阴虚，或年老液亏，或感受燥热之邪劫夺脾胃之阴，此其一；木火体质，易生内热，烦躁多怒，五志过极，以致阳升火炽，此其二；饮食偏嗜辛热，或饮酒过度，温热化燥而伤阴，此其三；不辨脾胃阴虚之证而误治，如辛散劫阴，燥热助火，此其四。

2. 瘀、痰为糖尿病肾病的病理产物

唐容川在《血证论》中云："瘀血在里则渴，所以然者，血与气本不相离，内有瘀血，故气不得通，不能载水津以上升，是以为渴，名曰血渴。瘀血去则不渴也。"明确提出瘀血致渴的机制。脾为后天之本，主运化而升清，当各种原因致脾失运化，水谷不能化生精微而酿生痰浊。痰浊内阻，中焦气机升降失常，脾气受损，脾功能障碍加重，而出现脾虚湿盛的本虚标实之证。脾气虚弱，气血生化乏源，气虚则动血无力，血运不畅，血弱则脉络充盈欠佳，血流缓慢，血液中的致病物质沉积于脉络，致病因子损害脉络，则脉络狭窄，二者均可导致瘀血内阻而成血瘀证。而痰湿内盛流注脉管，血液重浊，亦可使血行不利而瘀滞。糖尿病患者常病情缠绵，时轻时重，常伴精神抑郁，情绪障碍。肝气郁结，疏泄失常，气机阻滞，血液运行不畅，亦致瘀血内停。而瘀血、痰浊不仅是病理产物，亦可作为致病因素，影响该病的发展与转归。西医学研究认为，糖尿病肾病患者，微循环的改变明显高于正常人，血液流变学指标中，红细胞聚集指数、全血比黏度、血浆比黏度、纤维蛋白原及血沉均明显增加；血清脂质代谢紊乱，过多的血脂在体内贮积，形成高脂血症；血管内皮细胞损伤，激活凝血系统和血小板，形成微血栓或破坏血管屏障，增加血浆成分的管壁渗透，从而形成微血管病变；血浆内皮素（ET）水平升高，而 ET 是目前所知最强的缩血管多肽；血栓素及前列环素比例失调，致血管平滑肌增生、血管狭窄、白细胞黏附功能增加等。上述多种机制的研究，既为中医瘀血证找到了客观指标，也为活血化瘀治疗糖尿病肾病找到了客观依据。

（二）病变进展期糖尿病肾病

张永杰教授认为，此期为糖尿病肾病进一步发展加重，出现大量蛋白尿及肾病综合征。此期的主要病机在早期气阴两虚、血脉瘀阻的基础上，病情进一步发展，肾元进一步受损。气虚及血，阴损及阳，而致气血俱虚，脾肾阳虚，血脉瘀阻进一步加重。"血不利则为水"，而致痰湿血瘀互结。一方面脾失固摄，肾虚不能封藏，大量精微外泄，表现为大量蛋白尿，尿起泡沫；另一方面，肾虚气化不行，脾阳不振，气不化水，水湿泛溢而悉身水肿，甚则胸水、腹水；肾阳衰微，阴盛于下，则腰膝以下肿，按之凹陷不起；肾虚水气内盛则腰痛酸重；肾阳不足，膀胱气化不利而尿少不畅；肾阳虚愈，命门火衰而见恶寒肢冷。

与发病初期相比，此期病变已由脾及肾，由中焦至下焦，由气及血，阴损及阳。病机核心是脾肾两虚，脾肾气机升降失常，清浊逆乱。中医学认为，人体津液的代谢输布，与肺气的宣发肃降、脾气的分清降浊、肾气的蒸腾气化密切相关，但在探讨水液与气机升降关系中，要注意两个枢机：第一，气机升降的枢机，则之于脾胃。第二，升清降浊的枢机，则之于肾。可见，脾肾在气机运行中占有重要地位。糖尿病肾病至此期由于脾肾虚弱，脾失健运，肾失气化，脾肾气机升降失常，三焦不利，升清降浊失职，产生水湿、痰浊、瘀血诸邪，为因虚致实，诸邪又反伤脾肾，加重正虚，从而形成恶性循环。

此期除可能兼见"痰""湿""瘀""热"等以外，"水饮"也是此期病程中最为常见的病理要素。究其原因：①正如《诸病源候论·水肿病诸候》所指出的，水肿的发病机制是"荣卫痞涩，三焦不调，脏腑虚弱所生"。脏腑的虚弱主要责之脾肾俱虚。糖尿病肾病患者至病变进展期，脾肾俱虚。"肾虚不能宣通水气，脾虚又不能制水，故水气盈溢，渗液皮肤，流遍四肢，所以通身肿也。"（《诸病源候论·水肿身肿候》）但在糖尿病肾病病变进展期中发生的脾肾俱虚所致水肿却主要则之于肾，此种情况与明代大多医家重视命门学说，并认为《内经》肺、脾、肾三脏气化功能失调的发病机制中主要则之于肾之机制非常相似。明代医家李中梓在《医宗必读·水肿胀满》中说："虚人气胀者，脾虚不能运气也。虚人水肿者，土虚不能制水也。水虽制于脾，实则统于肾，肾本水脏，而元阳寓焉；命门火衰，既不能自制阴寒，又不能涵养脾土，则阴不从阳，而精化为水，故水肿之证多属火衰也。"②糖尿病晚期必见瘀，久病入络，损伤血络肾络，"血不利则为水"；或水湿内停，气不化水，气滞水停；或三焦停滞，经脉壅塞，血瘀水停。日久伤及肝肾，气机不畅，不疏水道，开阖不利，而致水肿。水湿逗留日久，累及肝肾阴虚，甚则水不涵木，木火上升，则见头晕目眩、血压升高等肾病综合征表现。

简言之，张永杰教授指出，糖尿病肾病进展期病位不但在脾，而是由脾及肾，脾肾两虚，且以肾虚为主。"正虚""血瘀""痰浊""气滞"等各种病理因素阻碍气化，使肾主水功能不能正常发挥而出现水湿泛滥，周身浮肿；阻塞肾关，脾肾气机不利，脾不摄精，肾关开阖启闭失常，以致小便清浊不分，精微失摄而大量漏出。此期肾脏已出现结构性损害，病情较重，难以逆转。

（三）晚期糖尿病肾病

此期为糖尿病肾病肾功能不全期，是基于以上气血阴阳已虚、血瘀、痰浊、水湿郁热互阻基础上，病情继续恶化进展演变而成。张永杰教授认为，此期的核心病机是肾体劳衰，肾用失司，浊毒内停，五脏受损，气血阴阳衰败。特点是患者体内产生一系列的虚证和一系列实证，虚实夹杂，病情危重复杂，变证丛生。

糖尿病肾病晚期因肾体劳衰，正常体内代谢的废物，按中医对机体有危害作用的致病因素可称之"毒"的概念，此时因不能由尿、便、汗等排出，蓄积体内，日久三焦气化严重障碍，分清泌浊功能减退，秽浊积久，酿为浊毒；或聚浊生痰，痰湿内蕴，阻遏气机，水病累血，郁而成瘀，肾络瘀阻，肾体"微型癥瘕"形成，肾元受损不用。糖尿病肾病的发病及病变晚期均与"毒邪"密不可分。所谓毒，至少应具备三点：①能够对机体产生毒害或损害。②损害致病的程度。③应与人体相互作用。外毒包括外感六淫邪毒及药毒等。

本病多从内毒论治：因脏腑和气血运行失常，使机体的生理或病理产物不能及时排出。气滞、痰凝、血瘀、湿阻水停等病理产物，蕴积体内而化生，成为新的致病因素，如热、湿、痰、浊、溺五毒。①热毒（燥毒）：症见大渴引饮，消谷善饥，心烦失眠，头晕目眩，咽干而痛，大便燥结，小便频数，尿色浑黄，舌红，苔黄燥或少泽，脉多弦数。②湿毒：症见周身困重，四肢酸痛，沉重难耐，面垢多，大便不爽或溏泄。妇人白带过多、味臭，男子则阴囊潮湿，并发痈疽疮疡等。③瘀毒：表现为病情沉痼，反复不愈，肢麻，腰痛如针刺或固定不移，面色紫黑或晦暗，紫癜，舌质紫暗，或有瘀点瘀斑，舌下络脉粗大青紫，脉涩；妇人见经色紫暗有血块等。④浊毒：表现为头重晕蒙，恶心呕吐，浮肿，尿少尿闭，口苦而黏，苔腻或垢等，脉滑。⑤溺毒：表现为面色苍黄垢暗，皮肤时有白霜，或口中有尿味，血中毒素升高，苔老黄或见黑腐,脉弦滑。如《重订广温热论》所说:"溺毒入血,血毒上脑之候,头痛而晕,视力矇眬,耳鸣、耳聋、恶心呕吐,呼吸带有溺臭,间或猝发癫痫状,甚或神昏惊厥,不省人事,循衣摸床,撮空,舌苔起腐,间有黑点。"

此期病变过程往往是因虚致实,实更伤正,"大实有羸状,至虚有盛候",产生一系列五脏气血阴阳劳损证候。如:①脾肾气虚:症见倦怠乏力,气短懒言,纳呆腹胀,腰膝酸软,大便溏泄,或不实,夜尿清长,脉息细,舌淡红。②脾肾气血两虚:表现为面色少华,气短乏力,腰膝酸软,大便不实,或干结,夜尿多,脉细,舌质淡。③肝肾阴虚:表现为头昏头痛,耳鸣目涩,腰酸乏力,脉弦细,舌质偏红,苔少。④脾肾阴阳两虚:表现为精神萎靡,极度乏力,头晕眼花,指甲苍白,腰酸肢冷畏寒,舌质淡而胖,或见灰黑苔,脉沉细或细弦。如此等等,五脏气血阴阳在此病变晚期俱可受损,而外现相应本虚证候。

此期变证蜂起,由于阳虚气化不利,升降出入失司,清阳不升,浊阴不降,湿浊中阻而见胸闷泛恶,纳呆身重;浊毒上泛,胃失和降,则恶心呕吐,食欲不振;湿毒外泄肌肤,则瘙痒无度;水饮凌心射肺,则心悸气短,胸闷喘憋不能平卧;阳虚寒凝,血脉瘀阻,浊瘀交阻而见肢体麻木疼痛;久病入络,肾络瘀阻,络瘀血溢发为鼻衄、齿衄;肾阳衰败,水湿泛滥,浊毒内停,重则上下格拒,形成"关格"之证,如《证治汇补》说:"关格者……既关且格,必小便不通,旦夕之间,徒增呕恶,此因浊邪壅塞三焦,正气不得升降,所以关应下而小便闭,格应上而生呕吐,阴阳闭绝,一日即死,最为危候。"肾阳不足,水湿内蕴,蕴久化火,热灼成浊,浊毒上蒙清窍,溺毒入脑,则神志恍惚、意识不清,甚者昏迷不醒。邪毒不得外解,势必内溃,溺毒入血,清窍被蒙,肾虚风动,神识昏迷,抽搐惊厥,危象显露;水气凌心,喘促骤生,终以心肾俱败、阴阳离绝而告终。

综上可见,病变晚期因邪实贯穿始终,虚、瘀、浊、毒相互兼夹,弥漫三焦,加之正气虚弱,易感外邪使病情加剧,且易于反复,从而形成此期虚实并见,寒热夹杂,缠绵难愈之痼疾,形成"浊毒、溺毒、瘀毒"顽症。

总之,消渴病肾病最终将按虚、损、劳、衰的不可逆方向恶化进展,此病贵在早期预防,早期治疗,积极控制危险因素,"谨守阴阳,以平为期",

在整个病程中，明辨糖尿病肾病各期主要和核心病机，抓住"痰、热、郁、瘀"等中心病机环节，在病初固脾摄精，兼调肝气，滋补肾气；病情进展期则脾肾双补，固肾摄精；病变晚期，根据"有者求之，无者求之，盛者责之，虚者责之"的原则，灵活加减，努力发挥中医"治未病"的特色和优势，提高临床疗效。

四、糖尿病肾病的治疗

（一）糖尿病肾病的辨证要点

关于糖尿病肾病的辨证要点，张永杰教授提出要辨明病位，辨明病性，辨明主症、兼症和变症。

1. 辨明病位

糖尿病肾病早期主要以脾、肝、肾为主，但主要在脾，病程迁延，阴损及阳，脾肾阳虚；病变后期，肾元虚损，常可累及肺、心诸脏，表现为两脏或三脏同病，阴阳两虚。

2. 辨明病性

糖尿病肾病病程长，不同阶段病机有所侧重，但总以本虚标实、虚实夹杂为特点。糖尿病肾病早期以脾虚为主，瘀血阻络为标，病程迁延，脾病及肾，脾肾两虚，兼见气滞、血瘀、痰湿、湿热、郁热、水湿，其中以血瘀、水湿互结为主。晚期肾体劳虚，肾用失司，浊毒内停，五脏受损，气血阴阳衰败，本虚可兼有阴虚、阳虚，甚或气血阴阳俱虚，三脏均存在气血之虚。标实证有气滞、痰湿、热结、湿热、郁热、水湿、湿浊内停、饮邪内停、虚风内动、浊毒动血、浊蒙神窍。

3. 辨明主症、兼症、变症

中医临证可以遵循"但见一证便是，不必悉具"的原则，体现抓主症的思想方法。如乏力、夜尿频数、蛋白尿、贫血、水肿等，常是不同阶段糖尿病肾病主症。糖尿病的主要特点是易发生并发症，"消渴病易传变，宜知慎忌"；"夫消渴者，多变聋盲、疮癣、痤痱之类"。糖尿病迁延日久，瘀血、痰湿等实证丛生，可形成肝胃郁热、气滞血瘀、湿热中阻、水湿泛滥、外感热毒等一系列兼症，而糖尿病肾病中晚期除上述兼症外，由于痰浊瘀血痹阻脉络，久病入络，形成"微型癥瘕"，引起肾元衰败，浊毒内停，五脏阴阳气血俱虚，甚者可发生"浊毒犯胃""水凌心肺""关格""溺毒入脑"等一系列变症。此时，必须遵循"急则治其标，缓者治其本"的原则，辨明主症的同时，辨明兼症、变症。总之，只有明晰糖尿病肾病各期的主症、兼症、变症，临证时才能分清标本缓急，有的放矢地辨证论治，灵活加减，才能最终提高疗效。

4. 辨病势顺逆

这主要从"精、气、神"，结合理化指标、病变部位及患者一般情况判别病势顺逆。凡经治疗后，患者"精、气、神"好转，尿蛋白漏出减轻，肾功能基本稳定，机体抵抗力提高，一般情况好，生活质量提高则为顺，反之为逆；中医辨证部位由肝肾到脾肾到五脏，由气血到阴阳为逆，反之为顺。

（二）分期辨证论治

张永杰教授认为，在目前中医辨证论治方法尚不统一的情况下，应以糖尿病肾病现代理化检查指标作为分期依据，然后再进行中医辨证论治。这样思路清晰，可操作性强。糖尿病肾病前期诊断比较困难，应主要参考西医的理化检查，中医辨证可参考消渴病的辨证论治，兼顾脾肾不足、络脉瘀阻，以延缓或者逆转病情发展。中期主要针对蛋白尿进行辨证论治，主要调理肝、脾、肾三脏功能，延缓病情进展；晚期虚实夹杂，病机复杂，当根据主症灵活辨证，旨在减慢病情恶化，提高患者生活质量。具体分期辨证论治如下。

1. 早期糖尿病肾病从脾论治

基于对早期糖尿病肾病病理机制的认识，早期治则为健脾滋肾，活血解毒，药如滋脾通络汤。组成黄芪30g，山药20g，当归20g，赤芍15g，鬼箭羽15g，水蛭10g，三七粉（冲）3g，生大黄3g（研末冲），牛膝20g。通过80例临床观察，效果较好。在以本方为基本方的辨治过程中，应注意以下几点。

（1）**辨证与辨病结合**　辨证就是辨证候、辨体征。只要有脾虚表现，就应从脾论治，抓住疾病的本质。脾的生理功能是运化转输、升清降浊及主四肢肌肉。若各种因素导致脾胃损伤，脾气亏虚，五脏失养或脾不统血，气虚血瘀，络脉阻滞，则可导致五脏失衡，升清降浊功能障碍，气血乖张而变证丛生。辨病就是结合西医学对本病的认识，强调早发现、早诊断、早期治疗，采用截断疗法在病变早期积极地干预治疗，以延缓或逆转病情的发展，提高患者的生活质量。

（2）主症与兼症结合　糖尿病肾病早期强调从脾论治，以健脾滋阴、活血通络为治疗大法。但本病病机复杂，病情迁延。肾居下焦，为先天之本，可促进人体的发育和生殖。肾为元阴元阳之脏，主持全身的水液代谢，体内水液的升清降浊均离不开肾气的蒸腾气化。若肾气（阳）虚，失于蒸腾气化或失于固摄，便可出现尿中脂膏或小便不畅。正如《仁斋直指方》所言："肾藏真精，为脏腑阴液之根，肾水不竭，安有消渴者。"其虚者临床常见气阴两虚证、阴阳两虚证、阴虚热盛证。兼证为外感证、水（痰）湿证、湿热证、血瘀证、浊毒证。故治疗当以辨证论治为前提，灵机活法，随症加减。

（3）治标与治本结合　糖尿病肾病其本为脾虚，其标为痰浊瘀血。本虚标实，在治疗的过程中，均应重视健脾益气滋阴这一关键。痰浊瘀血为疾病过程中的病理产物，为有形之邪，其病理特点为瘀阻脉络，阻碍气机，损伤脏腑，往往在某一阶段可成为该病的主要矛盾，临证要高度重视。但标本治疗不是对立的，而是相辅相成的，应根据临床实际，或标本兼治，或标本分治，分清主次，灵活运用。

2. 糖尿病肾病的中期治疗

糖尿病肾病中期表现为大量蛋白尿，并可伴肌酐清除率的下降，治疗以减少蛋白尿、延缓肾功能衰竭为原则，注重改善患者临床症状，缓解病情。此期病机虽以脾肾虚损、封藏失司为主，但又常与气滞、血瘀、湿阻或外邪侵袭有关，治疗上应补虚勿忘祛邪，祛邪时更应注意补虚。

（1）脾肾阳虚兼瘀

症状：神疲畏寒，腰膝酸冷，肢体浮肿，下肢尤甚，面色㿠白，小便清长或短少，夜尿增多，或五更泄，舌淡体胖有齿痕，舌质淡暗有瘀斑瘀点，苔白，脉沉细无力。

治法：温肾健脾，活血化瘀。

方药：真武汤合五皮饮加减（附子、干姜、白术、茯苓皮、白芍、桑白皮、大腹皮、陈皮、生姜皮）。

（2）气血两虚兼瘀

症状：神疲乏力，气短懒言，面色淡白或萎黄，头晕目眩，唇甲色淡，

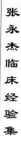
心悸失眠，腰膝酸疼，舌质暗淡无华，有瘀点或瘀斑，脉弱。

治法：益气养血，化瘀散结。

方药：八珍汤加减（党参、白术、茯苓、川芎、生地黄、当归、芍药、甘草）。

（3）阴阳两虚

常见于糖尿病肾病Ⅳ期。

症状：小便频数，混浊如膏，面容憔悴，耳轮干枯，腰膝酸软，四肢欠温，男子阳痿，女子月经不调，舌质淡白而干，脉沉细无力。

治法：滋阴温阳，补肾固涩。

方药：济生肾气丸加减（附子、车前子、山茱萸、山药、牡丹皮、牛膝、熟地黄、肉桂、白茯苓、泽泻）。

（4）肝肾阴虚兼瘀

症状：明显蛋白尿，眩晕耳鸣，五心烦热，腰膝酸痛，两目干涩，小便短少，舌红少苔，脉细数。

治法：补益肝肾，养血活血。

方药：枸杞子、菊花、熟地黄、山茱萸、山药、茯苓、泽泻、牡丹皮等。

3. 糖尿病肾病晚期论治

糖尿病肾病晚期以维护正气、保摄阴阳为基本治则，同时应分清标本虚实，主次缓急，治以扶正祛邪，标本兼治；急则治其标，缓则治其本，不得滥用克伐之品，以免耗伤肾气，必要时，配合西医抢救治疗。

1. 气血阴虚证

症状：神疲乏力，面色苍黄，头晕目眩，五心烦热，纳谷不香，便干，舌淡胖，脉细数。

治法：补气养血，滋阴降浊。

方药：太子参、白术、茯苓、生地黄、熟大黄、白芍、当归、川芎、大黄、甘草。

2. 气血阳虚证

症状：神疲乏力，面足浮肿，畏寒肢冷，肤色苍黄，时而恶心，舌胖暗淡，边有齿痕，苔白，脉细。

治法：补气养血，佐阳降浊。

方药：黄芪、当归、猪苓、苍术、续断、杜仲、砂仁、陈皮、半夏、仙灵脾、川芎、熟大黄。

3. 浊毒犯胃证

症状：恶心呕吐频发，头晕目眩，周身水肿，小便不利，舌质淡暗，苔白腻，脉沉弦或沉滑。

治法：降浊化腻，利湿和胃。

方药：黄连温胆汤加减（黄连、半夏、陈皮、茯苓、枳实、竹茹、藿香、苏梗、大枣、甘草）。

张永杰教授指出，糖尿病肾病晚期，患者会出现慢性终末期肾病。随着血中尿素氮及肌酐的升高，患者处在氮质血症期或尿毒症晚期。因浊毒内阻，脾胃气机升降失调，胃气上逆，可见恶心呕吐、食药难下之症。此时在行西医透析治疗的同时，配合中药灌肠，可缓解患者症状，改善肾功能，提高患者生活质量。灌肠方：大黄 10g（后下），槐角 10g，牡蛎 30g，败酱草 30g，半枝莲 15g。煎液灌肠，保留 20～30 分钟，每日 1 次，20 天为 1 个疗程。

（三）糖尿病肾病的生活调护

张永杰教授十分强调糖尿病肾病调护，对早期糖尿病患者，主张进行心理教育，使患者了解早期糖尿病肾病是严重并发症的开始，若不进行积极治疗将逐渐进展为肾衰尿毒症。同时，使患者和家属了解，早期合理防治，症状可以减轻，指标可以降低甚至恢复正常。要教育患者根据身体情况进行轻度或中度体力活动，避免重体力和急性活动。运动要循序渐进，不可突然加大运动量，可采用太极拳、五禽戏、八段锦等。另外要注意饮食调理。饮食调理是治疗糖尿病肾病的关键一环。一般在临床Ⅰ期、Ⅱ期患者宜减少豆类食品，Ⅲ期患者应禁食豆类食品，并适当减少主食，增加优质蛋白质（牛乳、鸡蛋等）。适当限制盐的摄入量，食盐有增高患者餐后血糖的作用，进而增加胰岛负担。忌烟酒，少食油腻、煎炸食物，多食新鲜瘦肉、鱼、蛋类，这些食物含有丰富的必需氨基酸，是保持蛋白质代谢所需的原料。

糖尿病肾病一旦进入临床期，尤其是出现糖尿病肾病综合征时，病情已难以逆转，故本病防治的关键在于突出一个"早"字。疾病的早期，肾脏的形态与功能的改变是可逆的。病情发展到中期则进入较严重阶段。此期需积极配合医生治疗，努力解除不利因素，减轻肾脏负担，或可使已受伤害的肾脏恢复。快速进展为中期的患者，应卧床休息。缓慢进展的患者，只能进行轻体力活动，量力而行，不能勉强行事。生活中坐、卧、立、走，以卧为优。因为卧位有利于肌肉放松，有利于肾血流改善。同时注意生活环境清洁、舒适。经常清洁口腔，清洗皮肤和外阴以防止感染，并合理安排生活。饮食调理是治疗糖尿病肾病综合征的关键一环，除了要根据血糖、尿糖、体重、活动情况，制定合理的糖尿病饮食方案外，还要根据肾功能状态调节蛋白质的摄入量。肾功能正常而有蛋白尿患者，蛋白质的摄入量应每日 > 80g；低蛋白血症明显者，蛋白质摄入量可增加 $1 \sim 2g/kg$；肾功不全者，蛋白质摄入量为 $0.6 \sim 0.8g/kg$。水肿明显者，每日摄取盐量应控制在 $2 \sim 3g$，水肿较剧者应予以无盐饮食。针对患者病情还可给予药膳，以平衡阴阳，调理脏腑，扶正祛邪。如肾阳虚者，宜常食韭菜、狗肉、羊骨、虾、肉桂等；脾肾两虚者可选用黄芪山药粥等。

　　糖尿病肾病晚期患者，应重视控制血糖，使血糖、糖化血红蛋白及果糖胺等均稳定在正常范围。应以中西医结合为主，取长补短，此期可配合应用血管紧张素转化酶抑制剂、血管紧张素 II 受体拮抗剂和钙离子拮抗剂，以调节肾血流动力学，控制高血压，以及抗凝和纠正脂质代谢紊乱等。此外，还应注意调畅情志，节劳作，调起居。尿毒症晚期患者，要注意防治严重的并发症，如高血钾、心衰、严重的代谢性酸中毒等。

糖尿病周围神经病变

一、概述

　　糖尿病常见的并发症包括大血管及微血管并发症，其中糖尿病周围神经病变是糖尿病主要并发症之一，发生率高达90%。其发病机理尚未完全阐明，因其为糖尿病慢性并发症，糖尿病属中医学"消渴"范畴，结合周围神经病变的临床特点，张永杰教授认为，本病诊断为"消渴筋痹"为妥。

二、病因病机

对其病因病机，他根据多年临床体会，提出如下认识。

1. 瘀毒内生为糖尿病周围神经病变的病理基础

张永杰教授认为，根据中医学理论，糖尿病的基本病机为气阴两虚，燥热内生，气虚以脾、肾两脏为主，阴虚以肺、肾二脏为甚。当其发展至糖尿病周围神经病变阶段，久病入络、久病多瘀、血行不畅、筋脉失养为其病理基础。究其络脉瘀阻的形成过程，张永杰教授指出主要有如下因素：

其一，脾虚运化失职，生化功能障碍，水谷不能化生精微，气血生化乏源。脾主四肢，脾虚气血不生，四肢筋脉失养，故见麻木。随着病程进展，水谷不能化生精微而酿生痰浊邪毒，痰浊邪毒内停日久，循经沉积脉络，络脉循环不畅，而感疼痛。

其二，先天禀赋不足，肾虚日久，肾气虚导致诸脏功能不足，不能帅血运行。血流缓慢，瘀阻脉道，且血瘀又影响气的运行，血因气虚而瘀阻，气因血瘀而壅滞，互为因果，形成恶性循环。肾阴虚衰，虚热内生，耗灼营血，则血脉失充，血液黏稠，血行缓慢，瘀阻脉络。上述痰浊邪毒、血瘀郁毒等病理产物，张永杰教授称为"内生之毒"，其并非单纯的痰浊、血瘀，而是在此基础上产生的夹杂各种致病因子的邪毒物质。此邪毒物质进入血液，蓄积于神经细胞，影响葡萄糖的代谢，且损害血管，破坏神经而变生诸症。西医学认为，该病的病因病理是高血糖基础上山梨醇的堆积，物质代谢紊乱，管腔破坏，血管基膜增厚，透明变性，血小板聚集，以及高凝状态，糖蛋白沉积，使神经组织缺血缺氧而受损。

2. 脾肾虚损是糖尿病周围神经病变的发病之本

中医学认为，消渴病的发病多因禀赋不足，或饮食不节，或情志失调，或劳累过度。病变脏腑与肺、脾胃、肝肾有关。随着病程延长，病情发展至消渴筋痹阶段，患者临床可表现为手足远端麻木疼痛、冰凉、异样感，甚者萎弱无力，全身困倦乏力，腰膝酸软等。张永杰教授认为这主要与脾胃和肝肾有关。脾（胃）为后天之本，气血生化之源，位居中焦，中焦具有受气取汁、泌糟粕、蒸津液的作用。脾主运化，饮食入胃，水谷精微物质的代谢与转化有赖于脾，脾气足则水谷精微输化正常，布散至五脏九窍、四肢百骸，则气血得以充分利用和濡养。《侣山堂类辩》云："胃为受纳之腑，脾为转运之官，故水谷入胃，得脾气之转输，而后能充实于四肢，资养于肌肉。"若脾气不足，不能为胃行其津液，转化输注功能失常，则水津不布，精化为浊，痰湿内生，浊毒内停。或脾气虚弱，动血无力，脾血亏虚，脉络失充，使瘀阻脉络，筋脉肌肉无以充养，遂发为本病。正如《备急千金要方》所云："脾气虚则四肢不用，五脏不安。"

《素问·六节藏象论》云："肝者，罢极之本，魂之居也，其华在爪，其充在筋，以生气血。"《素问·经脉别论》云："食气入胃，散精于肝，淫气于筋。"生理上肝藏血充盈，才能养筋柔筋，筋得其养才能运动灵活有力。《顾氏医镜》云："肾者，主蛰。封藏之本，聚精之处也，为真阴之脏，乃先天之本，性命之根。"消渴病日久损及肝肾，肝主筋，肾主骨，肝肾阴虚，精血亏虚，血脉失充，难以滋养四肢筋骨，遂致肢体麻木，甚则萎缩。部分消渴病患者心理负担重，情志抑郁，肝失疏泄，肝气郁结，气滞血瘀，脉络不通，故四肢疼痛。消渴病患者起病初期多为肺燥伤津，久病及肾，肾阴亏耗，阴虚火旺，周围血管神经得不到滋养而见四肢麻木或灼痛刺痛，肌肤干燥，下肢痿软或感觉迟钝。

总之，糖尿病周围神经病变表现为肌肉、筋脉、精髓为病。肝在体为筋，脾主肌肉，肾藏精生髓，可见本病与脾、肝、肾关系密切。本病病位在脾、胃、肝、肾，而关键在脾、肾。脾肾虚损为病之本，痰瘀毒内阻为病之标。

三、糖尿病周围神经病变的治疗

张永杰教授提出本病治疗以中药内服加中药外洗的治疗理念。

（一）内治法

对于糖尿病周围神经病变，张永杰教授提出了"解毒排毒，益气养阴"的治疗原则，采取标本兼治的方法，组方以四妙勇安汤为基础，确立了经验方养筋解毒汤。

1. 养筋解毒汤组成

金银花50g，玄参30g，当归30g，黄芪30～120g，五味子10g，葛根20g，玉竹20g，丹参30g，荔枝仁20g，仙灵脾10g，甘草10g。

2. 临床加减

症见肢体麻木不仁，四末冷痛，得温痛减，遇寒痛增，畏寒怕冷，偏阳虚寒凝者，上方加桂枝、细辛、干姜、制乳香、制没药等。若症见肌肉萎缩，甚者萎废不用，腰膝酸软，骨松齿摇，中医辨证为肝肾阴虚者，加龟板、黄柏、知母、熟地黄、牛膝等。

3. 使用注意

张永杰教授根据多年的临床体会，指出应用该方，应注意如下问题。

四妙勇安汤原为治疗实热证热毒壅盛脱疽而设。脱疽相当于动脉闭塞性脉管炎，而糖尿病周围神经病变的发病机理尽管尚未完全阐明，但代谢异常及周围血管损害对该病的发生具有重要作用。故从西医病理生理认识，二者有相同的解剖部位及相似的病理改变。同时，以四妙勇安汤加味治疗冠心病临床时有报道。张永杰教授认为，四妙勇安汤功效为清热解毒，活血止痛，但从药物的组成分析，该方中君药金银花，其清热解毒功效不能简单理解为清外感热毒，更是清除血分壅滞瘀毒。其配合养血活血之当归、滋阴解毒之玄参，则有保护修复血管内皮、改善周围血管血运之效。动物实验表明，四妙勇安汤对动脉粥样硬化型兔具有抑制氧化应激反应及炎症反应的作用，而氧化应激及炎症反应则是糖尿病周围神经病变的发病机理之一，故该方加减治疗糖尿病周围神经病变疗效较好。

糖尿病周围神经病变的病因病机为"脾肾虚损，瘀毒内阻"，治疗以"解毒排毒，益气养阴"为原则，标本兼治，但临床具体应用时，张永杰教授认为，瘀毒内阻，络脉狭窄，筋脉失养当为主要矛盾，故临床用药，应针对主要病机，用大剂量金银花、玄参、当归、丹参祛其毒，解其瘀，活其血，在此基础上，益气养阴，健脾滋肾，标本兼治，而达祛邪不伤正、扶正不留邪的目的。在滋肾药的选择上，因本方有苦寒药金银花、玄参，同时滋阴药较多，故加用小剂量仙灵脾，温而不燥，温肾气，有助补脾气，同时阳中求阴。经过多年临床观察，该方对辨证为阳证者效果较好，而临床症见四肢末梢麻木、疼痛、凉感明显，辨证为脾肾阳虚、瘀毒内停者，则不在本方应用范围。

糖尿病周围神经病变是糖尿病的慢性并发症，其根本原因是高血糖基础上引起的一系列病理生理变化，故控制高血糖是最根本的原因。高血糖调控应坚持中西医结合。从控制血糖的效果而言，西药具有降糖作用快、服用方便、患者依从性高的特点。同时应向患者宣传本病的发病特点，临床症状的消失并不代表疾病治愈，在临床症状改善后，仍要坚持综合治疗，以延缓或逆转周围神经病变的进一步发展。

（二）外治法

张永杰教授认为，在积极中药内服的同时，配合中药局部熏洗，内外治结合，可迅速改善患者的自觉症状，提高患者治疗的信心。同时，中药局部熏洗操作方面，价格低廉，对于病程较短、症状较轻的患者，单纯中药局部熏洗亦可获得较好的疗效。中药局部熏洗，同样需要辨证论治，张永杰教授在临床实践中，制定了中药熏洗1号方、2号方，针对不同的证型，采取不同的治疗方案。

1. 中药熏洗1号方

药物组成：大黄、金银花、苏木、薄荷、两面针等。

用法：每日1～2次，温度40℃，浸泡20分钟，14天为1个疗程。

适应证：糖尿病周围神经病变中医辨证为气阴两虚、瘀热内阻者。

2. 中药熏洗2号方

药物组成：透骨草、桂枝、川椒、艾叶、苏木、乳香、没药、细辛等。

用法：每日1～2次，温度40℃，浸泡20分钟，14天为1个疗程。

适应证：糖尿病周围神经病变中医辨证为阳虚兼瘀血阻络型者。

应用中药外洗治疗糖尿病周围神经病变时，要注意几点：①因糖尿病周围神经病变患者四肢末梢感觉减退，故采用中药熏洗时一定要由家属预先测试水温，以防水温过高烫伤皮肤。②掌握好时间，熏洗时间一般控制在20分钟左右，熏洗时间不是越长越好。③中药熏洗后要用温水再次洗脚，以干净毛巾擦干。

糖尿病胃轻瘫

一、概述

糖尿病胃轻瘫，是以严重的胃排空延迟为特征的疾病，是糖尿病常见慢性并发症之一。本病起病大多隐匿，呈渐进性。有研究资料显示，有高达50%～76%的糖尿病患者发生胃肠动力障碍，临床以消化不良症状为特点，如厌食、早饱、餐后上腹饱胀、痞闷、疼痛、嗳气、恶心、呕吐等。严重者可出现剧烈呕吐、腹泻，日久形体消瘦，抵抗力下降，并使降糖药应用受到干扰。血糖不易控制，易发生低血糖反应或酮症，严重影响患者的身心健康和生活质量。中医学虽无糖尿病胃轻瘫这一病名，但古代文献中却有糖尿病并发胃轻瘫的记载。明·张景岳在其《景岳全书·杂证·三消》中提到"不能食而渴"，可见古人已认识到"消渴"可以引发一些胃肠疾病。张永杰教授结合前人的认识，并结合西医学对本病的研究，认为本病厌食、恶心、呕吐、早饱、腹胀等可归属于中医"痞满""呕吐""反胃"等范畴。

二、病因病机

1. 脾虚为病变之本

糖尿病胃轻瘫，是指在糖尿病的基础上，出现早饱、餐后上腹饱胀、恶心、发作性干呕或呕吐、大便异常等临床症状的病证。糖尿病性胃轻瘫的病变部位主要在胃，波及脾、肝。其病因虽多，但脾气亏虚、运化失司乃发病之本。糖尿病相当于古代的消渴病，尽管消渴病的基本病机为气阴两虚，燥热内生，但从糖尿病发展至胃轻瘫一般需经过 10 年左右，且发展至胃轻瘫时，患者"三多一少"的症状不典型。究其原因，首先在糖尿病阶段，因饮食不节，过食肥甘醇酒厚味，导致脾胃受损。尽管患者经过糖尿病宣教、饮食控制、加强锻炼及药物等综合治疗，但此病只能控制，不能根治。随着病情的延长，科学、合理、积极地治疗，只能延缓却不能逆转病情发展，故脾胃功能将随着病程而持续损害，只是在某阶段减轻，某阶段加重，但总的趋势是逐渐加重，特别是一些微观的病理改变。一部分患者，特别是经过积极、合理治疗但血糖控制不理想且自控能力差者，对糖尿病慢性并发症认识不足，认为过分控制饮食降低了自己的生活质量，或失去信心，或不遵医嘱，饮食上我行我素，生活上顺其自然，而致体内长期高血糖状态而产生"高血糖毒性"。另外，生活水平提高、衣食住行改善、运动减少成为肥胖及糖尿病发病率逐年增高的直接原因。西医学提出，胰岛素抵抗及胰岛素分泌缺陷是 2 型糖尿病的发病基础，而肥胖是胰岛素抵抗的临床特征之一。中医学将肥胖责之于脾虚，属脂膏聚积体内，痰湿为患。治疗 2 型糖尿病一般首选口服药物，任何种类的口服降糖药，都或多或少地存在胃肠道副作用，即使是副作用较轻的中成药也是如此。此为药源性致病因素，常为医者忽视。综合以上因素，糖尿病胃轻瘫的病机之本为脾虚。正如《心法附录》所云："处心下，位中央，腹满痞塞，皆土病。"《赤水玄珠》云："消渴……饮食减半，神色大瘁……不能食者必传中满鼓胀。"脾胃为后天之本，气血生化之源，生理上脾主运化升清，胃主受纳通降；脾胃是中焦气机升降的枢纽。当各种致病因素导致脾胃功能受损，脾气虚弱，运化失常，则会影响胃气的正常升降，即所谓脾不升而胃不降，中焦气机郁滞而成痞。正如《诸病源流犀烛》所云："痞满，脾病也。本由脾气虚及气郁不能行，心下痞塞满，故有中气不足，不能运化而成者。"

2. 痰湿中阻、瘀血阻络为糖尿病胃轻瘫的病理产物

脾为后天之本，主运化而升清。因素体脾虚或长期嗜食肥甘厚味，日久损伤了脾胃之气。脾气既虚，不能正常运化、升清、散精，水谷精微和水液不布而停聚于中焦，导致脾胃升降失调，中焦气机郁滞，甚或阻碍脏腑气血津液的运行，酿生痰浊、瘀血等，正如《东垣十书·中满腹胀论》所言："因饮食劳倦，损伤脾胃，始受热中，末传寒中，皆由脾胃之气虚弱，不能运化精微，而致水谷聚而不散而成胀满。"唐容川在《血证论》中云："瘀血在里则渴，所以然者，血与气本不相离，内有瘀血，故气不得通，不能载水津上升，是以发渴，名曰血渴。瘀血去则不渴矣。"明确提出瘀血致渴的机制。脾气虚弱，气血生化乏源，气虚则动血无力，血运不畅，血弱则脉络充盈欠佳，血流缓慢，血液中的致病物质沉积于脉络，损害脉络，则脉络狭窄，二者均可导致瘀血内阻而成血瘀证。痰湿流注脉管，血液重浊，血行不利而瘀滞。糖尿病患者常病情缠绵，时轻时重，精神抑郁，情绪障碍，肝气郁结导致疏泄失常，气机阻滞，水液代谢失调，水化为湿为痰。血液运行不畅，而致瘀血内停。而瘀血、痰浊不仅是病理产物，同时亦可作为致病因素，影响该病的发展与转归。

3. 虚实夹杂是其病机特点

糖尿病性胃轻瘫的病因是多方面的，而且其病理演变过程又是复杂的，张永杰教授认为，本病既有正虚，又有邪实，"因虚致实，本虚标实"是本病的病机特点。虚实夹杂的病机包括因虚致实和因实致虚两个方面。糖尿病胃轻瘫的病机当属因虚致实的虚实夹杂证。虚者脾（胃）虚弱；实者痰浊、血瘀、气滞。脾虚水湿不运，聚湿生痰；因痰湿阻滞，则气滞、痰瘀接踵而生。本病亦可由于胃气虚弱，通降无力，或胃阴亏虚，胃失濡润，胃气不能和降，而致饮食水谷不化，形成或加重"痞满"。痰浊或血瘀均为脾虚运化失司或胃阴（气）虚弱而形成的病理产物，属有形之邪；而气滞亦因脾虚或胃阴（气）亏虚导致中焦气机升降失调而成，属无形之邪。

三、辨证论治

基于对糖尿病胃轻瘫病因病机的认识，张永杰教授结合多年的临床经验及体悟，认为本病治疗很难以一方通治，应在辨证前提下，分型治疗。

1. 脾胃虚弱证

主症：脘腹满闷，时轻时重，喜热喜按，纳呆便溏，神疲乏力，少气懒言，语声低微，舌质淡，苔薄白，脉细弱。

治则：补气健脾，升清降浊。

方药：补中益气汤加减（黄芪、党参、白术、甘草、当归、陈皮、柴胡、升麻）。

加减：气滞，加枳实、木香；呕吐明显，加竹茹、吴茱萸；纳呆不食，加焦三仙、莱菔子；大便溏泄，加怀山药、莲子、炒扁豆；夹瘀者，加丹参、

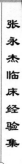
红花。

2. 脾虚胃热证

主症：心下痞满，胀闷呕恶，呃逆，水谷不消，纳呆，便溏，或肠鸣不利，或虚烦不眠，或头眩心悸，或痰多，舌质淡胖，舌下络脉瘀阻，苔白腻，脉弦滑。

治则：辛开苦降。

方药：半夏泻心汤加减（半夏、黄芩、黄连、党参、干姜、炙甘草等）。

加减：脾虚明显，加白术、茯苓、砂仁；胃热明显，加大黄、焦栀子、生地黄等。

3. 肝胃不和证

主症：胃脘胀满，胸闷嗳气，心烦易怒，善太息，大便不畅，得嗳气、矢气始舒，口干微苦，舌淡红，苔薄黄，脉弦。

治则：疏肝解郁，理气和胃。

方药：柴胡疏肝散加减（柴胡、陈皮、芍药、枳壳、川芎、香附、甘草、郁金）。

加减：肝气郁结化火者，加黄连、吴茱萸；胁肋疼痛重，加金铃子、延胡索；呕吐酸水，加乌贼骨、瓦楞子；瘀象明显，加川芎、赤芍。

4. 痰湿中阻证

主症：脘腹痞塞不舒，胸膈满闷，头晕目眩，身重困倦，呕恶纳呆，口淡不渴，小便不利，舌苔白厚腻，脉沉滑。

治则：祛湿化痰，顺气宽中。

方药：平胃散合二陈汤加减（半夏、陈皮、茯苓、苍术、厚朴、甘草、枳实、砂仁、苏梗、佛手）。

加减：脾虚，加党参、白术；胃气上逆而嗳气，加半夏、竹茹；血瘀，加丹参、失笑散。

5. 胃阴亏虚证

主症：脘腹痞闷，嘈杂，饥不欲食，恶心嗳气，口燥咽干，大便秘结，舌红少苔，脉细数。

治则：滋阴养胃，行气消痞。

方药：益胃汤加味（麦门冬、太子参、莲子、葛根、怀山药、百合、木香、半夏、炒麦芽、大枣）。

加减：津伤重者，加石斛、天花粉；胃脘胀满明显，加厚朴、枳壳；大便干结，加火麻仁、玄参；瘀血阻络，加生地黄、丹参。

总之，糖尿病胃轻瘫的基本病机以消渴病日久阴损耗气，致中气虚弱、脾胃升降失调为主，脾气弱、运化无力为本，气滞、血瘀、湿阻、痰浊、食积、湿热等引起胃失和降为标，为虚实夹杂之证。治疗应在辨证论治的前提下分型治疗，但糖尿病胃轻瘫为糖尿病的并发症，乃高血糖长期控制不达标的结果，故控制血糖应贯穿治疗始终，同时重视活血化瘀药物的应用。瘀血既是消渴的病理产物，也是消渴的致病因素，血瘀导致的脉络瘀阻症状在糖尿病胃轻瘫患者具有普遍性，故该病治疗，在辨证论治的基础上加入具有活血化瘀作用的药物，如鬼箭羽、丹参、桃仁、赤芍、莪术、延胡索等可提高疗效。

糖尿病神经源性膀胱

一、概述

糖尿病神经源性膀胱是糖尿病神经病变在泌尿系统的主要表现，为糖尿病慢性并发症之一，其发病机制为调节膀胱功能的中枢或周围神经系统受到损害而引起排尿障碍，为膀胱括约肌功能不全及膀胱壁张力低下引起尿潴留或尿失禁的慢性并发症。临床表现为尿频、排尿无力和尿失禁，以及反复尿路感染及肾功能损害等，属中医"癃闭""淋证（劳淋）"范畴。西医除控制血糖外，多采用B族维生素、血管扩张剂、拟胆碱能药物、导尿等对症治疗。由于此病起病隐匿，病情易反复，尤其是血糖的波动影响病情的控制，导致本病反复发作，给患者生活、工作造成不便。张永杰教授结合多年的临床经验，认为该病为本虚标实之证，病位在肾与膀胱，与肺、脾关系密切，病理因素有气郁、血瘀、水停、阴阳虚衰。急性发作期以标实为主，但其本为脾、肺、肾三脏阳气虚弱，膀胱气化功能障碍。

二、病因病机

因本病为糖尿病的慢性并发症，糖尿病属中医"消渴"病范畴，故其初发病因为饮食不节（过食辛辣肥甘、嗜烟嗜酒）、情志失调、久坐少动等，导致肝郁气结或脾滞不畅。郁久化热，肝火旺盛，或脾滞土壅，胃肠积热，致伤阴化燥，而成消渴。张永杰教授认为，糖尿病神经源性膀胱为糖尿病后 5～10 年后慢性并发症，随消渴日久，无论肝火旺盛或胃肠积热，均可伤阴耗气。先天禀赋不足，或久坐少动，亦可导致气阴两虚。病程日久，阴损及阳，阴阳俱虚。其发病与肺、脾、肾、肝功能失调有关，但根本在肾。

张永杰教授临床非常重视肾脏在本病发病中的作用，认为肾为先天之本，藏精并寓元阴元阳。肾中阴阳之气的平衡，能使肾的蒸化，推动功能正常。肾气的盛衰是膀胱贮尿排尿功能的关键，肾气虚弱，固摄无能或蒸化无力，均可导致膀胱排泄失常。肾阳亏虚，气化不及州都，气机升降失常，津液代谢障碍，三焦水道阻滞，膀胱气化无权，渐致本病。《圣济总录》云："消渴日久，肾气受伤。肾主水，肾气衰竭气化失常，开阖不利。"张永杰教授十分强调肺在水液代谢中的重要性。肺失治节，敷布无权，三焦为之滞塞，膀胱气化障碍，必然引起膀胱开阖失常，即肺气无权，则肾水终不能摄，治肾者必治肺，肺肾二脏母子相关，金水相生，是水液代谢输布的重要脏器。若肺、肾二者功能失调，均可直接影响膀胱的功能。张永杰教授认为，医生对该病常重视脾、肾二脏在糖尿病神经源性膀胱发病中的作用，而对肺主气、主宣发肃降功能对水液代谢影响不重视。张永杰教授强调"久病入络，久虚必瘀"。临床上消渴日久，伤津耗气，气阴两虚，气虚无力推动血液运行，阴虚血脉涩滞，可使血脉运行不利，形成血瘀。

糖尿病慢性并发症包括大血管和小血管及微血管的病变。糖尿病患者多存在血液黏稠度增高、高脂血症及血小板聚集率增高，造成糖尿病患者易并发心脑血管病、周围血管病变和重要脏器损伤，以及糖尿病自主神经病变。在具体治疗中，张永杰教授常在中医辨证论治的前提下，加入 2～3 味活血化瘀中药，以增强疗效。

三、辨证分型

1. 湿热蕴结，气化失司型

主症：排尿困难，小便点滴不通，或量极少而短赤灼热，小腹胀满，口苦口黏或口干不欲饮，舌红苔黄腻，脉滑或数。

治则：清利湿热，通利小便。

方药：八正散合五苓散加减。

组成：车前子 30g，瞿麦 12g，萹蓄 15g，滑石 15g，山栀子 15g，大黄 6g，通草 12g，黄芪 20g，茯苓 15g，猪苓 15g，桂枝 9g，泽泻 9g，白术 9g，怀牛膝 15g，川芎 12g。

2. 中气下陷，膀胱失约型

主症：小腹胀满或坠胀，小便涩滞，余沥不尽，时欲小便而不得行，甚则用手压腹，小腹拘急，神倦乏力，气短懒言，舌淡胖，苔薄白，脉细弱。

治则：补中益气，升清降浊。

方药：补中益气汤合五苓散加减。

组成：黄芪 15g，党参 15g，白术 10g，当归 10g，陈皮 6g，升麻 5g，柴胡 5g，生姜 9 片，大枣 6 枚，猪苓 10g，茯苓 20g，泽泻 10g，肉桂 3g，炙甘草 5g。

3. 肾元亏虚，肾阳不足型

主症：少腹胀满，小便排出无力，或淋沥不畅，或尿失禁，腰膝酸痛，四末不温，舌质淡，苔薄白，脉沉细而尺弱。

治则：温补肾阳，化气行水。

方药：金匮肾气丸加减。

组成：熟地黄 15g，山药 20g，山茱萸 12g，泽泻 12g，茯苓 12g，牡丹皮 10g，肉桂 6g，炮附子 6g，牛膝 12g，车前子 12g。

加减：舌淡体胖有齿痕，四肢不温，加菟丝子 12g，巴戟天 10g；舌苔白腻，加砂仁 10g，石菖蒲 12g；气短乏力、腹泻，加黄芪 30g，白术 15g；肢体疼痛、舌有瘀斑，加葛根 12g，细辛 5g。

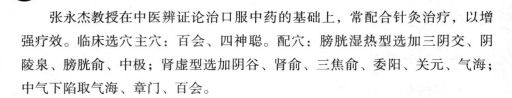

张永杰教授在中医辨证论治口服中药的基础上，常配合针灸治疗，以增强疗效。临床选穴主穴：百会、四神聪。配穴：膀胱湿热型选加三阴交、阴陵泉、膀胱俞、中极；肾虚型选加阴谷、肾俞、三焦俞、委阳、关元、气海；中气下陷取气海、章门、百会。

四、临床应注意的问题

1. 注意控制血糖

本病为糖尿病的慢性并发症，为长期高血糖导致植物神经病变受损，且糖尿病病程较长，胰岛 B 细胞衰竭的程度较重，血糖控制不易，临床要采用中西医结合治疗，以西药控制血糖，在不出现低血糖的前提下，血糖尽量达标。已经使用药物治疗的患者应及时调整药物治疗方法，病程较长并且已经出现严重并发症的患者应当及时使用胰岛素，中药在改善症状上亦具有明显的效果。只有血糖得到良好的控制，才能控制糖尿病神经源性膀胱的症状及其他并发症的进展。

2. 注意个人卫生

糖尿病神经源性膀胱因膀胱壁张力减退，残余尿量增加，易引起尿道感染。糖尿病患者年龄较大，亦是引起尿道感染的危险因素。高龄老人因缺乏家庭照顾，或活动不便，导致个人卫生较差，尿道感染的发生率增加，而尿道感染又会加重糖尿病神经源性膀胱的临床症状。张永杰教授治疗此类患者，非常强调个人卫生的重要性，告知患者及家属，尤其是高龄女性老人注意会阴部的清洁，勤换内裤，注意内裤高温清洗等。

3. 加强膀胱功能训练

糖尿病晚期由于患者长期处于高血糖状态，导致腰骶部交感和副交感神经功能紊乱而引起排尿障碍。进行腹部、提肛训练及体位前倾训练能提高反射性逼尿肌的收缩能力，增强尿道括约肌的作用，使反射的敏感性增强。尿意缺乏者可通过提高膀胱内压力，刺激膀胱壁而引起反射性排尿，以减轻泌尿系感染。同时可行腹部膀胱区按摩，使局部毛细血管扩张，改善微循环，刺激末梢神经兴奋，以利于神经功能的恢复。张永杰教授认为，膀胱区的功能锻炼，方法简单，患者在家中即可实施，无须任何费用，即可起到辅助治疗的作用。具体方法：先向患者讲明训练的目的、方法及训练的重要性，取得患者的配合，增强治疗信心。①训练前嘱其饮水，视情况增减。②腹部肌肉训练，嘱患者先缓慢有力、有节律地收缩腹部肌肉，再慢慢放松，反复训练。③采用提肛法训练盆底肌肉，使患者有节律地收缩尿道口、阴部肌肉两三分钟，找到收缩的感觉。④体位前倾，做缓慢而有节律的前倾动作，以不产生疲劳感为宜。⑤腹部按摩，在膀胱区用掌心做环状按摩，轻轻推揉膀胱。⑥诱导定时排尿，结合以上训练，两三个小时后让患者听流水声，利用条件反射诱导排尿。

总之，糖尿病神经源性膀胱应中西医结合治疗，以西药控制血糖，尤其是持续高血糖状态，必要时皮下注射胰岛素，在空腹及餐后血糖达标的前提下，给予中医辨证论治。同时配合针灸及膀胱功能训练。治疗前需与患者及家属沟通，因本病为慢性并发症，病程长，起效慢，患者要坚持治疗，症状缓解后亦应坚持膀胱功能锻炼，以防止病情反复，提高生活质量。

冠心病

一、概述

冠心病是指冠状动脉粥样硬化导致心肌缺血、缺氧而引起的心脏病，属中医"胸痹""心痛""真心痛"范畴。临床表现以胸闷、胸膺、背、肩胛间痛，两臂内痛、短气等为特征，轻者仅膻中或胸部憋闷、疼痛，可伴心悸；重者心痛彻背，背痛彻心，疼痛剧烈而持续不能缓解，四肢厥逆，面色苍白，冷汗淋漓，脉微欲绝，称为真心痛。

人到中年之后，体质下降，五脏渐衰，脏腑功能失调，此为发病的基础。素体阳气不足，复受寒暑等邪气侵袭，或饮食不节，嗜食肥甘，或思虑劳倦，或情志失调等为主要病因。其病位在心，涉及肺、脾、肝、肾诸脏；病理变化为上述因素导致脏腑气血阴阳失调，心血不足，心阳不振，而致气滞、寒

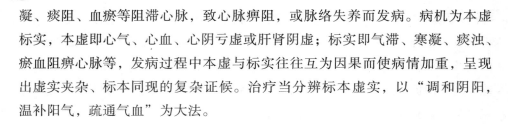
凝、痰阻、血瘀等阻滞心脉，致心脉痹阻，或脉络失养而发病。病机为本虚标实，本虚即心气、心血、心阴亏虚或肝肾阴虚；标实即气滞、寒凝、痰浊、瘀血阻痹心脉等，发病过程中本虚与标实往往互为因果而使病情加重，呈现出虚实夹杂、标本同现的复杂证候。治疗当分辨标本虚实，以"调和阴阳，温补阳气，疏通气血"为大法。

二、病因病机

1. 心之阳气不足

冠心病患者，尽管发病年龄有所提前，但大部分为中年以后发病，提示该病之因尽管有先天禀赋不足，更因年龄增长，特别是到中年以后，生理性体虚渐弱，或长期劳倦内伤，或久病耗损，导致脏腑功能失调，致使五脏之气、血、阴、阳不足，脉络受损，发生本病。张永杰教授认为，五脏之中心之阳气虚损是发病的主要原因，即冠心病是以心之阳气虚损为本为始。《黄帝内经》称心为"阳中之太阳"。张仲景《金匮要略·胸痹心痛短气病脉证治》第一条就开宗名义指出："夫脉当取太过不及，阳微阴弦，即胸痹而痛，所以然者，责其极虚也。"责其极虚一语道破了胸痹病的根本所在。心阳也就是心脏的功能，心脏之所以不息地搏动，从生到死，无有歇时，赖其阳气的运动。心主心脉与神志，也无不依赖阳气的推动。由于心脏以阳气为本，故心病亦以阳气虚弱最多，故冠心病患者以心阳痹阻、心气虚弱、血脉不畅、神失所养为主要病机。

2. 外邪侵袭

气候骤变，风寒暑湿燥火六淫邪气均可诱发或加重心之脉络损伤，而发生本病。然尤以风冷邪气最为常见。《素问·举痛论》云："经脉流行不止，环周不休，寒气入经而稽迟，泣而不行，客于脉外则血少，客于脉中则气不通，故卒然而痛。"因寒主收引，既可抑遏心脉，损伤心阳，又可使心之脉络挛拘，最终血行瘀滞，不通则痛。冠心病患者冬季增多或病情加重，均提示本病发病与外受风寒邪气有关，但张永杰教授认为，尽管气候对本病有影响，但一定身体本来就正气虚弱，胸阳素虚，气候变化方能诱发本病。诚如《灵枢·百病始生》所说："风雨寒热，不得虚邪，不能独伤人。卒然逢疾风暴雨而不得病者，盖无虚，故邪不能独伤人，此必因虚邪之风，与其身形，两虚相得，乃客其形。"

3. 饮食失节

脾胃与心密切相连。脾胃与心有经络相连，足太阴脾之经络属脾络胃。《素问·平人气象论》云："胃之大络，名曰虚里，贯膈络肺，出于左乳下，其动应衣，脉宗气也。"虚里即心尖搏动处。另外，心属火，脾属土，心与脾为母子关系。"脉以胃气为本""胃为水谷之海"。心胃相互依赖，相互影响。《金匮要略·胸痹心痛短气病脉证治第九》云："胸痹，心中痞气，气结在胸，胸满，胁下逆抢心，枳实薤白桂枝汤主之，人参汤亦主之。"此处之人参汤即是温补脾胃的方药。临床上遵仲景之法，从调理脾胃、斡旋中州入手，治疗冠心病心绞痛每获良效。清·吴谦《删补名医方论》中有关"心藏神，其用为思，脾藏智，其出为意……心以经营之久而伤，脾以意虑之郁而伤，则母病必传之子，子又能令母虚"的论述，进一步明确了心脾之间相互联系及病变相互传变的特点。过食肥甘或嗜食生冷，饥饱无度，损伤脾胃，导致脾胃运化功能失司；气血生化乏源，心之脉络失养，导致心脾两虚证之虚证；水湿不运，聚湿生痰，上犯心胸清旷之地，清阳不展，气机不畅，痰浊壅滞，心络闭阻，逐致心痛；痰浊留恋日久，壅滞化热，痰热互结，痰瘀交阻，使病情缠绵难愈或加重。

4. 情志失调

肝藏血、主疏泄，以血为本，以气为用，体阴而用阳；肝的疏泄联系着全身的气机变化，协调着人体气血运行，其疏泄以藏血为物质基础。心主血脉，为气血运行的基本动力。肝藏血，调节人体循环血流量，心肝互相协调则心有所主，肝有所藏。脉道充盈，气血运行有序，脏腑组织营养充足，机体功能正常。《血证论》云："肝属木，木气冲和条达，不致遏郁，则血脉得畅。"喜怒忧思悲恐惊，七情致病者，常因所愿不遂，肝气郁结，情志失调，气机失和，伤及脏腑，造成脏腑功能紊乱，而气机失和日久、互结，又易产生瘀血痰浊停滞心之脉络，致心之脉络不畅，发为心痛。明《薛氏医案·心脏病》云："肝气通则心气和，肝气滞则心气乏。"清·沈金鳌《杂病源流犀烛·心痛源流》曰："七情除喜之气能散于外，余皆令肝郁而心痛。"

本病临床常两个或两个以上病因同时存在，长期为患，终致心之脉络不畅。总之，本病的发生，常素有旧疾，遇情志、劳逸、饮食、感邪等外部因素，外有所触，内有所应，致使病邪瘀阻经脉，深入络脉。心之经络受损，气血痹阻而发为本病。病位在心及心之脉络，并涉及肝、脾、肾、肺四脏。病性属本虚标实、虚实夹杂之证。本虚常为心之气、血、阴、阳不足；标实常为痰热、痰浊、阴寒、瘀血、气滞等病邪瘀阻。

三、辨证论治

冠心病的发病心为本病之根，肝肾为本病之源，痰浊、瘀血、气滞是此病之标，七情六淫是该病之诱因。冠心病病位在心，无论何种病因，最终导致心脉失养、络脉挛急或心络瘀阻，且西医学明确提出，冠心病是冠状动脉粥样硬化或冠脉痉挛导致冠脉狭窄所致心肌缺血缺氧，故心为本病之根。胸痹之发生与肝肾两脏关系密切，因肾为先天之本，五脏之阴非此不能滋，五脏之阳非此不能化，而肝肾同源，故肝肾为胸痹之源。痰浊、瘀血、气滞是本病之标。西医学认为，冠心病六大诱发因素包含了中医的七情六淫，故七情六淫是该病之诱因。对于本病的治疗，张永杰教授主张权衡标本虚实，扶正祛邪，应遵守宜温阳通阳而不宜补阳、宜益气补气而不宜滞气、宜行血活血而不宜破血、宜行气降气而不宜破气、宜化痰豁痰而不宜泻痰、宜散寒温寒而不宜逐寒的原则，分型进行治疗。

1. 益气养阴

适用于胸痹心肺气阴两虚之证。

症见胸闷隐痛，时作时休，气促脉微，伴心悸气短，短气自汗，失眠多梦，舌质偏红或紫暗或有齿痕，苔薄或剥，脉细数或细弱或结代。

本证多由于素体心阴亏虚，或劳心过度，或年高耗精，或发病日久，心脉失养而致。气虚鼓动无力，阴虚心脉失去濡养，故胸闷气短，心痛，心悸乏力；汗为心之液，气虚不摄则自汗，阴虚火动，迫津外泄则盗汗；虚火扰动心神则心烦不寐；气阴两虚则可见舌质偏红或紫暗或有齿痕，苔薄或剥，脉细数或细弱或结代。

方药：保元汤合生脉散加减。

组成：人参 10g（一般气虚者用党参，元气衰者用人参，气阴两虚者用太子参或西洋参），黄芪 30g，麦冬 12g，五味子 10g，桂枝 10g，白术 12g，当归 10g，玉竹 15g，黄精 15g，炙甘草 10g。

加减：胸部刺痛，加郁金、丹参化瘀通脉止痛；脉结代，合炙甘草汤益气养血，滋阴复脉；心火上扰，心悸心烦，失眠多梦，加酸枣仁 20g，莲子心 20g，灵芝 10g。

2. 滋肾舒脉

适用于胸痹心肾阴虚之证。

症见胸闷隐痛，心烦不眠，心悸怔忡，五心烦热，潮热盗汗，耳鸣目涩，腰腿酸软，舌红少苔或舌有裂纹，脉细数。冠心病心胸刺痛除"不通则痛"外，尚见阴血亏虚，血脉失荣，筋脉挛缩的"不荣则痛"证。

治则：滋肾养阴，活血舒脉。

方药：左归饮加减。

组成：生地黄 12g，熟地黄 12g，山药 12g，山茱萸 12g，女贞子 12g，旱莲草 12g，麦冬 12g，当归 15g，白芍 30g，枸杞 12g，丹参 20g，生甘草 6g。

加减：心动过速，加龙齿、磁石镇心定惊；心烦、少寐明显，加酸枣仁、五味子、柏子仁养心安神；胸闷刺痛明显，加川芎、郁金、降香活血通络；水不制火，热灼津伤，加地骨皮、丹皮、知母；潮热盗汗重者，加龟甲、鳖甲。

滋阴之品的运用，应注意滋阴不可碍胃，滋阴不可腻湿，滋阴不可恋邪。

3. 通阳宣痹散寒

适用于胸痹心肾阳虚之证。

症见胸痛剧烈，或绞痛，或感寒而发，或感寒痛甚，起病急，常在夜间或感受寒邪时发作，胸闷气短，畏寒肢冷，体乏无力，腰膝酸软，面色㿠白，大便溏薄，小便清长，舌淡或紫暗，苔白，脉沉迟或弦紧。

本证多为素体心阳亏虚，寒客胸中，气机阻滞或年迈久病，命门火衰，气化失司，不能温煦心脉、鼓舞心阳所致。寒则凝，温则通。

治则：温阳益气散寒，活血通脉止痛，尤重温补心肾之阳。

方药：参附汤合桂枝甘草汤加减。

组成：人参 10g，附片 10g，生黄芪 30g，桂枝 15g，白芍 15g，川芎 10g，生甘草 12g，淫羊藿 15g，菟丝子 15g，巴戟天 12g。

加减：腰酸腿软、小便清长、畏寒肢冷、舌淡胖、脉沉迟等肾阳虚症状明显，加熟地黄配附片以阴中求阳，附片用量为熟地黄的 1/3 ~ 1/4；兼脘腹胀满、便溏纳呆等脾阳虚甚者，加干姜、砂仁、香附温中化滞；以胸闷为主，感寒诱发者多为心阳不宣，气血凝滞，加瓜蒌、薤白通阳宣痹；胸部憋闷刺痛，为心血瘀阻，加赤芍、降香、红花以活血通络止痛。

4. 豁痰泻浊活血

适用于胸痹痰浊痹阻之证。

症见胸闷重而心痛相对较轻，肥胖体沉，痰多气短，遇阴雨天而易发或加重，伴倦怠乏力，纳呆便溏，口苦，舌苔白腻或水滑或黄腻，脉滑。

痰浊阻滞胸中，脉络不通，胸阳不振，气机不畅，故心胸闷塞，疼痛时作，呼吸不畅。痰浊多兼寒邪，故阴天加重。痰浊之邪困脾，脾主肌肉四肢，脾气受困，则身重乏力。痰浊壅塞，则痰多，苔白腻或水滑，脉滑。痰浊日久化热，故可见黄痰，舌苔黄腻。

治则：豁痰泻浊活血。

方药：《金匮要略》栝楼薤白剂，即栝楼薤白白酒汤、栝楼薤白半夏汤、枳实薤白桂枝汤加减。

组成：全瓜蒌 30g，薤白 12g，枳实 10g，半夏 10g，桂枝 15g，茯苓 12g，降香 12g。

加减：胸闷甚，重用瓜蒌开胸化痰结；心痛彻背，重用薤白通阳宣痹；阳气不宣，加重桂枝温通胸阳；痰浊明显，加菖蒲、郁金泻浊化痰；痰热偏重，加山栀、胆星、竹茹；痰浊内阻可使血滞为瘀，瘀阻脉道，痰瘀互为因果，加川芎、郁金活血化瘀。

5. 活血化瘀通脉

适用于胸痹瘀血痹阻之证。

症见心胸疼痛较剧，如刺痛、心绞痛阵作，甚者心痛彻背，背痛彻心，或痛引肩胛，伴胸闷，日久不愈，可因暴怒而加重，心悸怔忡，舌质暗红或紫暗，有瘀斑瘀点，或舌下静脉青紫，舌苔白，脉弦涩或结代。

气滞血瘀，胸中气机不畅，心脉痹阻故心胸疼痛较剧，胸闷。瘀血凝滞，故痛处固定不移。手少阴心经循肩背而行，故痛引肩胛，甚则心痛彻背。瘀血阻塞心脉，气血运行不畅，故心悸怔忡。弦脉主痛，瘀血内停，阻滞脉络，故舌暗红或紫暗，有瘀斑瘀点或舌下静脉青紫，脉涩或结代。

治则：活血化瘀通脉。

方药：血府逐瘀汤加减。

组成：丹参30g，赤芍12g，川芎12g，桃仁10g，降香12g，红花10g，柴胡12g，枳实12g，三七5g（研冲），琥珀3g（研冲），血竭3g。若见心律不齐加甘松、苦参。

张永杰认为，活血化瘀虽然单独列为一型，但该法贯穿于冠心病心绞痛的整个治疗过程，并不拘泥于血瘀证。但使用本法须注意以下几点：

（1）须佐以生地黄、当归、白芍等养血药，以防辛香走窜伤阴。

（2）注意配用益气和理气药。冠心病血瘀证多由气虚而来，气虚为因，血瘀为果，故忌长期峻投化瘀之品，当佐参芪益气之味。益气活血时，益气药量应大于活血药，以取气行血行之效。气为血帅，气行则血行，血瘀证又当佐理气之品，理气活血时，活血药量应大于理气药量，以调理气机于轻灵之中。

（3）疼痛反复发作，瘀象明显，投水蛭、桃仁、红花、土元等逐瘀散血之品，忌用破血耗气之品，如三棱、莪术。

（4）久病不愈，冠状动脉痉挛为主者，伍用通络息风药，如全蝎、地龙、白芍、葛根等，以活血通络，解除痉挛。

（5）了解活血化瘀中药的特点：活血化瘀中药很多，但不同药物又各有特点和侧重如当归、丹参、鸡血藤、芍药为补血活血药；红花、川芎、益母草、五灵脂、蒲黄、茜草、葛根、月季花、白芷、香附、姜黄、丹皮为活血化瘀药；苏木、水蛭、虻虫、王不留行子为攻瘀散血药；乳香、没药、血竭、昆布、海藻、三棱、莪术、郁金、桃仁、刘寄奴、山楂为破血祛瘀药，在辨证论治的前提下，结合患者病情及体质，有选择地应用上述药物，可达到攻邪不伤正之效，但宜中病即止。

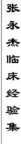

6. 行气解郁

适用于胸痹肝气郁结者。

症见胸前憋痛，多向胁肋放射，连及后背肩胛以至手臂，且多因情绪而引发，伴善太息，两胁不舒，舌淡红，苔薄白，脉弦紧。心主血，肝主藏血调达气机。明代《薛氏医案·心脏病》云："肝气通则心气和，肝气滞则心气乏。"强调肝气失调可致心病。情志不舒，肝气郁结，气机不畅，气滞血瘀，导致心脉瘀阻，故见胸前憋痛；肝经布两胁，肝气郁结，气机不畅，则见两胁不舒，善太息。

治则：疏肝解郁，升阳解痉。

方药：柴胡疏肝散加减。

组成：柴胡 12g，郁金 12g，白芍 15g，川芎 10g，香附 12g，川楝子 12g，延胡索 10g，陈皮 10g，防风 10g，荷叶 10g，葛根 15g，丹参 15g。

疏肝药之中加风药，取风药升阳、助肝胆升发之效，以利气血布达，使心脉挛急得舒。

7. 宣肃肺气

适用于胸痹肺失宣肃者。

症见胸闷气喘，心悸乏力，甚则动则喘息、入夜不能平卧，舌淡红，苔薄白，脉细数。《灵枢·本脏》云："肺大……则善病胸痹。"肺失宣肃，则会出现胸闷气喘，心悸乏力，甚则动则喘息、入夜不能平卧等。这是冠心病出现慢性心衰时常见的症状。

治则：宣肃肺气，理气宽胸，益气养心。

方药：自拟宣肺益心汤。

组成：党参 12g，黄芪 30g，杏仁 10g，百部 12g，前胡 10g，葛根 12g，桔梗 12g，麦冬 12g，紫菀 12g，香附 12g。

8. 消滞化湿法

适用于胸痹脾湿失健运，食滞不化者。

《证因脉治》云："胸痹之因，饮食不节，饥饿损伤，痰凝血滞，中焦混浊，则闭食闷痛之症作矣。"症见胸脘痞闷，闷塞作痛，形体肥胖，并伴血脂升高，舌淡红，舌体胖大，苔白腻，脉濡滑。

治则：消滞化湿。

方药：麦曲枳术丸加减。

组成：枳实 10g，麦芽 30g，神曲 10g，白术 10g，山楂 20g，鸡内金 20g，薏苡仁 30g，泽泻 20g，石菖蒲 10g。

临床此法较少单独使用，常与豁痰泻浊法合用。形体肥胖，血脂较高，嗜食肥甘者，可单独应用此法，配合生活方式的干预，可取得较好的疗效。

总之，胸痹病属本虚标实之证，临床表现常复杂多变，多型并见，故上述治疗方法不能机械套用，而应紧抓病机，分析其"本"与"标"的状况，选择适宜的"补"与"通"治法，根据病情之不同，或先通后补，或先补后通，或通补兼施。可以一法为主，兼以他法，临床只有准确辨证，方可选择适宜的治法，所谓"运用之妙，存乎一心"。

高血压病

一、概述

高血压是一种以动脉血压持续升高为主要表现的慢性疾病，常引起心、脑、肾等重要器官的病变并出现相应的后果。按照世界卫生组织（WHO）建议使用的血压标准是：凡正常成人收缩压应 ≤140mmHg（18.6kPa），舒张压≤90mmHg（12kPa），亦即收缩压在 141～159mmHg（18.9～21.2kPa）之间，舒张压在 91～94mmHg（12.1～12.5kPa）之间，为临界高血压。诊断高血压，必须多次测量血压，至少有连续两次舒张压的平均值在 90mmHg（12.0kPa）或以上才能确诊为高血压。仅 1 次血压升高者尚不能确诊，但需随访观察。高血压是最常见的慢性病，也是心脑血管病最主要的危险因素，脑卒中、心肌梗死、心力衰竭及慢性肾脏病等主要并发症，不仅致残、致死率高，而且严重耗费医疗和社会资源，给家庭和国家造成沉重负担。国内外的实践证明，高血压是可以预防和控制的疾病，降低高血压患者的血压水平，可明显减少脑卒中及心脏病事件，明显改善患者的生存质量，有效降低疾病负担。

目前，我国高血压的患病率呈增长态势。2002年全国调查结果显示，我国成人高血压患病率为18.8%。与1991年比较，高血压知晓率、治疗率和控制率均有所改善，但与发达国家比较仍然处于较低水平。有些社区高血压管理后的控制率超过60%。农村脑卒中死亡率呈增长态势；城市中老年人群高血压主要并发症——脑卒中死亡率呈逐渐下降趋势，但在年轻人群中却是增加的。

二、理论探讨

高血压病是指动脉收缩压或舒张压增高，常伴心、脑、肾和视网膜等器官功能减退或器质性改变为特征的全身性疾病。高血压常见症状为眩晕、头痛、心悸、后颈部疼痛、后枕部或颞部搏动感，还有表现为神经官能症等。其中眩晕和头痛为主要见症。据此，对高血压的辅助治疗可参照中医的"眩晕""头痛"。《丹溪心法·头眩》云："头眩，痰夹气虚并火，无痰则不作眩，痰因火动，又有湿痰者，有火痰者。"《金匮要略》云："经为血，血不利则为水。"《诸病源候论》云："诸痰者，此为血脉窒塞，饮水结聚而不消散，故能痰也。"《丹溪心法》云："痰夹瘀血，遂成窠囊。"《明医杂著》云："若血浊气滞，则凝聚为痰，气虚化血痰饮为言。"明确提出了痰瘀相关。《素问·至真要大论》云："诸风掉眩，皆属于肝。"古代医家曾言：无风不作眩。《血证论》云："治风先治血，血行风自灭。"刘完素于六气中提出"风火皆属阳，多为兼化"的理论，强调风、火眩晕的相关性，认为眩晕多由风火相煽、上扰清窍所致。风火生眩论强调内风引动外风，风火相兼为病，指出眩晕与相火关系密切，并强调清内以疏外，在内平息肝风，在外疏泄风邪，清热泻火，内火灭、外风息则眩晕自除。

张永杰教授认为，眩晕的病位在脑，与肝、脾、肾三脏有关。眩晕的发生与体质、环境、饮食、劳倦等因素有关，以气虚、血虚、阴虚、阳虚为本，以风、火、痰、瘀为标，发作期以实证表现为主，缓解期以虚证表现居多。其病因病机主要为风、火、痰、虚、瘀引起脏腑功能失调所致。治疗上以急则治其标、缓则治其本为原则，发作时以化痰、祛瘀、息风、泻火为主，缓解后当以健脾胃、补肝肾、益气血为主。在临床上，治疗眩晕当在辨病与辨证的基础上，针对某一时期主要的致病因素进行施治，或化其痰，或活其血，或息其风，或泻其火，或补其虚，灵活应用。

三、辨证论治

1. 补肾填精法

中医学认为，高血压病起病在肝，根源在肾。本证常见于老年人。年老体质虚弱、久病精血亏虚，受各种因素影响，肾脏虚弱，阴阳失去平衡，或肾阴虚，水不涵木，肝阳上亢；或肾阳虚，虚火上扰，阳虚水泛；或阴阳俱损而致本病。方选六味地黄丸、肾气丸等。

2. 补益气血法

脾为后天之本，气血生化之源。肾为先天之本，元阴元阳之脏。如饮食劳倦、忧伤思虑损伤气血，耗伤脾胃；或先天禀赋不足，或年老脾气亏虚，运化乏源，不能化生气血，气虚则清阳不振，清气不升则发为眩晕；血虚则清窍失养，眩晕亦可发作。《景岳全书》云："原病之由有气虚者，乃清气不能上升，或汗多亡阳而致，当升阳补气。"方选补中益气汤或升阳益胃汤。

3. 平肝息风法

《素问·至真要大论》云："诸风掉眩，皆属于肝。"《证治汇补》云："以肝上连目系而因于风，故眩为肝风。"《圣济总录》云："五脏六腑之精华皆见于目，上注于头。风邪鼓于上，脑转而目系急，使真气不能上达，故虚则眩而心闷，甚则眩而倒仆也。"肝阳上亢、肝风上扰，临床可用平肝降火、息风潜阳之药。如《临证指南》提到："至于天麻、钩藤、菊花之属，皆系息风之品，可随证加入。"方选镇肝熄风汤、天麻钩藤饮、建瓴汤等。

4. 燥湿化痰法

元代朱震亨提出"无痰不作眩，多以二陈汤"。明代医家虞抟在《医学正传》中指出："其气虚肥白之人，湿痰滞于上，阴火起于下，足以虚痰夹火，上冲头目……治以清痰降火为先。"方选半夏白术天麻汤、温胆汤类。

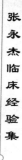
5. 活血化瘀法

高血压病病程长，反复发作，久病多瘀。如叶桂所说："久病频发之恙，必伤及络，络乃聚血之所，久病必瘀闭。"清代王清任《医林改错》云："查患头痛者无表证、无里证、无气虚、痰饮等症，忽犯忽好，百方不效，用此方，一剂而愈。"《黄帝内经》云："疏其血气，令其条达，而致和平。"方选血府逐瘀汤。

四、临证应注意的问题

1. 苦寒药物的应用

高血压病的初期多见"肝热上扰"，不用苦寒药不能清其热降其火，不易收到降压效果。但久用重用苦寒药物，苦燥易伤阴败胃，故不宜久用。若必须用，应与养阴健脾药同用，如生地黄、陈皮等。常用的苦寒药物如龙胆草、黄芩、栀子、菊花、白薇、黄连、钩藤、草决明、夏枯草、青木香、大黄等。

2. 活血化瘀药物的应用

活血化瘀药物有协助降血压的作用，在用活血化瘀药物的同时，加行气药，更能协助活血化瘀的作用。常用的活血化瘀药物如川芎、葛根、赤芍、茺蔚子、红花、桃仁、丹参、三棱、莪术、牛膝、鸡血藤等，常用的行气药物如郁金、香附、木香、陈皮、川楝子等。

3. 虫类药物的应用

高血压病多为肝郁化火，肝阳上亢，燥热生风，常见头昏、头晕、头痛、肢体麻木等症状，加用虫类药可以息风降压，通经活络，对防治中风有重要作用。常用虫类药物如蝉蜕、地龙、全蝎、蜈蚣、僵蚕等。

4. 老年高血压患者

久病体衰，肝肾阴亏，虚阳上越，血压升高，此时不宜用太多苦寒药，而应以扶正为主，合用平肝降逆、活血通络、清虚热的药物，如地骨皮、知母、白薇、菊花等。

5. 冲任失调

女性患者在中年以后，肾气渐衰，冲任失调，阴阳失衡，月经将绝或已绝，表现出肝肾阴虚、虚阳上冲的症状，如烘热出汗、烦躁易怒、手足心热、头晕耳鸣、失眠多梦、心慌气短、血压升高而不稳定。治疗多用补肾养阴、平肝降逆、镇静安神之剂。常用的补肾养阴药物如牛膝、杜仲、枸杞子、女贞子、黄精、生地黄、沙参、玉竹、麦冬等；平肝降逆药如代赭石、旋覆花、生石决明等；镇静安神药如浮小麦、大枣、炙甘草、珍珠母、炒枣仁、首乌藤等。

6. 兼症用药

通大便以瓜蒌、薤白、蚕沙、皂角子、桃仁、杏仁；利小便用竹叶、灯心草、通草、车前子；和胃疏解用旋覆花、玫瑰花、厚朴花、佛手花；息风用白蒺藜、沙苑子、钩藤、天麻、僵蚕、地龙。较特殊的用药有白果治头晕；豨莶草治手麻、手颤；蝉衣治耳鸣；龟板、鹿角入任脉督脉，贯通奇经而缓解头脑症状。

总之，高血压病只有根据不同阶段，不同兼症，准确辨证，随证施治，精心选药，方可达到满意疗效。一旦确诊为高血压，应不断监测血压变化，重视西药降压药物的选择，系统正规的治疗，不应随意停药。

无症状性高血压

一、概述

高血压病是以体循环动脉血压增高为主要特点，由多基因遗传、环境及多种危险因素相互作用所致的全身性疾病。高血压病除了本身血压增高等相关症状外，长期高血压还可以影响心、脑、肾的功能，最终导致相关器官功能衰竭，是心血管疾病死亡的主要原因之一。尽管中医古籍没有关于高血压病的记载，但根据其临床表现，相当于中医的"眩晕""头痛"病范畴。据最新的流行病学调查，目前我国高血压患者已达 2 亿，且发病年龄趋年轻化。根据中医学理论，高血压病的病机要点可概括为虚（肝肾阴虚）、火（肝火、肝阳）、风（肝风）、痰（痰湿）、气（气逆、气滞）、瘀（血瘀）六个方面。

情志失节，心情失畅都足以伤肝，从而出现肝阳偏亢之高血压。先天不足或生活失节而致肾阴虚，肾阴不足，水不涵木引致肝阳偏亢，从而出现阴虚阳亢之高血压。忧思劳倦伤脾或劳心过度者，多心脾受损，一方面可因痰浊上扰，土壅木郁，肝失条达而成高血压；另一方面，脾阴不足，血失濡养，肺失肃降，肝气横逆而发高血压。多数高血压病的病理过程是本虚标实的演变过程，本虚在先，标实在后，病位在肝、肾，严重者可损及心、脑，即西医学心、脑、肾等靶器官损害。故对原发性高血压病的病因，不但应分清病邪性质、脏腑虚实，还应注意证候之间的兼夹转化，这样才能更好地指导临床辨证用药。

二、病因病机

高血压为西医病名，是在排除外界干扰的情况下，连续 3 天同一时间收缩压≥140mmHg 和（或）舒张压≥90mmHg。它是一个监测数据的诊断，而不是以患者的临床表现为依据。随着人们健康意识的增强，此类患者逐渐增加，既患者无明显症状或完全为一"健康人"，但血压监测达到高血压的诊断标准，对此类患者，如不早期给予生活方式和（或）药物干预，长期的高血压状态同样可导致心、脑、肾、眼底等靶器官的损害。高血压的病因至今尚未明了，需终身治疗。一部分年轻患者，自认为身体健康，担心长期口服西药的副作用而不愿服西药，故而寻求中医治疗。张永杰教授认为，此类患者常有如下特点：发病年龄较轻，食欲较好且喜食膏粱厚味，体重超标或肥胖，平素无锻炼意识或不愿活动，或工作压力大，人际关系紧张，检查常提示血脂高伴脂肪肝，血压舒张压≥90mmHg，收缩压常正常，患者常无明显不适或稍感精神差或情绪易激动，无头晕、头痛。对此张永杰教授提出，应辨证与辨病、辨体质、辨相关生化检查相结合，同时结合舌苔、脉象。舌体胖大，苔厚腻，以舌中、舌根部明显，脉弦滑或濡缓，多病位在脾胃、肝脏，乃脾虚痰湿内阻或脾虚土壅木郁或情志失调，肝气郁结，肝病传脾导致脾失运化，木郁克土。

1. 饮食不节

金元时期"补土派"代表李东垣认为，脾胃气虚，运化失司，痰湿内生，浊痰上犯清阳之位，而见眩晕。其在《兰室秘藏·头痛》中所论的"恶心呕吐，不食，痰唾稠黏，眼黑头眩，目不能开，如在风云中"，即为脾胃气虚、浊痰上逆之眩晕，治疗选用半夏白术天麻汤。饮食不节，进食肥甘厚味，或过度饮酒，损伤脾胃，则引起脾胃气机升降失常。脾不运化，则聚湿生痰，蕴久化热，痰热上扰，痰浊犯于头则眩晕、昏冒；或嗜食咸味，使血脉凝滞，耗伤肾阴，致肾阴亏虚。肝失所养，肝阳上亢，亦可导致眩晕。或饮食过饱，超过脾胃消化、吸收和运化能力，久之则损伤脾胃。脾失健运，湿浊内蕴，导致血压升高，表现为头痛、眩晕等症。

西医学认为，高脂饮食可导致血脂升高，临床检查血中可见甘油三酯（TG）、总胆固醇（TC）升高，高密度脂蛋白胆固醇（HDL－C）降低，久之可导致血管硬化，形成高血压病。另外《内经》中有"久卧伤气，久坐伤肉"之说。形体肥胖之人，常不愿活动或因活动不便，稍动气短，活动量减少。过度安逸缺乏运动和锻炼可使人体气血运行不畅，脾胃功能减弱，痰瘀湿浊内生，郁久化火，痰火上扰，导致血压升高；或劳动过度损伤脾气，聚湿生痰，上扰清窍，导致血压升高。有研究表明，缺乏运动和锻炼，或过食肥甘厚味可使人体重超重，基线体重指数 BMI 每增加 1，高血压发生的危险 5年增加 9%，肥胖已成为高血压重要的危险因素之一。而肥胖者通过生活方式调整，适当运动，减轻体重，则可提高治疗效果。

2. 情志失调

中医学将情志归纳为七情，即喜、怒、忧、思、悲、恐、惊七种情志变化。《重订严氏济生方·眩晕》曰："六淫外感，七情内伤，皆能致眩。"七情所感，脏气内伤，生涎结饮，随气上逆，可令人眩晕。如宋代陈言在《三因极一病证方论·眩晕证治》中曰："喜怒忧思，致脏气不行，郁而生涎，涎结为饮，随气上厥，伏留阳经，亦令人眩晕呕吐，眉目疼痛，眼不得开。"长期而持久的情志刺激，可使人体代谢功能紊乱，脏腑阴阳平衡失调，从而导致高血压。情志失调还可直接伤及内脏。《黄帝内经》认为，"怒伤肝""喜伤心""思伤脾""忧伤肺""恐伤肾"。情志刺激对脏腑功能的影响很大，从高血压的发病来说，以肝、心、脾功能失调最多见。如思虑劳神过度，导致心脾两虚，出现神志异常和脾失健运的症状；恼怒伤肝，肝失疏泄，血随气逆而引起头痛、眩晕，甚则中风；肝郁日久化火，肝火可夹痰夹风上扰清窍，从而导致高血压。

张永杰教授认为，现代社会，竞争激烈，工作压力大，人际关系复杂，人口流动性增加，部分人员来到新的环境，缺少朋友，遇到不顺心的事情缺少倾诉对象，加之自身不能很好地进行心理调适，导致长期处于肝气郁结、所愿不遂状态，久则肝气不疏，郁久化火，上扰清窍或扰乱心神，而失眠多梦。心烦不安，更加重肝气郁结，形成恶性循环。研究表明，交感神经活性亢进在高血压发病过程中具有重要作用。长期的精神紧张、焦虑、烦躁等可导致反复出现应激状态以及对应激状态反应增强，使大脑皮质下神经中枢功能紊乱，交感神经和副交感神经之间平衡失调，交感神经兴奋增加，末梢释放儿茶酚胺增多，引起小动脉和静脉收缩，心输出量增多，从而引起血压升高。

总之，对无症状性高血压，临床应结合体质辨证，参考相关的实验室检查，尤其要重视舌苔、脉象，并详细询问患者的职业性质和生活经历。病变部位以脾、胃、肝为主，病变机理为脾虚痰湿中阻，肝气郁结。临床应结合具体人群，有时以脾虚痰湿中阻为主，肝气郁结为辅；有时则肝气郁结为主要矛盾，脾虚痰湿中阻为次。

三、辨证论治

针对无症状性高血压病因病机的认识，张永杰教授提出"燥湿化痰、健脾和胃、理气化滞"的治疗大法，方以保和丸和逍遥散加减。

药物组成：陈皮10g，法半夏10g，茯苓20g，泽泻20g，白术10g，莱菔子10g，山楂20g，麦芽30g，当归20g，白芍10g，柴胡10g，薄荷10g，茵陈30g，益母草20g，牛膝20g，甘草5g。

若形体肥胖，舌体胖大，平素运动较少，为痰湿体质者，以燥湿化痰、健脾和胃为主，佐以理气化滞。若形体中等，平素脾气暴躁，睡眠较差，生活、工作压力大，人际关系紧张，当理气化滞，清肝泄热，佐以健脾和胃，加入泽泻、益母草。西医学认为，舒张压升高与血管容量负荷过重有关，加入上两味中药，增强渗湿利尿作用。因本病为慢性病，一般需坚持服药3个月。若血压正常且稳定，可改为 2 日或 3 日 1 剂，不要骤然停药，目的是巩固疗效。告诉患者要监测血压，以血压正常作为疗效评定标准，而不是以自觉症状来评判疗效。

四、生活调理

无症状性高血压患者的生活方式干预包括运动锻炼、饮食调理及心理调适。

1. 运动锻炼

首先选择自己喜欢且能坚持的体育运动，根据年龄、体质、爱好等进行选择，以体力负担不大、动作简单易学、不过分低头弯腰、动作缓慢有节奏、竞争不激烈的项目为首选，如散步、慢跑、体操、门球、乒乓球、羽毛球、爬山、游泳、打猎、太极拳、气功等，同时把握好运动量。运动量大小以患者的自我感觉及活动时的心率为标准。正常人的心率是每分钟 60～90 次。运动时的适宜心率可用 170 减去年龄来计算。每周锻炼 5 次以上，每次时间 45～60 分钟，但要因人而异，以活动后感觉身体轻松、不疲劳为度。同时循序渐进，逐渐增加活动量。高血压病的运动锻炼是一种辅助治疗方法，非一朝一夕所能奏效，只要持之以恒，方能收到应有的效果。

2. 饮食调理

尽管引起高血压的原因欠明确，但该病与环境，尤其是饮食密切相关。高血压患者通过饮食疗法，不但能减少服药剂量，避免药物的副作用，轻度的高血压甚至能通过饮食调理达到完全控制，尤其是超重或肥胖患者。①饮食清淡，低盐，每日食盐应在 6g 以下，适当减少钠盐的摄入有助于降低血压，减少体内的钠水潴留。②控制能量的摄入，提倡吃复合糖类食物，如淀粉、玉米，少吃葡萄糖、果糖及蔗糖，这类糖属于单糖，易引起血脂升高。③限制脂肪的摄入，烹调时，选用植物油，可多吃海鱼。④适量摄入蛋白质。高血压患者每日蛋白质的量以每公斤体重 1g 为宜。每周吃 2～3 次鱼，鱼类蛋白质可改善血管弹性和通透性，增加尿钠排出，从而降低血压。⑤多吃含钾、钙丰富而含钠低的食品，如土豆、茄子、海带、莴笋；含钙高的食品如牛奶、酸牛奶、虾皮。⑥少喝肉汤，因为肉汤中含氮浸出物增加，能够增加体内尿酸，加重心、肝、肾脏的负担。⑦多吃新鲜蔬菜、水果。每天吃新鲜蔬菜不少于 8 两，水果 2~4 两。

3. 心理调适

情绪稳定，避免大喜大悲，有利于血压稳定。患者可进行放松训练，每晚睡觉前或工作间隙，坐在椅子或床上，两手自然放在两膝上，闭目养神，注意力集中在两脚心，均匀而平缓地呼吸，然后缓慢睁开双眼，全身放松，这样可以达到调身、调息、调心、降血压的目的。也可多听喜欢的音乐，以缓解压力，转移注意力，营造新的环境，改善焦虑情绪，达到降压的目的。

急慢性心力衰竭

一、概述

心力衰竭简称"心衰"，是各种心脏疾病导致心功能不全的一种综合征，绝大多数情况下是指心肌收缩力下降，使心排血量不能满足机体代谢的需要，器官、组织血液灌注不足，同时出现肺循环和（或）体循环淤血的表现，所以又称"充血性心力衰竭"。少数情况下心肌收缩力尚可使心排血量维持正常，但由于异常增高的左心室充盈，使静脉回流受阻，导致肺循环淤血。后者常见于冠心病和高血压心脏病心功能不全的早期或原发性肥厚型心肌病，称为舒张性心力衰竭。随着基础和临床研究的深入，心力衰竭已不再被认为是单纯的血流动力学障碍，而是包括由此而激活的一组神经体液因子参与代偿，促使心功能不全持续发展的临床综合征。根据心力衰竭发生的缓急、循环系统代偿程度的不同，临床上有急性心力衰竭、慢性心力衰竭之分；根据发生的症状和体征又可分为左心衰竭、右心衰竭或全心衰竭。随着年龄的增大，老年人的心脏储备功能减退，因而慢性充血性心力衰竭成为老年人的常见病、多发病。

典型的心力衰竭诊断并不困难。左心衰的诊断依据为原有心脏病的体征和体循环瘀血的表现，且患者大多有左心衰的病史。值得注意的是心力衰竭的早期诊断。早期心力衰竭患者症状可不明显，常能自由活动，坚持工作，劳力性气促和阵发性夜间呼吸困难是左侧心力衰竭的早期症状，但常不引起注意，并常因白天就诊缺少阳性体征而被忽视，如不详细询问病史、不仔细检查、未发现舒张期奔马律及 X 线典型表现，易被漏诊。颈静脉充盈和肝大是右侧心力衰竭的早期症状，易被忽视。心力衰竭时常伴心脏扩大，然正常大小的心脏也可发生心力衰竭，如急性心肌梗死。肺气肿时心脏扩大可被掩盖，心脏移位或心包积液又易被误认为心脏扩大。

二、理论探讨

心力衰竭是西医学病名，中医无心力衰竭的病名，相关病证和病名散见于中医古籍。中医与心力衰竭有关的病名有"心痹""心咳""心水""心胀"等。

1. 心痹

中医对心痹的最早描述见于《黄帝内经》，如《素问·痹论》云："脉痹不已，复感于邪，内舍于心……心痹者，脉不通，烦则心下鼓，暴上气而喘，嗌干善噫，厥气上则恐。"《素问·五脏生成》云："心属火，其色赤，赤脉之至也，喘而坚，诊曰有积气在中，时害于食，名曰心痹；得之外疾，思虑而心虚，故邪从之。"（王冰注："喘为心气不足，坚则病气有余"）《素问·痹论》和《素问·五脏生成》指出，由脉痹发展而成的心痹病，常有心烦、心悸、脉涩等症，且可出现"暴上气而喘"。此处的心痹与今天的风湿性心脏病所致心力衰竭的病因及常见症状十分相似。自《内经》以下，历代医家如王冰、张志聪等对心痹病名及病机的探讨没有更大的发展，仅局限于对《内经》原文的阐释（见"历代中医文献中心衰同类病名记载"）。

2. 心咳

心咳之称始见于《黄帝内经》。《素问·咳论》云："心咳之状，咳则心痛，喉中介介如梗状，甚则咽肿喉痹。""久咳不已，则三焦受之，三焦咳状，咳而腹满，不欲食饮，此皆聚于胃，关于肺，使人多涕唾而面浮肿气逆也。"此处"心咳"晚期可见心痛、腹满、不欲食、水肿诸症，近似于现代肺心病心衰。后世《诸病源候论》《备急千金要方》《外台秘要》《普济方》皆有相似论述。《备急千金要方》在咳嗽、心痛的基础上又有咳而唾血，与今左心衰见咯血相似。《备急千金要方·大肠腑方》云："心咳者，其状引心痛，喉中介介如梗，甚者喉痹咽肿。心咳经久不已，传入小肠，其状咳则矢气……问曰：咳病有十，何谓也？师曰：有风咳，有寒咳，有肝咳，有心咳，有脾咳，有肺咳，有肾咳，有胆咳，有厥阴咳。问曰：十咳之证以何为异……咳而唾血引手少阴，谓之心咳。"

3. 心水

东汉医家张仲景进一步提出与心衰有关的"心水"病概念。《金匮要略·水气病脉证并治》云："心水者，其身重而少气，不得卧，烦而躁，其人阴肿。""心水"表现为身重而少气、喘咳不得卧、身重肢肿、水溢肌肤以下身为甚等症状，与心衰的临床特征相符。《金匮要略辑义·水气病脉证并治第十四》对此进行了全面论述。其注曰："身重《千金》云一作'身肿''阴下'。《脉经》有'大'字。《内经》曰：'心主身之血脉。'《上经》曰：'水在心，心下坚筑短气，是以身重少气也。'《内经》曰：'诸水病者，不得卧。'夫心主火，水在心，则蒸郁燔烁，是以不得卧而烦躁也。心水不应阴肿，以肾脉出肾络心，主五液而司闭藏，水之不行，皆本之于肾，是以其阴亦肿也。"

4. 心胀

心胀见于《灵枢·胀论》。云："心胀者，烦心短气，卧不安。"《华佗神方》《备急千金要方》亦有论述。《华佗神方·论心脏虚实寒热生死逆顺脉证之法》云："心胀则短气，夜卧不宁，时有懊恼，肿气来往，腹中热，喜水涎出。凡心病必日中慧，夜半甚，平旦静。"《备急千金要方·心脏论脉》云："心胀者，烦心短气卧不安。"其中包括了心力衰竭的虚喘不得卧、咳吐涎沫、身肿等。《神仙济世良方》《石室秘录》之"心胀"亦近于产后心衰。如《神仙济世良方·治产后诸方》云："产妇感水肿，以致面浮、手足浮、心胀者，然此浮非水气也，乃虚气作浮耳。"

中医命名最接近现代心力衰竭的是张锡纯所说的"心脏麻痹"。张永杰教授结合中西医观点认为，心脏麻痹是伤寒温病延治，或心阳薄弱，寒饮凌心，或传染之毒菌充塞所引起的，脉象细而无力，或迟甚。"心脏衰弱"出现甚晚，是在西医学的影响下出现在中医医籍里的词汇。《本草简要方》言人参"强心脏，补脾胃，安神，此药功力无限，不论何病，凡属心脏衰弱，均可服用，惟实邪宜攻者当忌"。

虽然在字面上与心力衰竭接近的病名出现较早，但与西医学之心力衰竭的因机证候相差甚远。一为心气血不足、气力衰微，如《脉经·脾胃》云："心衰则伏，肝微则沉，故令脉伏而沉。"《圣济总录·心脏统论》云："心气盛则梦喜笑恐畏，厥气客于心，则梦丘山烟火，心衰则健忘，心热则多汗。"《养生导引秘籍·四时调摄》云："冬三月，此谓闭藏。早卧晚起，暖足凉脑。曝背避寒，勿令汗出，目勿近火，足宜常灌。肾旺心衰，减咸增苦。"《医述·脏腑》云："五脏外形……爪甲者，脉之聚也……心主脉，爪甲色不华，则心衰矣。"一为心气衰危，如《形色外诊简摩·闻法》云："面起浮光，久哑，无外邪实证者，心衰肺痿，所谓声嘶血败，久病不治也。"仅《临症验舌法》中的描述接近现代的心力衰竭。《临症验舌法·济生归脾汤去木香加丹皮麦冬方》言济生归脾汤去木香加丹皮麦冬方主治"心衰火盛，不能生土，以致土困金败，外兼咳嗽吐痰，寒热往来，盗汗等症，悉以此方治之。凡见脾胃衰弱，饮食少思，大便泄泻，总属心气不旺所致，此补本法也。"

新中国成立以来，一些中医医家为规范中医心力衰竭病名进行了初步尝试。目前具有代表性的有四种：一是采用《内经》的病名"心痹"，二是采用《金匮要略》的病名"心水"，三是根据心衰的主要症状另立新名悸－喘－水肿联征，四是与西医用同一病名心衰。

"心痹"一病虽接近心衰，但只是风湿性心脏病心衰（且中医辨证分型为风寒湿型），它不能概括心衰的全部内容。"心咳"与西医的肺心病有近似之处，然必"久咳不已，三焦受之"才有心衰之水肿出现。"心水"所描述的身重而少气、喘咳不得卧、身重肢肿、水溢肌肤以下身为甚的临床特征与重度心衰的典型表现相符，但对没有水肿、不得卧的心衰，则不能做出"心水"的诊断。"心胀"的虚喘不得卧、咳吐涎沫、身肿亦为重度心衰的典型表现。至于"心脏衰弱"与"心衰"，前者为西医之名，后者与西医学的心衰内涵完全不一样，如果将中医古籍中的"心衰"等同于西医的心衰，势必造成概念混乱。其实现代中医所提的悸－喘－水肿联征病名是受到中医证候内科学的影响，单个证候病名不能反映心衰，所以把三者结合，构成新的病名。但这种命名方法既不符合中医的传统习惯，也与西医病名相左，因此难为大家所接受。

张永杰教授认为，纵观历代医家对心衰的论述，很难在传统命名中找到与西医学心力衰竭完全吻合的描述，而另立新名又不为大家所接受，且现代中医、西医都已习惯了"心衰"一词，一定要起一个与心力衰竭相对应的中医病名似乎也没有实质性的意义，新病名的出现反使人不知所云，且不利于中医学术的交流与传播。因此，中医与西医可以使用同一病名，中医的特点是辨证论治，临床主要是通过四诊收集相关症状，分析其病理机制，确定其证型，制定治则、治法。只要从中医的角度去认识和治疗该病，则不会丧失中医的特色。临证可采用《中医内科疾病名称规范研究》中的心衰病名。"心衰是指心体受损、脏真受伤、心脉'气力衰竭'所致的危重病证。以心悸、喘促、水肿、肝大为主症，急性期多表现为心悸，喘咳不能平卧，口唇、爪甲青紫，甚则烦躁，咳粉红色泡沫痰，大汗淋漓，四肢厥冷，舌紫，脉细数或促；慢性期多见跗肿，尿少，腹痛痞满，恶心食少，甚则腹部膨胀，肋下痞块，脉虚数或结代。多见于各种原因引起的心功能不全。"

三、病因病机

张永杰教授认为，心衰的基本病机为本虚标实。本虚为气虚、阳虚、阴虚，标实为血瘀、水停、痰饮。标本俱病、虚实夹杂是心衰的病理特点。其基本的病因病机主要包括以下几个方面。

1. 感受外邪

风、寒、湿或风、热、湿三气合而为痹，脉痹不已，内舍于心；或久居潮湿，冒雨涉水或气候寒冷潮湿，水寒内侵，邪害心阳；或疫疠之邪直接侵犯于心。这些因素皆会造成脉道痹阻，瘀水互结，水气凌心射肺，使人烦躁心悸，喘促不宁，腹大胫肿不能平卧。

2. 心病久延，气血阴阳不足

久患心悸怔忡、胸痹、心痹、厥心痛、真心痛或其他先天心脏疾患，日久则心气衰弱，心体损伤，气血不足，阴阳失调，津液输布紊乱。心气虚日久，由气及阳，渐致心阳亦虚。心气心阳俱虚则鼓动血液无力，血流迟缓或瘀滞形成瘀血。或气阳两虚，水液失于温化输布，留聚体内形成水饮。瘀血与水饮形成后，更损心气心阳，使之更虚，病情愈加严重，形成恶性循环，终致本虚而标实的心力衰竭。

3. 脏腑功能失调

心衰病位虽然在心，但与其他四脏关系密切，五脏生理上相互联系，病理上相互影响。《景岳全书·水肿》云："凡水肿等证，乃脾肺肾三脏相干之病。盖水为至阴，故其本在肾；水化于气，故其标在肺；水惟畏土，故其制在脾。今肺虚则气不化精而化水，脾虚则土不制水而反克，肾虚则水无所主而妄行，水不归经则逆而上泛，故传入于脾而肌肉浮肿，传入于肺则气息喘急。虽分而言之，而三脏各有所主，然合而言之，则总由阴胜之害，而病本皆归于肾。"主要表现在：

（1）肺与心　心主血，肺主气。心肺气血之间相辅相成、相互影响。若久咳、久喘、肺痨、痰饮日久则肺气损伤，肺气损则宗气亦伤，宗气贯心脉以行气血，是心脏跳动的原动力。肺的宣发和肃降失司，则水道不通，水津不布则痰水内结，致心阳被遏、心气阻塞。这些皆可致心气不足、血脉不畅，出现心悸、气短、胸闷心痛、唇青舌紫等症状。心气虚衰，血脉瘀阻亦引起肺肃降功能失常，则见呼吸喘促，咳吐泡沫，甚则咯血。肺为水之上源，肺气不宣，水道不通，津液代谢失常则成水饮，外溢肌肤则尿少浮肿。心肺气虚的严重阶段可以出现阴阳离绝，元气虚脱，症见冷汗淋漓、面色苍白、口唇发绀、神昏脉微的危重证候。

（2）肾与心　肾为先天之本，五脏六腑之根。"水火既济"，心肾功能互相影响。心火不足，则肾阳亦微；肾阳不足，则心阳失煦。肾脏虚衰，水饮内停，溢于肌肤，发生肢体浮肿，腹大有水。肾虚失纳则气喘倚息不得卧，动则为甚。甚则水气凌心射肺，心阳更虚，加重咳喘、心悸。严重者阳气虚脱、阴阳离绝而成危证。

（3）脾与心　脾主运化，心之经络与脾胃相连，心之气血来源于脾的运化，故心脾相关。若饮食失调，脾胃虚损，运化力弱，则水谷精微不足，心气亏衰；若升降失常，清阳不升，津液不化，则聚而成痰，湿痰阻络，壅滞心脉；母病及子，心气不足，脾气亦虚，土虚不能制湿，水湿不化，泛滥肌肤。

（4）肝与心　肝藏血，血通于诸脉，心肝关系密切。肝疏泄失常，气血运行受阻，心脉瘀滞，心病及肝，子盗母气，影响肝的疏泄。气滞血瘀则口唇发绀，两颧红黯；血瘀于胁下则癥瘕肿胀。

4. 药物误用、滥用

长期使用利尿药、活血化瘀药而不根据病情变化进行调整，久则耗血伤阴，气阴两虚加重心力衰竭。

5. 其他因素

情志损伤、劳累过度、妊娠分娩、消渴等均可使心气亏损，不能鼓动血脉而发心悸，喘息咳唾，不能平卧。

总之，张永杰教授认为，心、脾、肺、肾功能息息相关，可相互为病。肺、脾、肾三脏阳气不足，水液代谢失常，不仅会出现水液积聚，痰饮水肿，而且气不化津，津液不足可见咽干口渴。血水之间相互影响，"血积既久，其水乃成"。"瘀血化水，亦发水肿，是血病而兼也"。另外，瘀水相结，瘀而化热，而成热瘀水结。正如《景岳全书·喘促》所云："虚喘者无邪，元气虚也。虚喘者，气短而不续。虚喘者，慌张气怯，声低息短，惶惶然若气欲断，提之若不能升，吞之若不相及，劳动则甚而惟急促似喘，但得引长一息为快也。（此）为似喘，似喘者其责在肾。何也？盖肺为气之主，肾为气之根。肺主皮毛而居上焦，故邪气犯之，则上焦气壅而为喘，气之壅滞者，宜清宜破也。肾主精髓而在下焦，若真阴亏损，精不化气，则下不上交而为促，促者断之基也，气既短促而再加消散，如压卵矣。凡虚喘之证，无非由气虚耳。气虚之喘，十居七八，但察其外无风邪、内无实热而喘者，即皆虚喘之证。若脾肺气虚者，不过在中、上二焦，化源未亏，其病犹浅。若肝肾气虚，则病出下焦，而本末俱病，其病则深，此当速救其根以接助真气，庶可回生也。其有病久而加以喘者，或久服消痰散气等剂而反加喘者，或上为喘咳。"

四、辨证论治

目前，中医在心力衰竭的辨证治疗方面取得很大成绩，中医工作者根据自己的临床实践对心力衰竭进行了辨证分型。《实用中医心病学》将心力衰竭分为气阴两虚证、阳虚水泛证、血脉瘀阻证、心阳欲脱证、水饮射肺证五型。《实用中医心血管病学》将心力衰竭分为心肺气虚证、心肾阳虚证、气阴两虚证、气虚血瘀证、痰饮阻肺证、热痰壅肺证和阳气虚脱证七型。《现代心力衰竭诊断治疗学》将心力衰竭分为心肺气虚证、气阴两虚证、血脉瘀阻证、阳虚水泛证、痰饮阻肺证、热痰壅肺证和阳气虚脱证七型。

张永杰教授认为，以上分型代表了心力衰竭的常见证型，但从临床实际看却不够全面。他根据心力衰竭本虚标实、虚实夹杂的病理特点，并从标本轻重缓急治疗上考虑，在吸取各位医家辨证分型经验的基础上，提出分期辨证论治的临床思路，即将本病分为急性发作期和缓解期，提出急性发作期以中西医结合治疗为主，以西药快速缓解症状，抢救患者生命，为中西医结合治疗赢得时间，中医的优势应体现在对本病缓解期的辨证论治，临床他常分为以下几个证型进行论治。

（一）缓解期

1. 气阴两虚

主症：少气乏力，五心烦热，口干，舌红苔少或无苔，脉细数等。

治法：益气养阴。

方药：①炙甘草汤：炙甘草、生姜、人参、生地黄、桂枝、阿胶、麦门冬、麻仁、大枣。②生脉散加龙骨牡蛎汤：人参、五味子、麦冬、生龙骨、生牡蛎。③五味子汤：人参、五味子、甘草、黄芪。

适应证：心力衰竭因于气阴两虚者，或应用西药强心利尿或中药温阳利水、活血化瘀久则气阴两伤者。若气阴两虚兼胸阳痹阻，症见心悸气短，胸闷心烦，疲乏无力，头昏失眠，口干出汗，舌淡红，苔薄白或薄黄，脉细或细数，则用生脉散合瓜蒌薤白桂枝汤以益气养阴，宣痹通阳。心悸不宁，加猪茯苓、炙远志；纳差、便溏，去麻仁，加茯苓、白术等。

2. 阴虚火旺，营阴枯竭

主症：心悸怔忡，失眠，健忘，多梦，盗汗，口咽干燥，大便秘结，五心烦热，舌红少苔，脉细数。

治法：滋阴清火，养心安神。

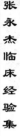

方药：天王补心丹加减。

组成：生地黄、天冬、麦冬、酸枣仁、柏子仁、当归身、龙眼肉、夜交藤、何首乌、玄参、五味子、远志、桔梗。

3. 心肾阳虚

主症：心悸气短，精神不振，恶寒肢冷，尿少浮肿。或夜尿频数，神志恍惚，面色灰暗，舌暗苔白，脉沉细或结代。

治法：温阳利水。

方药：①真武汤：炮附子、干姜、茯苓、赤芍、白术。②济生肾气丸：附子、肉桂、熟地黄、山药、山茱萸、丹皮、茯苓、泽泻、车前子。

阳虚不化水者，用真武汤合五苓散，温肾利水；气虚重，加人参；阴阳两虚、肾虚不能化水，宜济生肾气丸；心肾阳虚兼气滞血瘀，胁下痞块，或胁胀，加丹参、蚤休、醋鳖甲；舌质紫暗，水肿明显当瘀水同治，加丹参、泽兰、当归。

4. 热痰壅肺

主症：发热口渴，咳嗽喘促，不能平卧，痰多黏稠色黄或痰白难咳，心悸，发绀，尿黄少，浮肿，舌红或紫绛，苔黄，脉滑数或结代。痰蒙神窍者见神昏谵语，兼阴虚者，舌红，无苔，脉细数。

治法：清热化痰，肃肺行水。

方药：清金化痰汤加减。

组成：黄芩、栀子、知母、桑白皮、瓜蒌、麦冬、贝母、橘红、茯苓、桔梗、甘草、鱼腥草。

兼阴虚，加花粉、南北沙参；兼便秘溲赤，加大黄通腑泻浊；痰蒙神窍，用安宫牛黄丸。

5. 寒痰阻肺

主症：低热或不发热，痰多色白质稀或泡沫样痰，胸闷短气喘咳，不得平卧，尿少浮肿，心悸，头晕，食少体倦，舌淡暗，苔白腻。

治法：温肺化饮。

方药：①小青龙汤：麻黄、芍药、干姜、桂枝、五味子、细辛、甘草。②葶苈大枣泻肺汤：葶苈子、大枣。

6. 气滞血瘀，肝脾肿大

主症：心悸而烦，咳嗽喘息，夜难平卧。腹胀大，呈暗紫色，脐凸筋露，两胁下痞块硬肿长期不消，大便干燥，小溲短赤，舌紫暗，脉沉涩或结代。

治法：活血化瘀，软坚散结。

方药：丹参、赤芍、川芎、红花、降香、鳖甲、僵蚕、大腹皮、茵陈、二丑。

7. 胸阳不振，心血瘀阻

主症：心悸怔忡，心胸刺痛，倚息不得卧，咳嗽甚至咯血，下肢轻度浮肿，口唇青紫，舌有瘀点，苔白润，脉细涩或结代。

治法：温通心阳，活血化瘀。

方药：苓桂术甘汤合桃红四物汤加减。

组成：茯苓、白术、桂枝、红花、当归、赤芍、生地黄、川芎、炙甘草。

肿甚，加泽泻；咯血，去桂枝、赤芍，加田三七、蒲黄炭；喘促甚，加葶苈子。

8. 肺肾气虚，痰浊壅盛

主症：咳嗽气喘，动则更甚，不能平卧，心悸自汗，畏寒乏力，痰清稀或黄稠量多，不易咳出，腰酸腿软，舌青紫暗，苔白滑或黄腻，脉沉细或弦滑。

治法：补肾纳气，肃肺化痰。

方药：肾气丸合二陈汤加减。

组成：附片、肉桂、淮山药、茯苓、丹皮、泽泻、陈皮、法半夏、五味子、葶苈子、甘草。

痰清稀，加苏子、白芥子；痰黄稠，去肉桂，加贝母、全瓜蒌。

9. 阳气衰微，水湿泛滥

主症：心悸气短，端坐倚息，面色苍白或灰暗，汗出肢冷，全身浮肿，腰以下尤甚，按之凹陷，舌体胖嫩、边有齿印，苔白润，脉微细或结代。

治法：回阳救逆，利水消肿。

方药：参附汤合苓桂术甘汤加减。

组成：红参、附片、干姜、茯苓、桂枝、白术、泽泻、炙甘草。

汗出不止，加龙骨、牡蛎、五味子；面色灰暗，有瘀点，加丹参、红花。

（二）急性发作期

1. 阴竭阳脱

主症：呼吸喘急，呼多吸少，尿少浮肿，烦躁不安，不得平卧，面色苍白或晦暗，张口抬肩，汗出如油，昏迷不醒，四肢厥逆，或昏厥谵妄。舌质紫暗，苔少或无苔，脉微细欲绝或沉迟不续。

治法：回阳救逆。

方药：①参附汤：人参、附子。②参附龙骨牡蛎救逆汤：人参、附子、龙骨、牡蛎。③回阳返本汤：附子、干姜、甘草、人参、麦冬、五味子、腊茶。④六味回阳饮：人参、附子、干姜、当归、熟地黄、甘草。⑤生脉散：人参、五味子、麦冬。⑥参芪龟鹿汤：人参、龟甲胶、鹿角胶、女贞子、牡蛎、黄芪。

阳气虚脱多用参附汤加味：汗出淋漓，三阳不固者加黄芪；四肢厥冷，脉微细欲绝者加干姜，或用参附龙骨牡蛎救逆汤；阳随血脱者，宜用六味回阳饮；阴竭阳脱者，用回阳固本汤、生脉散或参芪龟鹿汤。

2. 热邪内陷心包，痰蒙清窍

主症：神志昏迷，痰声辘辘，面色灰白，口噤项强，两目直视，四肢抽搐，舌质红干，苔黄。

治法：清热豁痰开窍。

方药：麻杏石甘汤加葶苈子、瓜蒌、菖蒲、川贝母、天竺黄、竹沥等。

五、治疗心衰应注意的问题

1. 坚持中西医结合

张永杰教授认为，对急性发作期的心力衰竭，应坚持中西医结合治疗，尤其是急性左心功能不全患者，挽救患者生命、缓解症状、解除痛苦是当务之急，西药具有强心、利尿、扩张血管的作用，在减轻患者症状方面具有立竿见影之效，故现代中医师应熟练掌握西医的急救知识，以解除或缓解患者的痛苦为第一要务。

2. 抓主要病机

尽管中医辨证分型较多，但仍不能包括临床全部所见，尤其是一些高龄病情复杂的患者，常几种证型共存，此时病机复杂，临床医生当谨慎辨证，抓主要病机，解除患者的主要痛苦，不要强求面面俱到。

3. 处理好气、血、水三者的关系

中医学认为，气为血之帅，气行则血行，气滞则血瘀，气虚运血无力，血液运行不畅，可导致血液内阻。同时水液的代谢与肺、脾、肾三脏关系密切，主要表现在三脏气的功能正常与肺气的宣发肃降、脾气的运化水湿和肾气的蒸腾气化关系密切。水液代谢失常，水停于内，形成病理性的痰、湿、饮，亦可影响血液的正常运行，瘀水互阻，总之，气、血、水三者常相互影响，其根本原因是气化功能障碍，气之升降出入失常，故利水不能忘补气、温阳，活血应伍以补气、理气之品，治疗水肿宜配伍养血活血药物。

六、重视单味药的独特应用

张永杰教授临床对单味药治疗急慢性心力衰竭的特殊功效亦有独特体会。

1. 黄芪

黄芪性甘，微温，归肺、脾经。具有补气升阳、益卫固表、利水退肿之功效。用于心力衰竭，取其补气的作用。

黄芪乃补气益阳之要药，温而不燥，补而不腻，有标本同治之妙。仲景将其配伍防己、白术、甘草等治疗气虚失运、水湿停聚引起的肢体面目浮肿、小便不利之症。张锡纯以黄芪为主药治疗"胸中大气下陷证"。现代研究证明，黄芪皂苷可通过钠离子、钾离子、ATP 酶实现强心作用，改善心功能状态；黄芪皂苷能缩小麻醉犬急性心肌梗死面积，减轻心肌损伤；黄芪能部分抑制大鼠常压缺氧性肺动脉高压时肺泡内肺动脉血管壁Ⅲ型胶原纤维的过度沉积和肺动脉平滑肌增生，增强心肌细胞对缺氧的耐受性。人体试验证明，黄芪有中等的利尿作用，可增加尿量和氯化物的排泄。由此可见，黄芪对心、脾、肺、肾功能均有调节作用，其补气之功可使四脏受益，故重用于充血性心力衰竭，可明显提高临床疗效。张永杰教授临床应用黄芪，根据病情需要，体现在用量和煎煮方法上。

（1）重用　用大剂量黄芪 80～200g 单方或配方应用治疗顽固性心力衰竭，可取得满意疗效。个别患者服用后有胸脘胀闷之感，可配 6～10g 莱

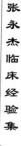

菔子。

顽固性心衰用黄芪，用量可根据病情及个人体质增减，一般在 30～60g，其作用亦随其用量增加。在治肺脾气虚、肾阳不足心力衰竭时，若症见咳嗽，吐痰，气短，全身水肿，四肢不温，心脉沉细缓，舌体胖，边有齿印，舌体紫色，当重用炙黄芪 60g，白芍药 10g，熟附片 6g，椒目 3g，煅牡蛎 10g，橘络 3g，生姜 5 片。黄芪、白术益气健脾、利水渗湿，熟附片温肾助阳、暖脾健中，白芍药和里，与附片同用，交阴和阳。全方有益气利水、强肾健脾之功效。

（2）后下　张永杰教授治疗气虚血瘀型心力衰竭常用生黄芪 30g，丹参 30g，两药同时煎煮。若效果不显，嘱患者取丹参 30g，加水 300mL，沸后 10 分钟左右，汤液逐渐呈深红色，有较难闻气味，液面翻起泡沫，煎至 30 分钟时，再取黄芪 30g 放入，霎时难闻气味消失，泡沫减少，10 分钟后停煎，温服，常取较好疗效。张永杰教授认为，黄芪为气药性散，生黄芪做补气行气之用不宜久煎。

2. 威灵仙

威灵仙属毛茛科，辛、咸，温，归膀胱经。多用于祛风湿、通经络、止痹痛、治骨鲠。《本草纲目》载："威灵仙，气温，味微辛咸。辛泄气，咸泄水，故风湿痰饮之病，气壮者服之有捷效。其性大抵疏利，久服恐伤真气，气弱者亦不可服之。"

临床用治心力衰竭，取其破血利水、通脉止痛、强健心阳、消痰平喘之功，常用量为 20～30g。

应用指征：一是心阳不足，瘀血阻滞的心痛、发绀、肝脾大、水肿、畏寒、脉涩结代、舌质紫暗或瘀斑瘀点；二是痰浊壅肺、咳喘痰多、胸胁闷胀。

心气虚配黄芪、党参；心阳虚配附片、桂枝；腹胀、肝脾大配莪术、三棱、桃仁、红花；肿甚配车前子、椒目；肺水肿咳粉红色泡沫痰，配葶苈子、桑皮；气逆痰多配苏子、半夏；合并冠心病配丹参、田三七；风心病配川芎、生苡仁；心律失常配苦参、甘松；瘀热证配赤芍、丹皮；阴虚配生地黄、玄参。

3. 五味子

五味子酸，温，归肺、肾、心经。具有敛肺滋肾、生津止汗、涩精止泻、宁心安神之功。《神农本草经》曰："主益气，咳逆上气，劳伤羸瘦，补不足，强阴，益男子精。"心力衰竭宗气大泻所致喘证，可重用五味子治之。

4. 茯苓

茯苓甘、淡，平，归心、脾、肾经。具有利水渗湿、健脾安神之功。《本草衍义》云："茯苓、茯神，行水之功多，益心脾不可阙也。"张永杰教授认为，茯苓为医食同用之品，故用药相对安全，其利尿作用常随剂量的增加而增效。茯苓剂量在25g以下，利尿作用不明显，欲达利尿之效须在30g以上。茯苓剂量在100g/d时，利尿作用最强，未见中毒表现。剂量在75g/d以上时，血中氯离子明显下降，宜用氯化钾或氯化钠调节。

5. 熟地黄

熟地黄甘，微温，归肝、肾经。具有养血滋阴、补精益髓之功效。《本草纲目》谓："填骨髓，长肌肉，生精血，补五脏内伤不足，通血脉，利耳目，黑须发。"心力衰竭乃五脏皆虚之病，须重用熟地黄。张永杰教授曾重用熟地黄治疗充血性心力衰竭。熟地黄60～100g，山茱萸10g，云茯苓10g，牡丹皮10g，泽泻10g，淮山药20g，苍术12g，黄芪20g。阳虚明显，加肉桂6g，制附片6g。水煎，每日1剂，分2次服。结果患者水肿、呼吸困难、肺部啰音、颈动脉怒张、心悸、气短等症状消失，安静时心率60～80次/分，肝大等一般状况及心功能恢复至心衰前水平，心衰症状基本消失或明显好转。

心律失常

一、概述

心律失常是由于窦房结激动异常或激动产生于窦房结以外，激动的传导缓慢、阻滞或经异常通道传导导致心脏搏动的频率和（或）节律异常。心律失常是心血管疾病中重要的一组疾病。它可单独发病亦可与心血管病伴发，可突然发作而致猝死，亦可持续累及心脏而衰竭。目前，药物根据不同的电生理作用可以分为4类：①Ⅰ类药物：主要有膜稳定作用，能阻滞钠通道，如奎尼丁、普鲁卡因胺、利多卡因、普罗帕酮等。②Ⅱ类药物：其间接作用为β-受体阻断作用，直接作用系细胞膜效应，如氨酰心安、美多心安。③Ⅲ类药物：具有延长动作电位间期和有效不应期的作用，如胺碘酮、依布替利和多非替利等。④Ⅳ类药物：主要通过阻断钙离子内流而对慢反应心肌电活动超抑制作用，如维拉帕米、心可定等。

心律失常药物的使用关键在于其有效性和安全性。简言之：首先应针对病因和诱因进行治疗；单纯无危害的早搏无须治疗；心脏无结构异常的快速心律可选用Ⅰ类药物；心脏有结构异常，尤其伴心功能不全者宜选胺碘酮。心源性猝死防治上，植入型心律转复除颤器（ICD）优于胺碘酮，胺碘酮优于Ⅰ类药物，Ⅰ类药物不宜选为长期防治用药。阵发性室上速、房扑、特发性室速宜选消融治疗，不宜用药物作远期防治。需要长期AAD治疗的主要有房颤和部分室性心律失常患者。

二、理论探讨

中医学无心律失常病名记载，根据其临床表现可归于中医"心悸"范畴。心悸包括惊悸和怔忡，是指患者自觉心中悸动、惊惕不安，甚则不能自制的一种病证。临床一般多呈阵发性，每因情志波动或劳累过度而发作，且常与失眠、健忘、眩晕、耳鸣等症并见。与心悸病名相关的描述最早见于《黄帝内经》。《素问·至真要大论》作"心中澹澹大动"。《说文解字》："澹，水摇也。""悸，心动也。"东汉末年出现"惊悸"病名。《医学正传》云："惊悸者，蓦然而跳跃惊动而有欲厥之状。"宋代出现"怔忡"病名，其较重于心悸。宋陈言《三因极一病证方论·惊悸证治》在论治惊悸时首次提出"惊悸与松悸，二证不同"。《济生方》作者将"松悸"改为"怔忡"，专立"惊悸怔忡健忘门"，对惊悸、怔忡两证作了精详的鉴别。云："夫惊悸者，心虚胆怯之所致也。""夫怔忡者，此心血不足也。"元朱丹溪论治心悸病证，也分为惊悸、怔忡两种。明代汪机在《医读·惊悸怔忡健忘》中云："惊者，心卒动而不安也。悸者，心跳而怕惊也。怔忡亦心动不安也。"

心悸可分为惊悸和怔忡。大凡惊悸发病，多与情志有关，多为阵发，病虽迅速，病情较轻，实证居多，可自行缓解，不发时如常人。怔忡多由久病体虚，心脏受损所致，常持续心悸，心中惕惕，不能自控，活动后加重，多属虚证。病来虽渐，病情较重，不发时亦可兼有脏腑虚损症状。惊悸日久不愈，亦可形成怔忡。汉代张仲景在《金匮要略》和《伤寒论》中认为病因主要为惊扰、水饮、虚劳及汗后受邪。成无己的《伤寒明理论·悸》提出心悸病不外气虚、痰饮两端。《丹溪心法》责之为虚与痰。清代王清任的《医林改错》重视瘀血导致心悸、怔忡。朱丹溪则从"虚"与"痰"出发论述心悸的发生。"虚"分气虚和血虚，"痰"分停饮与痰火。元代滑寿的《诊家枢要·诸脉条辨》云："促脉之故，得于藏气乖违者，十之六七，得于真元衰惫者，十之二三，或因气滞，或因血凝……"从脉象方面提出了血瘀致悸的病因病机理论。明清医家李用粹的《证治汇补·胸膈门》将心悸的病因病机分为肝胆心虚、郁痰、停饮、气虚、血虚、痰结、气郁、阴火八个方面。

三、病因病机

张永杰教授认为，心律失常是西医学的病名，是多种现代疾病伴发症状，相当于中医的惊悸与怔忡，然惊悸与怔忡不一定都是心律失常，心律失常也不等于就是惊悸与怔忡，部分心律失常的轻症或久病产生耐受性，可无任何不适。同时，不是所有心律失常都需要积极治疗，西医学首先对心律失常进行性质分类，对于功能性的心律失常则不需要过度治疗，但需要心理安慰，消除患者的紧张情绪。

张永杰教授认为，本病的病位在心，但与脾、肾二脏关系密切。病理变化主要有虚实两个方面。虚可因素体不强，久病，劳欲过度，造成气血阴阳亏损；或长期忧思惊恐，心气虚怯，心血暗耗，以致心失所养，发为心悸。正如《济生方·怔忡论治》指出的，怔忡发病的原因在于"真血虚耗，心帝失辅，渐成怔忡"。《杂病源流犀烛·怔忡源流》说："怔忡、心血不足病也……心血消亡，神气失守，则心中空虚，快快动摇不得安宁，无时不作，名曰怔忡；或由阳气内虚，或由阴血内耗，或由水饮停于心下，水气乘

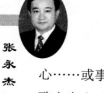
心……或事故烦冗，用心太劳……或由气郁不宣而致心动……以上皆怔忡所致之由也。"实证可因心气郁结，生痰动火；或脾失健运，痰热内生；或肾精不足，虚火灼津成痰，以致痰火扰心，而致心悸。此外，外感热病或痹病，风寒湿热等外邪，内侵于心，耗伤心气或心阴而致心悸。《济生方·怔忡论治》指出"冒风寒暑湿，闭塞诸经"；"五饮停蓄，湮塞中脘"，亦能令人怔忡。邪痹心脉，心血瘀阻，亦可致心悸。

四、辨证论治

1. 心虚胆怯

《济生方·惊悸论治》云："惊悸者，心虚胆怯之所致也，且心者君主之官，神明出焉。胆者中正之官，决断出焉。心气安逸，胆气不怯，决断思虑，得其所矣。或因事有所大惊，或闻巨响，或见异相，登高涉险，惊忤心神，气与涎郁，遂使惊悸。"平素心虚胆怯之人，由于突然惊恐，如耳闻巨响，目睹异物，或遇险临危，使心惊神慌不能自主，渐至稍惊则心悸不已。

症见：心悸，善惊易恐，坐卧不安，舌质淡，苔薄白，脉虚数或结代。

治则：镇惊安神。

方药：朱砂安神丸合养心汤加减。

组成：黄芪、党参、太子参、远志、石菖蒲、茯苓、茯神，龙齿、磁石、麦冬、五味子等。

2. 心血不足

心主血，心血不足，常导致心悸、怔忡。《丹溪心法·惊悸怔忡》篇指出："怔忡者血虚，怔忡无时，血少者多。"阴血亏损，心失所养，不能藏神，故神不安而难宁，发为本证。所以久病体虚，失血过多容易导致心悸。如果思虑过度，劳伤心脾，不但耗伤心血，又能影响脾胃生化之源，渐至气血两亏，不能上奉于心者，亦能发生心悸。

症见：心悸头晕，面色无华，倦怠乏力，舌淡红，苔薄白或薄黄，脉细弱。

治则：益气养血。

方药：归脾汤加减。

组成：黄芪、当归、白芍、白术、茯苓、酸枣仁、龙眼肉、木香、远志、大枣、甘草。

3. 阴虚火旺

久病体虚，或房劳过度，或遗泄频繁，伤及肾阴，或肾水素亏，水不济火，虚火妄动，上扰心神，导致本病。如《素问玄机原病式·火类》云："水衰火旺而扰火之动也，故心胸躁动，谓之怔忡。"

症见：心悸不宁，心烦少寝，头晕目眩，手足心热，耳鸣腰酸，舌质红，脉细数。

治则：滋阴养心。

方药：炙甘草汤、天王补心丹合生脉饮加减。

组成：沙参、玄参、酸枣仁、柏子仁、麦冬、生地黄、当归、白芍、丹参、茯苓、桔梗、五味子、知母、黄柏。

4. 心阳不振

大病久病之后，阳气衰弱，不能温养心脉，故心悸不安。《伤寒明理论·悸》云："其气虚者，由阳气内弱，心下空虚，正气内动而悸也。"

症见：心中空虚，惕惕而动，面色苍白，胸闷气短，形寒肢冷，舌质淡，苔薄白嫩，脉虚弱或沉细而数。

治则：补益心气，温通心阳。

方药：桂枝甘草汤合桂枝甘草龙骨牡蛎汤加减。

组成：黄芪、党参、附子、桂枝、甘草、龙骨、牡蛎、仙灵脾。

5. 饮邪上犯

脾肾阳虚，不能蒸化水液，停聚而为饮。饮邪上犯，心阳被抑，故而心悸。《伤寒明理论·悸》云："其停饮者，由水停心下，心主火而恶水，水既内停，心自不安，则为悸也。"

症见：心悸眩晕，胸脘痞满，形寒肢冷，小便短少，或下肢水肿，渴不欲饮，恶心呕吐，苔白滑，脉滑。

治则：温阳行水。

方药：苓桂术甘汤。

组成：茯苓、桂枝、白术、黄芪、甘草。

6. 瘀血阻络

一是由于心阳不振，血液运行不畅；一是由于痹病发展而来。《素问·痹论》云："脉痹不已，复感于邪，内舍于心。""心痹者，脉不通，烦则心下鼓。"《医宗必读·悸》云："鼓者，跳动如击鼓也。"可见，风寒湿邪搏于血脉，内犯于心，以致心脉痹阻，营血运行不畅，亦能引起心悸、怔忡。

症见：心悸不安，胸闷不舒，心痛时作或唇甲青紫，舌质暗或瘀斑，脉涩或结代。

治则：化瘀通络。

方药：血府逐瘀汤合桃仁红花煎加减。

组成：桃仁、红花、当归、川芎、赤芍、丹参、郁金、枳壳、柴胡。

7. 痰火扰心

痰热内蕴，复如郁怒，胃失和降，痰火互结，上扰心神，亦可导致心悸的发生。此即《丹溪心法·惊悸怔忡》篇所说的"痰因火动"之说。

症见：心悸胸闷，恶心纳呆，口黏痰多，头身困重，苔白腻或滑腻，脉滑。

治则：清热化痰，宁心安神。

方药：黄连温胆汤合栝楼薤白类汤加减。

组成：黄连、陈皮、法半夏、茯苓、枳实、栝蒌、竹茹、远志、胆南星。

五、辨病论治

张永杰教授认为，心律失常为多种疾病伴发，故中医治疗宜在辨证论治的前提下，辨证与辨病相结合，辨病者，辨西医学病名，使治疗更有针对性。张永杰教授指出：不同疾病引起的心律失常、不同类型的心律失常，其预后不同，作为现代中医师，应该掌握现代西药知识，首先确诊何种疾病，其次了解何种心律失常，将中医的辨证与西医辨病相结合，提高中医辨证论治水平。针对不同疾病，首辨心律失常的快慢，再辨病名，选择性加用相对应的药物。

1. 冠心病之心悸

多因七情内伤、肥甘厚腻、体逸恶劳以致痰浊瘀血阻滞心脉。久之心脾两虚，气血不足，肝肾两虚，耗伤心脉，虚实夹杂，伴胸闷、胸痛等症。

治则：胸痹心悸从脾论治。

常用药物：瓜蒌 15g，半夏 10g，黄连 5g，石菖蒲 10g，茯苓 10g，陈皮 10g，黄芪 30g，党参 20g，白术 10g，苦参 30g，炙甘草 10g。

2. 病毒性心肌炎之心悸

该病急性期多由邪毒外侵、内舍于心所致，治疗当清热解毒。方可选用银翘散加减。银翘散出自《温病条辨》，为辛凉平剂。方中金银花、连翘清热解毒，荆芥、薄荷辛散透表，牛蒡子、桔梗宣开肺气，竹叶、芦根、黄芩清热解毒生津；临证可加入生地黄、当归、酸枣仁滋阴活血安神，诸药合用，共奏清热解毒、滋阴活血、宁心安神之效。

3. 肺源性心脏病之心悸

本病常源于慢性咳嗽，多为肺病及心。肺系疾病长期未得到根治，反复发作，导致本病的发生。其基本病理为迁延日久，导致脾肾阳虚，水饮内停，射肺凌心。痰浊、水饮、血瘀为标，心、肺、脾、肾亏虚为本，常伴咳嗽、咳痰、气喘等症，治以葶苈大枣泻肺汤、四君子汤加减。

方药：葶苈子 15～30g，大枣 10g，浙贝母 10g，紫菀 10g，冬虫夏草 5g（研末冲服），蛤蚧 10g，丹参 30g，川芎 10g，赤芍 10g，白术 10g，茯苓 15g，甘松 10g，枳壳 10g，太子参 30g。

4. 甲状腺功能亢进性心脏病之心悸

甲亢心之所致心悸，大多属于快速型心律失常，常因内伤七情，肝气郁结，气滞痰瘀，血脉瘀阻，或郁久化热，燔灼上炎，灼伤心阴所致，伴有急躁易怒、心烦手抖、甲状腺肿大等症。治以疏肝清火，药用丹栀逍遥散加减。

方药：当归 20g，白芍 10g，柴胡 10g，茯苓 20g，薄荷 10g，牡丹皮 20g，栀子 10g，酸枣仁 20g，知母 10g，远志 10g，浙贝母 10g，磁石 10g。

六、辨药论治

张永杰教授临床治疗心律失常，常结合中药药理研究结果而用药。

1. 苦参

苦参的功用为清热燥湿，利尿，祛风，杀虫。一般剂量 6～9g，心律失常用量宜大，可用至 15～30g。有苦参的汤剂，均应饭后半小时服用，空腹服易致呕吐。

2. 黄连

黄连清热燥湿，泻火解毒。有效成分小檗碱有抗心律失常作用。机理：①延长动作电位时程和有效不应期。②抑制钠通道，减慢传导，消除折返。③抑制钙离子内流。④抗自由基损伤，保护细胞膜。适用于各种心脏病所致的室性心律失常、室上性心律失常、期前收缩、心房颤动等。

3. 甘松

甘松气味芬芳，味辛、甘，性温。功用理气止痛，开郁醒脾。现代研究证实，甘松除具有镇静降压、抗溃疡、细胞毒活性及抗疟疾等作用外，还具有抗心律失常功用。

4. 附子

根据加工方法的不同，附子可分为盐附子、黑顺片、白附片和炮附子等。功用回阳救逆，补火助阳，逐风寒湿邪。

《本草汇言》云："附子回阳气，散阴寒……凡属阳虚阴极之候，肺肾之热证者，服之有起死之殊功。"附子能增强心肌收缩力，加快心率，增加心输出量和心肌耗氧量。但过量可引起心律不齐。

5. 人参

人参大补元气，复脉固脱，补脾益肺，生津止渴，安神益智。《神农本草经》认为，人参有"补五脏、安精神、定魂魄、止惊悸、除邪气、明目开心益智"的功效，"久服轻身延年"。李时珍在《本草纲目》中也对人参极为推崇，认为它能"治男妇一切虚症"。人参对心脏功能的作用在于：对多种动物的心脏均有先兴奋后抑制、小量兴奋大量抑制的作用。其对心脏的作用与强心苷相似，能提高心肌收缩力。大剂量则减弱收缩力并减慢心率。

6. 甘草

甘草功用益气补中，缓急止痛，润肺止咳，泻火解毒，调和诸药。《日华子本草》云其"安魂定魄。补五劳七伤，一切虚损、惊悸、烦闷、健忘。通九窍，利百脉，益精养气，壮筋骨，解冷热"。

心肌病

一、概述

原发性心肌病是指原因未明、合并心脏功能障碍的心肌疾病。由于发病率不断增高，现已成为一种常见病。其临床表现主要为心脏增大，可发生心力衰竭、心律失常及栓塞现象。其临床特征取决于心肌病变的部位、范围、性质，以及由此引起的血流动力学障碍。其类型包括扩张型心肌病（DCM）、肥厚型心肌病（HCM）、限制型心肌病（RCM）、致心律失常性右室心肌病（ARVCM）。

扩张型心肌病以左心室或双心室扩张并伴收缩功能受损为特征。肥厚型心肌病以左心室和（或）右心室肥厚为特征，常为不对称肥厚并累及室间隔。限制型心肌病以单侧或双侧心室充盈受限和舒张容量下降为特征，但收缩功能和室壁厚度正常或接近正常。致心律失常性右室心肌病指右心室正常心肌逐渐进行性被纤维脂肪组织所取代。结合临床实际，这里重点介绍扩张型心肌病和肥厚型心肌病。

1. 扩张型心肌病

扩张型心肌病起病多缓慢，以充血性心力衰竭为主，一般先有左心衰竭，以后发展为右心衰竭。最初在劳累后出现心悸、气急、咳嗽、胸闷等症状，以后在轻度劳动或休息时也可出现气急或夜间阵发性呼吸困难，逐渐出现下肢水肿、腹水及胸腔积液等右心衰竭的症状。约10%的患者有典型心绞痛，个别患者可发生脑、肾、肺栓塞或猝死。可见心率加快、心尖冲动向左下移位，可有抬举性搏动。心浊音界向左下扩大，常可闻及第三心音或第四心音。心率快时呈奔马律，可有相对性二尖瓣或三尖瓣关闭不全所致的收缩期吹风样杂音。晚期患者血压低，脉压小及各种心力衰竭体征。

2. 肥厚型心肌病

肥厚型心肌病病变轻者或早期可无任何不适。随着病情发展，约80%的患者劳累后会出现气短、呼吸困难，与左室顺应性差、充盈受阻、舒张末期压力高、肺淤血有关。约2/3的患者出现非典型心绞痛，常因劳累诱发，持续时间长，对硝酸甘油反应不佳，可能与冠状动脉血供相对不足有关。1/3的患者于突然站立和运动后出现晕厥。这主要由于流出道梗阻，心排血量骤降所致，另有猝死的可能。病变晚期可出现心力衰竭的症状，如气喘、不能平卧、肝大、下肢水肿等。心浊音界向左下扩大，心尖冲动向左下移位，有抬举性搏动。胸骨左缘中、下段或心尖内侧可听到收缩中期或晚期喷射性杂音，可伴有收缩期震颤。心尖部可有二尖瓣关闭不全引起的收缩期吹风样杂音，常有第四心音，肺动脉瓣第二心音分裂。

二、古代对本病的认识

心肌病临床表现为心悸、气短、活动后加重、心前区疼痛或憋闷、头晕、甚则呼吸急促、不能平卧、咯血、自汗、尿少、浮肿，与《灵枢·五邪》的"邪在心，则病心痛"；《素问·脏气法时论》的"病者，胸中痛，胁支满，胁下痛，膺背肩胛间痛，两臂内痛"和《素问·痹论》的"心痹者，脉不通，烦则心下鼓，暴上气而喘"等论述相似。根据不同临床表现，本病早期可归属于中医学"心悸""怔忡""胸痹"范畴。晚期以充血性心力衰竭为主要表现时则多属中医"喘证""水肿""痰饮"等。中医学虽无心肌病病名，但其中扩张型心肌病，根据其证候特点，以定名为"心胀"较为合适。《灵枢·胀论》云："夫胀者，烦心短气，卧不安。"

三、病因病机

（一）病因

张永杰教授认为，本病是由于先天不足或后天损伤导致心气虚，营卫阻滞，造成心虚劳损；或心气抑郁，致心血阻滞而成气滞血瘀，病久心失所养，心主不明，而损及他脏。若日久心阳受抑，心气不足，阴血凝结，则肝脏之疏泄无权，脉络阻滞，而致肝大肿胀，甚则心阳虚衰，导致命门火衰，不能温煦中焦，引起三焦气化功能障碍，水湿内停，上凌于心肺，下侵及肢腹，故出现胸闷、心悸、气短、浮肿等症。严重时五脏俱损，心阳暴脱，出现厥脱、抽搐等危候，甚至阴阳离决而死亡。正如《素问·灵兰秘典论》所云："心者，君主之官也……故主明则下安，主不明，则十二官危。"

1. 先天禀赋不足

先天肾之气血阴阳亏虚，五脏相关，则致心之阴阳失衡。若心气不足，帅血无力，气滞血瘀，水道不利，痰湿阻滞，痰瘀互结而致心悸、心痛、唇甲发绀、胁下痞块作痛等；若阴不敛阳，阳气虚脱，则见面色青灰、大汗淋漓、四肢厥冷等。

2. 外感风热毒邪

外感风热毒邪袭肺侵心，由气及血，伤及血脉，日久不去，内舍于心，痹阻脉络，心脉瘀阻而致心悸怔忡、心痛、咳嗽、喘促、肢节疼痛等。

3. 劳倦过度

劳倦过度伤及脾胃，脾失健运，则气血化生乏源，日久必气血亏虚，心失所养，而致胸闷、心痛、心悸、气短、脉结代等。

4. 饮食失调

脾胃运化失司，水湿内停，饮邪上犯，凌心射肺而致心悸怔忡；心病及肺，肺失治节，痰饮阻肺，肺气不降，血随气逆，而致心悸喘憋，不得平卧等。

（二）病证演变

六淫邪毒内蕴于心，导致心脉瘀阻，心失所养，发为心悸、胸痹、脉律不整等。病邪恋心，留而不去，日久伤及气血，损及阴阳。心气不足，心阳虚衰，血脉鼓动乏力，则见气短乏力、心悸脉弱；心阳虚衰，气化失司，水液停聚，外溢肌肤而为肿，上凌心肺而为咳喘心悸；心阴不足，心血虚少，心失所养，血脉不能环周不息，亦可表现为心悸、脉律不整；心气心阳赖心阴心血之供养，心阴不足，心血虚少，必使心之气阳进一步虚弱，甚至猝然出现阴阳离决、暴脱而亡。

总之，张永杰教授认为，本病病位在心，与肺、脾、肾三脏关系密切。以正虚为本，毒邪、痰浊、血瘀为标，属本虚标实、虚实夹杂的病证。病情发展取决于正气盛衰及感邪轻重。本病多为疑难病证，病情严重者可发展为心阳暴脱，甚至阴阳离决而猝死。

（三）辨治思路

由于本病病因未明，目前尚无特殊的治疗方法。张永杰教授根据多年临床经验，认为治疗原则当扶正祛邪。扶正以固心为主，兼补肺、脾、肾等脏，祛邪以活血化瘀、除痰利水为主，兼祛外感之邪。同时，由于本病不能根治，故张永杰教授强调临床当中西医结合治疗。

西医学对于扩张型心肌病的治疗目标是有效控制心衰和心律失常，缓解免疫性心肌损害，提高生活质量。对于肥厚型心肌病的治疗目标是减轻左心室流出道梗阻，缓解症状，尽可能逆转心肌肥厚，改善左心室舒张功能，预防猝死，提高肥厚型心肌病患者的长期生存率。对轻度心衰、轻度心律失常患者可采用中医辨证治疗。严重心力衰竭、心律失常患者应中西医结合抢救治疗。治疗扩张性心肌病以益气、温阳、活血、利水为主。治疗原则为扶正祛邪，重在扶正。扶正以养心益气温阳为主，或补血养阴，或气阴双补；祛邪以化痰泻浊、活血化瘀为主，兼以行气、利水、解毒等法，关键在于准确掌握各个证型的正邪消长及其兼夹、传变等情况，随时调整治则或方药。

四、辨证论治

依据不同的证候特点，可分为6种基本证型进行治疗。这些证型的大体变化规律为：原发性心肌病早期为左心功能不全期，临床可无明显症状，或有轻度心功能不全，劳累后出现心悸、气急、乏力等，通常表现为心气虚弱证。发病早期，易合并外感风热毒邪等标实之证，常有呼吸道及肺部感染，出现发热、咳嗽、心悸等，表现为邪毒侵心证。疾病中期，往往因心功能失代偿，体循环和（或）肺循环淤血，以心悸、咳喘、痰多、唇舌瘀暗为证候特点，往往表现为痰浊痹阻证和心血瘀阻证。疾病晚期，心功能严重受损，从而出现严重的肺循环和体循环淤血及心律失常，或心、脑、肺等重要脏器的栓塞，常常表现为心肾阳虚证或心阳虚脱证，甚至阴阳离绝。晚期右心功能不全期可出现尿少、水肿，属于心肾阳虚证；心源性休克（泵衰竭）可出现四肢厥冷，通常表现为心阳虚脱证。

1. 心气虚弱

主症：心悸气短，动则加甚，乏力自汗，容易感冒，心神不安，舌淡苔白，脉沉弱或虚数。

治法：益气养心。

方药：五味子散加减。

组成：黄芪20g，人参6g（另炖），麦冬15g，炙甘草10g，白术12g，防风6g，炒枣仁15g，五味子10g。

方中黄芪、人参补益心气；生脉散（人参、麦冬、五味子）益气养心；白术、炙甘草健脾益心；黄芪、白术、防风固表御邪；炒酸枣仁安神养心。现代研究证实：生脉散具有增强心肌收缩力、抗心律失常作用；黄芪对免疫功能具有双向调节作用，可保护心血管系统，能诱生干扰素，能抑制柯萨奇病毒，还能调节机体免疫，对因病毒介导的免疫性心肌损害有很好的保护作用。黄芪为本方主药之一，用量可以稍大；人参有诸多品种，通常可用东北红参，如吉林参、新开河参，也可用高丽参。若气虚兼阴虚，可改用西洋参益气生津；人参名贵，为充分利用，最好另炖，如经济困难，可用党参20g代；酸枣仁、五味子同属酸敛安神之品，若有胃病、嗳酸者宜减量使用，或于方中加入海螵蛸10～15g以抑其酸。

2. 心肾阳虚

主症：心悸气喘，动则尤甚，尿少浮肿，畏寒肢冷，腰膝酸软，面色苍白，舌淡胖有齿痕，苔白滑，脉迟缓或数疾无力，或促涩，或结代。

治法：温阳利水。

方药：真武汤加减。

组成：炮附子12g（先煎），白芍15g，茯苓20g，白术15g，桂枝12g，猪苓20g，泽泻20g，甘草6g。

方中炮附子、桂枝温阳；白芍敛阴；茯苓、白术健脾利水；猪苓、泽泻利尿消肿；甘草调和诸药。现代研究证实：附子具有明显的强心作用，能明显提高心肌抗缺血、缺氧的能力，增加心肌营养血流量，提高心肌细胞内环核苷酸的含量，对体液免疫和细胞免疫均有促进作用；茯苓、猪苓、泽泻、桂枝具有利尿作用；真武汤能提高心肌收缩力，改善缺血心肌的血氧供应，具有显著的强心利尿作用，在心力衰竭时，强心作用更为显著。临床运用时要注意中病即止，不能长期运用，以防伤阴。方中附子有毒，须熟制先煎，以减其毒；茯苓、猪苓、泽泻药性较为和缓，水肿时剂量宜大。

3. 阳气虚脱

主症：气促不能平卧，虚烦不安，大汗淋漓，面色苍白，四肢厥冷，尿少浮肿，舌淡苔白，脉微欲绝，或促涩或结代。

治法：回阳固脱。

方药：参附龙牡汤加减。

组成：人参 15g（另炖），炮附子 15g（先煎），煅龙骨 30g（先煎），煅牡蛎 30g（先煎），五味子 10g。

方中人参、炮附子益气回阳；煅龙骨、煅牡蛎、五味子敛汗固脱。现代研究证实：人参、附子具有显著的强心作用，可增强心肌耐缺氧的能力；人参能抑制氧自由基的产生，保护心肌及毛细血管内皮细胞，同时还有减轻线粒体受损伤的作用，促进细胞对葡萄糖的摄取和利用，提高糖酵解和有氧分解的能力，增加能量供应。附子有毒，须熟制先煎以减其毒。

4. 心气阴两虚

主症：心悸心慌，气短乏力或心翳胸闷，心烦失眠，舌红少津，脉促涩或结代。

治法：益气固心，养阴复脉。

方药：炙甘草汤。

组成：炙甘草 12g，麦冬 15g，人参 10g（另炖），生地黄 18g，桂枝 9g，阿胶 12g，火麻仁 10g，大枣 4 枚。

方中炙甘草、人参益气补心；生地黄、麦冬、阿胶、火麻仁、大枣滋阴补血，养心复脉，全方共奏益气滋阴复脉之效。现代研究证实：炙甘草、人参、麦冬能改善心脏功能及心脏血流动力学，具有抗缺氧和保护心肌作用。本方作用在于对心肌缺血再灌注损伤的保护，对心律失常有抑制作用；能改善心肌结构，促进心肌细胞功能的恢复。临床使用时要注意重用生地黄、炙甘草，煎法中应以水酒各半同煎，组方符合原方配伍之意方可保证疗效。

5. 痰浊痹阻

主症：心悸气短，咳嗽喘息，痰多色白，胸闷纳呆，泛恶欲吐，舌淡苔腻，脉滑或弦。

治法：益气健脾，豁痰开胸。

方药：瓜蒌薤白半夏汤加减。

组成：瓜蒌15g，薤白15g，党参20g，白术12g，法半夏10g，茯苓15g，陈皮10g，桂枝10g，枳实12g。

方中党参、茯苓、白术、陈皮健脾益气，化湿除痰；瓜蒌、薤白、法半夏、枳实豁痰开胸，通阳散结。现代研究证实：瓜蒌、薤白、半夏能够明显扩张冠状动脉和外周血管，提高缺氧的耐受力，明显增加心肌 Ca^{2+}、Mg^{2+}、ATP 酶的活力，抑制脂质过氧化形成，达到保护心肌的作用；茯苓、桂枝、白术具有利尿、抗炎、抗变态反应、调节机体免疫能力等作用。瓜蒌皮宽胸之力较强，瓜蒌仁通便作用较好，痰浊痹阻若兼便秘者，可用全瓜蒌，否则用瓜蒌皮。

6. 心血瘀阻

主症：胸闷胸痛，心悸气短，胸胁胀闷不舒，或痛如针刺，疼痛部位固定不移，入夜痛甚，口唇青紫，舌质紫暗或有瘀点、瘀斑，苔薄，脉弦涩或结代。

治法：活血化瘀。

方药：血府逐瘀汤加减。

组成：桃仁12g，红花10g，川芎10g，赤芍12g，当归12g，丹参15g，牛膝10g，桔梗10g，柴胡12g，枳壳10g，延胡索12g，甘草6g。

方中桃仁、红花、川芎、赤芍、当归、丹参、延胡索活血化瘀止痛；柴胡、枳壳、桔梗、牛膝、甘草调理气机。现代研究证实：红花小剂量时对心脏有兴奋作用，能增强心肌收缩力，在较大剂量时，对心脏又可产生抑制；桃仁能改善脏器和组织的血流状态；丹参、川芎、赤芍、当归能改善冠状动脉循环、增加冠状动脉血流量，具有抗凝与纤维蛋白溶解作用，能抑制血小板凝集，有抗缺血缺氧、保护心肌、抗脂质过氧化及清除自由基作用。血府逐瘀汤能明显改善微循环和血液流变性，抑制血小板聚集，增加组织器官灌流量，有抗休克作用。方中活血化瘀药物较多，体质虚弱患者，药物剂量不宜过大，孕妇忌用。

五、对症加减用药

原发性心肌病在不同的时期表现为不同的证候，临床上必须因证而异，辨证论治，随症加减用药。

原发性心肌病早期属左心功能不全期，表现为心气虚弱证，可选加人参、黄芪等。合并外感风热毒邪者，表现为肺有痰热，邪毒侵心证，可选加前胡、桔梗、浙贝母、瓜蒌、黄芩、鱼腥草、射干等除痰清热，合生脉散益气护心。疾病中期，以心悸、咳嗽、喘息、痰多为表现的痰浊痹阻证及以心悸、气促、口唇青紫、舌质紫暗为表现的心血瘀阻证，有痰者选加法半夏、石菖蒲、胆南星、竹茹等豁痰清心；血瘀者选加三七、丹参、蒲黄、赤芍、红花、川芎、桃仁、益母草等活血通心。晚期右心功能不全期出现尿少、水肿，属于心肾阳虚证，可加用茯苓、猪苓、车前子、半边莲利水消肿，以减轻心肾之负担；心源性休克（泵衰竭）出现四肢厥冷，通常表现为心阳虚脱证，可选用独参汤、参附汤或四逆汤等大剂量扶正回阳救逆之品，以挽救患者的生命。

六、辨病治疗

根据临床经验总结，张永杰教授得出辨病治疗用药方法通常有3种。

1. 在辨证用方的基础上选加具有辨病治疗的中药，参照辨证治疗中的加减用药。

2. 选择具有辨病治疗作用的中药，用传统的辨证组方原则或现代的西医用药原则组成新的处方。如将具有益气温阳、活血化瘀的抗心力衰竭的中药附子、黄芪、葶苈子、葛根、丹参、桃仁组成汤方治疗。

3. 辨证论治结合现代中药药理。扩张型心肌病主要表现为心脏增大，易发生心力衰竭、心律失常及栓塞等。根据并发症，张永杰教授结合西医强心、利尿、扩血管及控制诱发因素等治疗方案配合具有类似药理作用的中药治疗。

（1）强心中药的使用　现代研究证实，黄花夹竹桃、万年青、乌头、附子、黄芪、蟾酥、人参、五味子、鹿衔草、北五加皮及其制剂等具有类洋地黄样作用，能增加心肌收缩力，尤其能增加左心室的收缩力。扩张型心肌病出现心衰时，可使用其中药性比较和缓者，如鹿衔草、北五加皮、葶苈子等。

肥厚型心肌病如果左心室扩张，室内无梗阻时仍可使用洋地黄及类洋地黄样作用的中药。如果左心室内出现梗阻，用洋地黄非但无效，反而会加重心脏负担，应慎用。

限制型心肌病合并心衰时，主要为舒张功能障碍，临床以右心衰为主，洋地黄以及类洋地黄样作用的中药，用之有损无益，但可以使用血管扩张剂及利尿剂。活血化瘀中药大多具有改善血液流变与扩张血管作用，其扩张血管作用由强到弱依序为乳香、没药、丹参、蒲黄、三棱、莪术、赤芍、红花、当归、川芎、延胡索、鸡血藤、桃仁、益母草等。

有资料表明，肉桂（水提物及挥发油）、丹参、当归、益气活血方（党参、黄芪、川芎、丹参等）可改善心脏舒张功能，故在辨证用药精神指导下可参照使用。

（2）利尿作用中药的使用　茯苓、猪苓、泽泻、车前草等数十种中药具有利尿作用，除大戟、甘遂、牵牛子、商陆等峻泻利水药之外，其余大多数利尿中药作用比较平缓，对于轻中度心力衰竭者可选择使用。茯苓、猪苓、车前子及草、半边莲、瞿麦等利尿中药，其利尿作用与抑制肾小管对钠离子的重吸收有关，长期使用要注意对钠、氯等离子的影响；泽泻有利水不伤阴的美称，但猪苓、金钱草、茅根、玉米须、商陆、荠菜等中药利尿作用与其含有多量的钾盐有关。因此，伴肾功能不全、高钾血症的心衰者要谨慎使用。

此外，利尿中药的应用还要遵循中医辨证用药精神加以选择。例如，心衰水肿表现为脾肾两虚者，可选择黄芪、白术、肉桂、山茱萸、杜仲、地黄等补肾健脾利尿药；表现为肺有痰热者，可选用黄芩、鱼腥草、半边莲、桑白皮等清肺热利尿药，其有一举两得之效。

（3）保护心肌功能，逆转心肌肥厚　钙拮抗剂、血管紧张素转换酶抑制剂（ACEI）、血管紧张素Ⅱ受体拮抗剂（ATII）、肾上腺素β-受体阻滞剂等具有保护心肌功能、逆转心肌肥厚的作用。现代研究证实：黄精、地龙、白果等具有ACEI样作用；红芪、何首乌、白芍、青风藤、牛膝、胆南星、瓜蒌皮、青木香、降香、木贼、细辛、板蓝根等有血管紧张素Ⅱ受体抑制样作用；

防己、赤芍、川芎、前胡、海金砂具有钙离子拮抗剂样作用，因而这些中药有利于肥厚心肌逆转。葛根、佛手、仙灵脾、灵芝等有肾上腺素β－受体阻滞剂样作用；具有保护心脏作用的中药有川芎、赤芍、丹参、红花、人参等，能增加心脏的耐缺氧能力，可作为临床用药的参考。

肥厚型心肌病，如果心室内出现梗阻，此时宜选用防己、川芎、赤芍、丹参、前胡等具有钙拮抗剂样作用的中药，以减少心肌紧张度，减轻左心室流出道梗阻，改善左室顺应性；具有β－受体阻滞剂样作用的中药，有益于心肌氧耗量的减少，有益于心肌细胞β－受体改善和心功能的恢复。

（4）纠正心律失常　心律失常是扩张型心肌病常见的并发症。现代研究表明：黄芪、人参、甘草、当归、山茱萸、淫羊藿、冬虫夏草、菟丝子、麦冬、茯苓、灵芝、琥珀、石菖蒲、甘松、佛手、常山、葶苈子、鹿衔草、三七、郁金、延胡索、防己、钩藤、牡丹皮、苦参、莲子心、黄连、黄芩、山楂等40余味中药，以及天王补心丹、黄连阿胶汤、酸枣仁汤、生脉散、归脾汤、补中益气汤、苓桂术甘汤、血府逐瘀汤、温胆汤、炙甘草汤、沙参麦冬汤、乌梅丸、真武汤、麻黄附子细辛汤等数十个方剂均具有抗心律失常作用。

在抗心律失常机理方面，目前已证实苦参、莲子心、缬草、当归、石菖蒲、酸枣仁、常山、山豆根、甘松、三七、延胡索、地龙、卫茅等具有阻滞心肌细胞膜钠通道的作用；生脉散、葶苈子、鹿衔草、北五加皮等具有抑制心肌细胞膜 Na^+、K^+、ATP 酶的作用；佛手、淫羊藿、灵芝、葛根等具有β－受体阻滞剂样作用；粉防己、钩藤、川芎、藁本、羌活、独活、红花、赤芍、丹参、绵茵陈、五味子等具有阻滞钙通道作用；麦冬、三七、钩藤等除了对 Ca^{2+} 通道有阻滞作用之外，对 K^+ 通道亦有一定影响；黄杨木、延胡索、黄连、木防己等具有延长动作电位的作用；麻黄、附子、细辛、吴茱萸、蜀椒、丁香等具有β－受体兴奋作用。

七、治疗诱发因素

张永杰教授认为，某些诱发因素是心肌病患者病情加重的原因，有时还是主要矛盾，针对诱发因素进行中医辨证治疗是心肌病治疗的重要环节。如呼吸道感染是诱发心衰的重要原因，呼吸道感染通常由病毒引起，若表现为风寒者可选用荆防败毒散，若表现为风热者可选用银翘散抗病毒。病毒感染若未能及时控制，接踵而来的是细菌感染。细菌感染通常表现为热证，革兰阳性菌感染可选用黄芩、鱼腥草、连翘、金银花、蒲公英、紫花地丁等，革兰阴性菌感染可选秦皮、黄连、黄柏、射干等。在一派苦寒抗菌中药中可选加1~2种芳香健胃抗菌中药，如藿香、川厚朴、木香、丁香之类，一是利用这些药的抗菌作用，二是利用其芳香作用，防止苦寒抗菌中药败胃。

肺源性心脏病

一、概述

肺源性心脏病是指由于各种原因所导致的肺循环阻力增加、肺动脉高压而引起的心脏病。根据疾病的缓急和病程长短，可分为急性和慢性两种。临床上以后者多见，主要是由于慢性胸肺疾患所致肺循环阻力增加，肺动脉高压而引起右心室肥厚、扩大甚至右心室衰竭所致。慢性肺源性心脏病是我国比较常见多发的一种心脏病，主要继发于慢性阻塞性肺疾病（COPD）。

（一）患者群分布

据有关资料统计，我国肺心病的平均患病率达0.4%~0.47%，发病患者群分布有以下特点。

1. 寒冷地区较温暖地区患病率为高；高原地区较平原地区为高；农村较城市为高。

2. 在性别和年龄方面，一般北方地区男性低于女性或相仿，南方地区则男性略高于女性。患病率往往随年龄的增长而增高，40岁以上明显增高。

3. 职业的不同，一般工人高于农民。

4. 吸烟者的患病率明显高于不吸烟者，并与烟龄、日吸烟量密切相关。

5. 发病与天气寒冷关系较大，好发于冬、春季。由于不同气候带的冬季持续时间长短不同，故北方肺心病的发作或加重季节较南方为长。

（二）临床分期

慢性肺源性心脏病多病程发展缓慢。早期呼吸功能和循环功能尚能代偿，至晚期则易出现呼吸衰竭和心力衰竭。临床将慢性肺心病分为功能代偿期和功能失代偿期。

1. 慢性肺心病功能代偿期

在慢性咳嗽、咳痰或喘息反复加重的过程中，逐渐出现乏力、厌食、气急、胸闷、心悸等症状，可有发绀、低热和明显肺气肿体征。心浊音界多正常，或因肺气肿而浊音界缩小。肺动脉第二心音亢进呈分裂，剑突下有明显心脏冲动，三尖瓣区可闻及收缩期杂音。颈静脉可有轻度充盈，但静脉压并不明显增高。

2. 慢性肺心病功能失代偿期

主要表现为呼吸衰竭和右心衰竭，一般先有呼吸衰竭，而后出现右心衰竭。

呼吸衰竭缺氧早期主要表现为发绀、心悸和胸闷等。当病情进一步发展，由于肺、心功能均受影响，气体交换障碍比单一的肺脏或心脏病变更为严重。缺氧和二氧化碳分压突然增高，可引起精神症状。有的呈大脑皮质功能抑制，表情淡漠，神志恍惚，嗜睡，昏迷。有时呈兴奋状，症状以狂躁、精神错乱和抽搐为主。当动脉血氧分压低于 3.33kPa（25mmHg）、动脉二氧化碳分压高于 9.33kPa（70mmHg）时，可出现神志淡漠、嗜睡，进而昏迷甚至死亡，为肺心病患者死亡的主要原因之一。心力衰竭表现为心悸、气急、上腹胀痛、胃纳减退、恶心呕吐等。患者有体循环瘀血表现，发绀明显，颈静脉怒张，心率增快，可有期前收缩等心律失常，剑突下有明显的三尖瓣相对关闭不全的收缩期杂音，心前区可有舒张期奔马律等。病情严重，心输血量不足可出现休克。当左心室也肥大并衰竭时，可有肺水肿的临床表现。

二、理论探讨

慢性肺源性心脏病为西医病名，中医古籍中并无此病名，根据其临床症状，中医学将慢性肺心病归属于"肺胀""喘证""水肿""支饮"等病范畴。

1. 慢性肺心病功能代偿期

此期以咳嗽、咳痰、喘促、心悸、气短、乏力等症状为主，可归于中医学"肺胀""喘证"等病范畴。

"肺胀"一词最早出现在《黄帝内经》。《灵枢·胀论》言："肺胀者，虚满而喘咳。"指明了肺胀的病位在肺，疾病病机为肺虚，也明确了肺胀的症状为肺部胀满、咳嗽、喘。汉代张仲景《金匮要略·肺痿肺痈咳嗽上气病脉证治》云："上气喘而躁者，属肺胀。""咳而上气，此为肺胀，其人喘，目如脱状，脉浮大者，越婢加半夏汤主之。""肺胀，咳而上气，烦躁而喘，脉浮者，心下有水，小青龙加石膏汤主之。"提出肺胀发作时除表现为胸部胀满、咳嗽、喘外，还有烦躁、短气、目如脱状、脉浮等症状。根据症状不同用越婢加半夏汤和小青龙加石膏汤主治。元代朱丹溪《丹溪心法·咳嗽》云："肺胀而嗽，或左或右，不得眠，此痰夹瘀血碍气而病，宜养血以流动乎气，降火疏肝以清痰，四物汤加桃仁、诃子、青皮、竹沥、姜汁之类。"该书首次提出肺胀的病机为痰夹瘀血、阻碍气机而致，并指出，肺胀之治宜养血以流动乎气，降火疏肝以清痰，方药选四物汤加桃仁、诃子、青皮、竹沥、姜汁之类。

清代李用粹《证治汇补》撷采古人论述及经验，对内科各种疾病分门别类，并补入自己的见解，其《证治汇补·肺胀》言："肺胀者，动则喘满，气急息重，或左或右，不得眠者是也。如痰夹瘀血碍气，宜养血以流动乎气，降火以清利其痰，用四物汤，加桃仁、枳壳、陈皮、瓜蒌、竹沥。又风寒郁于肺中，不得发越，喘嗽胀闷者，宜发汗以驱邪，利肺以顺气，用麻黄越婢加半夏汤。有停水不化，肺气不得下降者，其症水入即吐，宜四苓散，加葶苈、桔梗、桑皮、石膏。有肾虚水枯，肺金不得下降而胀者，其症干咳烦冤，宜六味丸，加麦冬、五味子。又有气散而胀者，宜补肺。气逆而胀者，宜降气。当参虚实而施治。若肺胀壅遏，不得眠卧，喘急鼻扇者，难治。"他对肺胀的病因病机进行了较为完全的归纳，提出肺胀病因病机包括"痰夹瘀血碍气""风寒郁于肺中，不得发越""停水不化，肺气不得下降""肾虚水枯，肺金不敢下降而胀""气散而胀""气逆而胀"等。

2. 慢性肺心病功能失代偿期

此期临床症状主要表现为咳嗽、咳痰、喘促等症状明显加重，此外尚可见头胀痛、多汗、心悸、食欲不振、腹胀、恶心、神志淡漠、抽搐、水肿、腹水等，可归属于中医支饮、水肿范畴。汉代张仲景《金匮要略·痰饮咳嗽病脉证并治》云："咳逆倚息，短气不得卧，其形如肿，谓之支饮。""膈间支饮，其人喘满，心下痞坚，面色黧黑，其脉沉紧，得之数十日，亦吐下之，不愈，木防己汤主之。"提出饮停心下的症状有咳嗽、胸部胀满、喘促、气短、肝大、面色黧黑，木防己汤主治。隋代巢元方《诸病源候论·痰饮病诸候》云："支饮，谓饮水过多，停积于胸膈之间，支乘于心，故云支饮。其病，令人咳逆喘息，身体如肿之状，谓之支饮也。"认为支饮的病因病机是饮邪停留于胸膈胃脘之间，上迫于肺，症状为咳嗽、上气、喘促。宋代严用和在《严氏济生方·咳喘痰饮门·痰饮论治》中云："人之气道贵乎顺，顺则津液流通，决无痰饮之患。调摄失宜，气道闭塞，水饮停于胸膈，结而成痰，其为病也。"从气与水的关系来论述支饮的病机，明确阐明了气滞津凝则生痰饮。《素问·水热穴论》云："尻上五行行五者，此肾俞，故水病下为跗肿，大腹，上为喘呼，不得卧者，标本俱病，故肺为喘呼。肾为水肿，肺为逆，不得卧，分为相输，俱受者，水气之所留也。"《素问·至真要大论》云："诸湿肿满，皆属于脾。"指出慢性肺心病水肿的发生与肺、脾、肾三脏有关。汉代张仲景的《金匮要略·水气病脉证并治》提出了治疗水肿的两大原则："诸有水者，腰以下肿，当利小便，腰以上肿，当发汗乃愈。"宋代严用和在《严氏济生方·水肿门》中云："阴水为病，脉来沉迟，色多青白，不烦不渴，小便涩少而清，大腹多泄……阳水为病，脉来沉数，色多黄赤，或烦或渴，小便赤涩，大便多闭。"将水肿分为阴水、阳水两类，区分了虚实两种不同性质的水肿，慢性肺心病所致水肿大多归于阴水。

三、病因病机

张永杰教授认为，本病病位在肺与心，涉及脾、肾，病理产物主要为痰邪水饮与血瘀，证候表现多虚实夹杂，急性期间以邪实为主，缓解期以正虚为主。正虚邪实互为因果，错杂出现，若不及时调治，迁延不愈，则阴损及阳，甚则出现气阴两竭、阳气欲脱证危及生命。

1. 以虚为本

《灵枢·胀论》云："肺胀者，虚满而喘咳。"认为肺虚而致肺胀。隋代巢元方《诸病源候论·咳逆短气候》云："肺虚为微寒所伤，则咳嗽。嗽则气还于肺间，则肺胀。肺胀则气逆，而肺本虚，气为不足，复为邪所乘，壅痞不能宣畅，故咳逆短气也。"明确提出肺虚、肺气不足是肺胀发生的根本条件。宋代严用和在《严氏济生方·痰饮论治》中云："人之气道贵乎顺，顺则津液流通，决无痰饮之患。调摄失宜，气道闭塞，水饮停于胸膈，结而成痰，其为病也。"指出气滞津凝则生痰饮，故气虚为痰饮产生的根本原因。明代张景岳的《景岳全书·肿胀》云："凡水肿等证，乃肺、脾、肾三脏相干之病。盖水为至阴，故其本在肾；水化于气，故其标在肺；水惟畏土，故其制在脾。今肺虚则气不化精而化水，脾虚则土不制水而反克，肾虚则水无主而妄行。"指出水肿的发生是肺、脾、肾三脏俱虚、肺失通调、脾失转输、肾失开阖所致。《素问·五脏生成》曰："诸气者皆属于肺。"《素问·灵兰秘典论》云："肺者，相傅之官，治节出焉。"而肺之治节又主要体现在肺的四个生理功能方面。一是保证人体气道通畅，呼吸调匀；二是调节全身气机，保证脏腑经络之气调畅均匀；三是助心行血，推动和调节血液运行；四是发挥肺的宣肃作用，治理和调节津液的输布、运行和排泄。因此，无论是肺脏受外邪疫病之扰，抑或是内伤因素所困，或是他病及肺所致肺虚，皆可导致机体气机不利、血行异常之症的出现。若日久迁延不愈，则累及脾、肾、心等脏；若气机不利，肺失通调，脾失转输，肾失开阖，则又必有水饮内停，从而产生痰饮水肿；气虚不足，则卫外不固，津液耗伤，输布失常，若再被外感六淫反复侵袭，或被内生五邪所犯，则水饮之伏邪为外邪所动，内外合邪，而发为咳喘、咳痰、水肿等症。因此，脏腑虚弱是慢性肺心病发病的根本，其中又以心、脾、肺气虚为著，复感邪气则又成为其发病的必然。

2. 以外邪、水湿、痰饮为标

古代慢性肺心病的病机除本虚外，寒邪、水湿、痰饮也是主要的病机，涉及肺、脾、肾三脏。因此，遣方用药过程中应根据病邪的性质，或祛邪宣肺，或降气平喘，或温阳利水。兼见外感风热，郁而化火，湿热内盛，水饮停蓄，或久病肺失肃降，肺气不敛等，应将清热祛风、清肺化痰、攻下逐水、收敛肺气、理气等贯穿于慢性肺心病的治疗当中。

3. 痰饮在慢性肺心病中的作用

痰饮是慢性肺心病发生发展过程中起主导作用的病理因素，如《太平圣惠方·治咳嗽不得睡卧诸方》云："夫肺气不足，为风冷所伤，则咳嗽。而气还聚于肺，则肺胀。邪气与正气相搏，不得宣通，胸中痞塞，痰饮留滞，喘息短气，昼夜常嗽，不得睡卧也。"《金匮玉函要略述义·肺痿肺痈咳嗽上气病脉证治》云："今验肺胀证，多是宿饮为时令触动者。"表明痰饮在慢性肺心病的发生发展中有着重要作用，既是病理产物，又是致病因素。痰饮的生成与诸多脏腑有关。

中医学认为，肺主宣发肃降，脾主运化水湿，肾主蒸腾气化，肝主疏泄，调畅气机。若肺气宣发肃降失常，则水液输布失其通畅之路，津液运行受阻，水停气道而发为痰饮，故见肺胀咳嗽、咳痰之症，甚则水泛为肿，见遍身肿满之象。若脾失健运，水液转输异常而停滞于内，则痰饮内聚而成，故痰饮阻滞气道则致咳逆之症，水湿泛滥，上溢肌肤，则见水肿尿少之象，凌心则见心悸气短。若脾虚所致之痰饮，则见肢体倦怠，神疲乏力，腹胀纳少，食后胀甚，少言懒语，形体消瘦之症。若肾气亏虚，推动及调控津液输布力度减弱，津液代谢滞慢甚则停止，则见水饮内聚之症；若为肾阳、肾气虚衰所致，则见夜尿增多、小便不畅、腰膝酸软、四肢畏寒等症；若肝失疏泄，气机郁结，影响津液输布，则可见水液停滞、痰饮内聚之症。由此可见，痰饮的产生既与肺有关，又与脾、肾、肝等密切联系。古代医家在慢性肺心病的病因病机及辨证施治中都充分注意到了这点。

总之，张永杰教授认为，痰、瘀、虚是肺源性心脏病发病的关键因素。心肺同居上焦，肺朝百脉，心主血脉，心肺之脉相通，肺气的功能有赖于心血供养，心血有赖于肺气的治节（辅助、调节）。肺病日久，势必殃及于心，心气受损，心血失运，而发心悸、胸闷、面唇紫暗、爪甲不荣；肺虚子盗母气，而致脾虚，痰湿内生（伏痰）。肺主呼气，肾主纳气，肺虚肺张，呼出失利，肾的摄纳亦遭损害，肺肾俱损，呼吸困难，喘促不利；心血瘀阻，诸脉不通，血不利则为水，水气上泛于肺为喘为咳，水气上凌于心而为心悸，脉律不整，水气泛滥肌肤而为水肿；水气困郁中焦而为腹胀纳呆，大便失调（或为便结，或为便溏）。本病肺虚，卫外不固，易感外邪，肺虚肺胀，久病及脾。脾虚失运，聚湿生痰，上渍于肺。痰邪内伏于肺，复感外邪，痰邪互结，壅塞气道而致本病急性发作。外感寒邪则成痰饮停肺证，外感热邪或外感寒邪，日久不解，郁而化热，而成痰热壅肺证；痰热壅内，引动肝风，而致肉瞤筋惕，震颤抽搐；痰热壅盛，上遏清阳，神机失用而成痰蒙神窍证；痰热壅盛，热灼营阴，阴虚火旺，迫血妄行而成血证，其中尤其容易发生的是肺胃热盛，胃络受损而出现的便血、吐血。

四、辨治思路

慢性肺心病总属本虚标实，根据其临床表现，主要分为痰饮停肺、痰热壅肺、痰瘀阻肺、阳虚水泛、热伤胃络、痰蒙神窍、气阴两竭、阳气欲脱证和肺肾气虚九种证型。肺心病者大多身体虚弱，易感外邪，而诱发或加重本病。外感寒邪，表现为痰饮停肺证者，多见于感染早期；外感风热或外感寒邪，日久不解，郁而化热，每每表现为痰热壅肺证，常见于感染加重期；久病致瘀，痰瘀互结，内阻上焦，则见痰瘀阻肺证，常见于慢性阻塞性肺疾病反复感染、肺淤血、肺高压、心肺功能不全者；久病肾阳亏虚，水液代谢失常，引起咳喘水肿，出现阳虚水泛证，多见于本病右心功能不全者；痰热壅盛，上蒙清窍而出现痰蒙神窍证，常见于本病合并肺性脑病者；痰瘀互结，日久化热，灼伤脉络，多见损伤胃络，则见热伤胃络，多见于本病急性呼衰合并应急性溃疡者；日久伤阴，气阴大亏，出现气阴两竭证，多见于心肺功能低下合并营养不良、水电解质平衡失调者；阴损及阳或痰邪日久，邪盛致虚，可见阳气欲脱证，多见于多器官衰竭休克者；肺虚日久，母病及子，肾不纳气，母子同病，单纯性的肺肾气虚证，多见于本病缓解期心肺功能下降者。

总之，上述基本证型可单一出现，亦可表现为两证或多证同现，临证之时，宜分清主次、缓急，灵活处理。

（一）急性发作期

目前，中医学界对肺心病急性发作期的辨证分型尚无统一标准，常以本虚标实为纲进行论治，但在遣方用药过程中普遍加用大量的活血化瘀类药物。张永杰教授结合临床经验，再以宣肺平喘、化痰、活血化瘀作为治疗原则，将此期分为 8 型。

1. 痰饮停肺证

主症：咳喘气短，遇寒加剧，胸痛憋气，白痰清稀或呈泡沫状，或恶寒发热，无汗或有汗，鼻塞流涕，肢体酸楚，苔薄白，脉浮紧或脉滑。

治法：宣肺化饮，祛痰平喘。

方药：小青龙汤加减。

组成：炙麻黄 9g，桂枝 12g，白芍 12g，北细辛 6g，干姜 9g，法半夏 12g，生甘草 6g，五味子 10g，瓜蒌 15g，杏仁 12g。

方中麻黄、桂枝宣肺散寒平喘，干姜、细辛、半夏温肺降逆蠲饮，五味子敛肺，芍药和阴，甘草调和诸药，全方共奏宣肺化饮、祛痰平喘之效。现代研究证实：方中麻黄、细辛有平喘、抗过敏、松弛支气管平滑肌、改善通气功能的作用，能迅速改善呼吸困难。赤芍活血化瘀，与宣通肺气药物共用，可改善血循环，纠正缺氧及二氧化碳潴留，而消除发绀。但此方性偏温燥，尤其是麻黄、细辛剂量一般不宜过大，不宜久服。若患者有高血压、动脉硬化、心动过速等病，麻黄当慎用，可改用紫苏、胡颓子、白果、椒目等平喘药。

2. 痰热壅肺证

主症：咳喘气短，痰多黄稠，或有血丝，胸憋闷不能平卧，尿少，口唇发绀，舌质紫绛，苔黄，脉滑数或弦滑数。

治法：清热化痰，宣肺平喘。

方药：清金化痰汤加减。

组成：胆南星 12g，瓜蒌仁 15g，枳实 12g，北杏仁 12g，浙贝母 15g，紫苏子 12g，陈皮 6g，桑白皮 15g，山栀子 12g，射干 12g，黄芩 15g，桃仁 12g，赤芍 12g。

方中黄芩、桑白皮、射干、山栀子清热宣肺；胆南星、瓜蒌、贝母、杏仁、苏子除痰定喘；陈皮、枳实理气化痰；桃仁、赤芍活血通络。诸药共奏清热化痰、宣肺平喘之效。现代研究证实：清金化痰汤有抗菌消炎、化痰平喘的作用；桃仁、赤芍有改善血液流变、疏通微循环的作用。方中胆南星、北杏仁、桃仁有毒，因此，胆南星需制，杏仁、桃仁应去皮尖以减其毒，且用量不宜超过15g。

3. 痰瘀阻肺证

主症：咳嗽气喘，不能平卧，胸闷痛，咳痰量多、色白或灰，面色、唇甲紫暗，舌质紫暗，舌下瘀筋增粗，苔腻，脉弦滑或弦涩。

治法：化痰祛瘀，宣肺平喘。

方药：葶苈大枣泻肺汤合桂枝茯苓丸加减。

组成：葶苈子20g，大枣6枚，桂枝10g，茯苓20g，丹皮10g，桃仁10g，赤芍10g，苏子10g，莱菔子10g，白芥子6g。

方中葶苈子苦降辛散，性寒凉，能破滞开结，定逆止喘，利水消肿；桂枝温通经脉，行瘀滞；丹皮、桃仁散血行瘀；芍药养血和血；莱菔子、白芥子祛痰行气。现代研究证实：葶苈子具有强心（增强心肌收缩力，减慢心率）、利尿作用。桂枝茯苓丸对内毒素所致大鼠全身性DIC有显著作用，能改变血液流变血系统，明显降低全血比黏度、全血还原比黏度和血浆比黏度。桂枝茯苓丸用量宜轻，不可用量过大，易伤元气，临证运用，切当注意。

4. 阳虚水泛证

主症：浮肿，下肢尤甚，按之凹陷；心悸心慌，咳而气短，动则喘甚，喘不能卧；尿少肢冷，颜面晦暗，口唇发绀，舌质淡胖或紫黯，苔白或白滑腻，脉沉涩无力。

治法：温阳利水，活血平喘。

方药：真武汤合春泽汤加减。

组成：附片15g（先煎），桂枝15g，白术15g，茯苓皮30g，干姜10g，紫丹参18g，红花12g，益母草15g。

方中附子、干姜、肉桂温补心肾之阳，振奋一身之阳气；茯苓、白术健脾渗湿，以利水邪；丹参、红花、益母草等活血化瘀，利水消肿。此证相当于肺心病的心功能不全期，现代研究证实：真武汤有抗心衰的作用。桃仁、红花、益母草有改善血液循环的作用，对防止心功能不全引起的缺血性心脏病有良好效果。温阳化水是治疗肺心病水肿的一项重要法则。方中附子有毒，

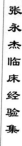
剂量不宜过大，且应先煎，以减其毒。

5. 热伤胃络证

主症：除咳喘外，尚见便血或吐血，脘腹胀闷，嘈杂不适，口臭，唇甲发绀，舌红苔黄腻，脉滑数。

治法：清热泻火止血。

方药：泻心汤加减。

组成：黄芩15g，黄连6g，大黄5g，仙鹤草20g，侧柏炭12g，丹皮12g，栀子12g，海螵蛸15g，甘草6g。

方中黄芩、黄连、大黄苦寒清热泻火；丹皮、栀子清热凉血，活血散瘀；仙鹤草、侧柏叶清热凉血止血；海螵蛸抑酸护胃而止血；甘草和胃，协调诸药。全方共奏清热和胃、凉血止血之效。现代研究证实：泻心汤具有清热消炎功能，提示可能影响体内凝血系统，海螵蛸、甘草有胃黏膜保护作用，临床用于吐血、便血等消化系统出血有一定疗效。

6. 痰蒙神窍证

主症：嗜睡昏迷，或躁动不安、谵语秽语，喉中痰鸣，便秘腹胀，口唇指甲青紫，舌质紫黯，苔腻，脉滑数。

治法：涤痰开窍，醒神通腑。

方药：涤痰汤加减，送服苏合香丸。

组成：法半夏15g，天南星12g，广陈皮10g，枳实12g，川厚朴12g，茯苓15g，生大黄9g，石菖蒲12g，天竺黄12g。每日1剂，水煎，送服苏合香丸1粒。

方中半夏、天南星涤痰，石菖蒲开窍，枳实、厚朴、大黄行气通腑泄便，陈皮行痰化气，茯苓健脾除湿以绝痰源，苏合香丸醒脑苏神。诸药合用，共奏涤痰开窍、醒神通便之功。痰饮是导致肺心病的一个重要因素，故化痰、涤痰为治本病的重要治法，而涤痰汤是治疗痰蒙神窍的代表方。现代研究表明，其对中风、癫痫、眩晕等有一定疗效。

7. 气阴两竭证

主症：气喘咳嗽日久，呼吸微弱、间断难续，痰少而黏，或见心悸神疲，汗出如油，口干颧红，舌瘦光红，无苔或少苔，脉细微而数或散或疾。

治法：益气救阴。

方药：生脉散合补肺汤加减。

组成：人参15g，麦冬15g，五味子10g，山茱萸15g，黄芪30g，桑白皮15g，熟地黄10g。

方中人参大补元气，黄芪补肺益气，麦冬养阴生津，五味子敛汗固脱，山茱萸、熟地黄具补肾纳气作用，桑白皮泻肺平喘。现代研究证实：黄芪、人参能提高机体免疫功能，改善心肺能量代谢；生脉散（人参、麦冬、五味子）具有强心益肺作用。方中人参通常选生晒参或西洋参，补气而不伤阴，如无人参可用党参或太子参30g代替；五味子、山茱萸味酸，有胃病者可海螵蛸15～20g抑酸护胃。

8. 阳气欲脱证

主症：喘促剧甚，张口抬肩，鼻翼翕动，面色晦暗，大汗出，肢冷，舌淡苔薄，脉沉虚数，甚则脉微细欲绝。

治法：益气固脱，回阳救逆。

方药：参附龙牡汤加减。

组成：人参30g，熟附子15g（先煎），煅龙骨30g（先煎），煅牡蛎30g（先煎），炙甘草5g。

方中人参大补元气，熟附子回阳救逆，煅龙骨、煅牡蛎固脱涩汗，炙甘草调和诸药。现代研究证实：人参有抗应激作用，可改善心肺能量代谢，熟附子有改善微循环、抗休克、升压作用，龙骨、牡蛎有改善末梢循环的作用。

本症为重症、大症、急症，人参用量宜大；附子有毒，宜先煎减毒；应急需要时也可以先用人参注射液或参附注射液静脉注射或滴注，而后改用口服汤剂维持药效。

（二）缓解期

慢性肺源性心脏病缓解期以虚证为主，不仅与肺、脾、肾三脏有关，也与血瘀有关，其病位在肺，兼及脾、肾等脏，临床上多见肺肾气虚证。缓解期的治疗目的在于减少急性发作，延缓病情发展。治疗应采用扶正固本法，以增强机体抗病能力和改善心肺功能，从而减轻症状，控制病情的发展。

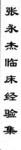
肺肾气虚证

主症：胸闷气短，语气低怯，动则气喘咳嗽，痰白如沫，咳吐不利，或见面色晦暗，心慌，形寒汗出，腰膝酸软，食少乏力，舌淡苔薄，脉沉细无力。

治法：补益肺肾，降气平喘。

方药：平喘固本汤合皱肺丸。

组成：党参15g，五味子6g，冬虫夏草2条，胡桃肉15g，沉香6g，磁石15g（打碎，先煎），苏子10g，款冬花12g，制半夏15g，橘红10g，五灵脂10g，柏子仁12g。

方中党参大补元气；五味子收敛肺气；冬虫夏草扶正益气，补肺平喘；沉香、磁石降逆肺气；苏子、款冬花降气平喘。现代研究证实：冬虫夏草有增强非特异性免疫和调节特异性免疫作用，虫草菌水提液有明显扩张支气管作用，并可明显增强肾上腺素扩张支气管平滑肌的作用。党参可增强免疫系统，具有抗应激作用，其对心血管系统的影响尤为明显，可改善心肌能量代谢。

对症加减用药：在辨证用方的基础上，再根据不同症状，在原方基础上加减治疗。如外感见表寒证，可选加羌活、白芷、防风、荆芥等；见表热证者，加金银花、连翘、薄荷、青蒿等；寒痰者，选加白芥子、苏子、莱菔子等；热痰者，选加浙贝母、瓜蒌、前胡、桔梗等；顽痰难化，选加胆南星、竹沥、天竺黄、天花粉、海蛤粉、人工牛黄等；痰结胸闷者，选加枳壳、瓜蒌、桔梗、半夏、薤白等；热耗津伤者，选加花粉、沙参、石斛、芦根、知母等；尿少肢肿者，选加车前草、猪苓、泽泻、大腹皮等；呕血、便血、色鲜红者，选加白茅根、仙鹤草、侧柏叶、大黄等；喘甚者，选加炙麻黄、白果、葶苈子、紫苏子等。

（三）急性期

肺心病急性期的治疗根据其发病机制主要包括治疗原发病、控制感染、纠正心力衰竭及处理并发症等几个方面。除一般治疗外，尚要注意提高机体免疫力及对症治疗。

1. 治疗原发病

引起肺心病的原发病因各不相同，有支气管疾病、肺部疾病以及胸廓运动障碍性疾病等。其中以慢性支气管炎为最常见，因此，发挥中医特长，做好原发病的治疗，对预防肺心病的发生和发展有着重要意义。

2. 控制呼吸道感染

呼吸道感染是肺心病发作和加重的重要原因，肺心病常由反复的肺部感染而加重，必须积极治疗。呼吸道感染通常由病毒感染引起，病毒感染若表现为风寒者，可选用荆防败毒散、小青龙汤；若表现为外感风热者可选用银翘散、桑菊饮。病毒感染之后接踵而来的是细菌感染，肺部的细菌感染通常表现为肺有痰热，治宜清热化痰，前胡、桔梗、浙贝母、瓜蒌等药有除痰清热抑菌作用；黄芩、鱼腥草、射干等有清肺泄热抑菌的作用；白头翁、秦皮、大黄等有清肠泄热抑菌作用，肺与大肠相表里，清泻大肠热邪，有利于肺热的消除。在一派清热药中，要注意选加少许木香、丁香、厚朴之类。其目的有二：一是利用其抗菌作用；二是利用其芳香健脾，防止病邪伤胃以及苦寒药败胃。对于身体衰弱、气虚不足、慢性感染经久不愈者，最好选用具有补益抗菌的中药，如黄芪、当归、白芍、女贞子、黄精之类；外感控制之后，要加强体质，除适当增加营养之外，可长期服用参蛤散、玉屏风散、金水六君煎、百合固金汤，以增强机体的免疫能力，防止感染的再度出现。

3. 改善呼吸功能，纠正呼衰

除痰解痉，维持呼吸道通畅，适当使用呼吸兴奋药是改善呼吸功能、纠正呼吸衰竭的重要治疗措施之一。

4. 消痰除液

痰液潴留，不仅可造成气道狭窄或阻塞，还可助长细菌繁殖，加重感染。有资料表明，贝母、前胡、桔梗、瓜蒌、枇杷叶、竹茹、竹沥、天竺黄、天冬、沙参、牛黄、人工牛黄、青礞石、海蛤壳、浮海石等数十种中药及涤痰汤、清气化痰丸等众多方剂有消除痰液、改善气道作用，其中桔梗、前胡、瓜蒌、紫菀、款冬花、枇杷叶、皂角刺、茴香、马兜铃、远志、胆星、明矾、紫花杜鹃等能使呼吸道分泌物增加，易于痰液咳出。

5. 解痉止喘

支气管痉挛、气道狭窄可导致气道通气功能障碍，麻黄、细辛、石菖蒲、白果、胡椒、杏仁、紫苏、黄花、艾叶油、紫菀、款冬花、丁香、百部、佛手、淫羊藿、补骨脂、冬虫夏草、胡芦巴、蛇床子、当归、石韦、地龙、紫花杜鹃、紫金牛、洋金花、荜澄茄等数十种中药，以及小青龙汤、苏子降气汤、定喘丸等众多方剂具有解痉定喘作用。其中当归、淫羊藿、石菖蒲、钩藤、苦参、地龙等具有抗过敏介质作用；附子、细辛、高良姜、花椒、丁香、石菖蒲等具有 β - 受体兴奋作用；白芍、丁香、陈皮、淫羊藿、冬虫夏草、地龙、半边莲等有抗 M 胆碱作用；当归、川芎、赤芍、桃仁、前胡等具有钙拮抗作用；连翘、苏木、川芎、夏枯草、知母、决明子等具有磷酸二酯酶抑制作用。解痉定喘中药作用机制各不相同，可根据实际需要，结合辨证用药加以选用。

兴奋呼吸在保持呼吸道通畅的前提下给予适当的呼吸中枢兴奋药，有利于二氧化碳的排出，有利于呼吸衰竭的纠正。研究证实：半边莲、益母草碱、仙鹤草醇提物、麻黄根、细辛、青皮、款冬花醇或醚提物、五味子、白芷、辛夷花、吴茱萸、樟木子、姜黄、独活、牛膝、水蛭、黄芪、枸杞子等对呼吸中枢有一定兴奋作用，在没有合适的中成药之前，可在辨证方中选加上述中药。

6. 纠正心衰

肺心病心衰缺氧是非常突出的问题，故其治疗与其他心源性心衰有所不同，通常在氧疗、积极抗感染、改善呼吸后，心衰亦随之改善，无效者可适当使用利尿、强心、扩血管等治疗。

（1）利尿中药的应用　具有利尿作用的中药有茯苓皮、猪苓、泽泻、车前草等，轻度心衰可用小剂量利尿中药，重度心衰可以短时大剂量使用上述利尿中药，均可用至30g。利尿中药的使用最好根据证型加以选取，如心衰水肿表现为脾肾两虚者，可选黄芪、白术、肉桂、山茱萸、熟附子等；心衰水肿兼肺热咳嗽者，可选黄芩、鱼腥草、半边莲、桑白皮、葶苈子等。

（2）强心中药的应用　肺心病慢性缺氧、感染及低钾等对洋地黄耐受性低、疗效差，因此，只有在上述治疗措施无效的情况下方可考虑采用，但剂量宜小。具有类洋地黄样作用的中药有很多，如黄花、夹竹桃、万年青、羊角拗、杠柳、福寿草、鹿衔草、北五加皮、葶苈子等皆含有强心苷，虽然强心作用很强，但毒副作用也很大，应用时应慎重。其中鹿衔草 10~15g，北五加皮 3~6g，葶苈子 10~15g，药性相对较缓和，在上述常用剂量内也是安全的；白薇、玉竹也含有少量强心苷，可按常规剂量应用。

非洋地黄强心中药例如生脉散、心宝丸、苓桂术甘汤、真武汤等多安全有效，可辨证选用。

（3）血管扩张药的使用　选用血管扩张剂，既可增加心排血量，又能改善瘀血症状。具有扩张血管作用的中药如白术、肉桂、川芎、当归、芍药、丹参、红花、桃仁、银杏叶、石菖蒲、瓜蒌、益母草等可以选用。

（4）转换酶抑制剂的应用　转换酶抑制剂是被证实能改善心衰远期预后的药物，因其有防止心室重构、抑制心血管局部 RAS 系统的作用，而且不伴交感激活，并可改善低钠血症，故备受重视。具有血管紧张素转换酶抑制剂（ACEI）样作用的中药有地龙、白果、黄精、豨莶草等；血管紧张素转换酶受体抑制剂（ARB）样作用的中药有红芪、何首乌、白芍、泽泻、海金沙、青风藤、胆南星、法半夏、板蓝根、海风藤、瓜蒌、青木香、野菊花、细辛等，可辨证选用，在心衰的前期使用可能患者获益更大。

总之，慢性肺心病是常见疾病，虽然很早就为人们所认识，并积累了不少经验，但由于慢性肺心病病程长，迁延难愈，使患者活动能力下降，发作时可出现咳嗽、气促、呼吸困难、水肿等症状，给患者带来极大痛苦，其结局是可以预见的。张永杰教授针对慢性肺心病的预防、控制病情、减少复发及治疗等提出两点注意。

其一，慢性肺心病的中医药预防，除控制感染等采用西医措施外，平时应重视体质调理。多数慢性肺心病患者发病前体质虚弱，或其他疾病缠绵日久，积极采用中医药调理，扶助正气，可达到"正气存内，邪不可干"的目的。由于体质虚弱，患者容易受到体内、体外致病因素的影响而发病，故缓解期患者应以温补肺脾肾、化痰平喘为主。

其二，慢性肺心病的中医药治疗，无论缓解期还是发作期，均属本虚标实之证，只是侧重不同罢了。治疗慢性肺心病应始终注意标本兼顾，以标本

107

兼治为原则，补益肺脾肾、化痰止咳平喘、活血化瘀应贯穿整个慢性肺心病治疗的始终，期间根据兼症的不同进行加减。注意急性期攻邪不忘补虚，缓解期补虚不忘攻邪。

病毒性心肌炎

病毒性心肌炎是一种与病毒感染有关的局限性或弥漫性炎症性心肌疾病，是最常见的感染性心肌炎。近年来，随着检测技术的提高，发现多种病毒可引起心肌炎，其发病率呈逐年上升趋势，是遍及全球的常见病和多发病。其发病机理，病毒感染时，通过血液循环，病毒从血液穿过毛细血管及血管周围间质而进入心肌纤维，在心肌细胞内膜繁殖复制，引起心肌细胞溶解，坏死、水肿及单核细胞浸润等炎症反应。病变后期可能是由于病毒或心肌抗原所诱发的体液及细胞免疫所致。致病因素有：①过度运动：运动可致病毒在心肌内繁殖复制加剧，加重心肌炎症和坏死。②细菌感染：细菌和病毒混合感染时，可能起协同致病作用。③妊娠：妊娠可以增强病毒在心肌内的繁殖，所谓围产期心肌病可能是病毒感染所致。④其他：营养不良、高热寒冷、缺氧、过度饮酒等，均可诱发病毒性心肌炎。

临床诊断的主要指标有：①急慢性心功能不全或心脑综合征。②奔马律或心包摩擦音。③心脏扩大。④心电图有严重心律失常或明显 ST－T 改变，或运动试验阳性。次要指标有：①发病同时或 1~3 周前有上呼吸道感染、腹泻等病毒感染史。②有明显乏力、苍白、气短、多汗、心悸、胸闷、心前区疼、头晕、手足发凉、肌肉酸痛等症状，至少有两项。③心尖部第一心音明显减低，或安静时有心动过速。④心电图有 ST－T 改变。⑤病程早期可有血清肌酸激酶、谷草转氨酶、乳酸脱氢酶增高，病程中抗心肌抗体阳性，可做病毒分离，以利于诊断。治疗以卧床休息为主，以减轻组织损伤，防止病变进展。伴心律失常者，应卧床休息 2~4 周，然后逐渐增加活动量；严重心肌炎伴心脏扩大者，应休息 6 个月至 1 年，直到症状完全消失，心脏大小恢复正常。同时可应用改善心肌营养和代谢的药物，如辅酶 A、三磷酸腺苷、环磷酸腺苷等，但效果尚难肯定。关于免疫抑制剂，如激素的应用尚有争论，但重症心肌炎伴房室传导阻滞、心源性休克、心功能不全者均可应用激素。强的松 40～60mg/d，病情好转后可逐渐减量，6 周 1 个疗程。必要时可用氢化可的松或地塞米松，静脉给药。心力衰竭患者可用强心、利尿、血管扩张剂。心律失常者同一般心律失常的治疗。

一、病因病机

张永杰教授认为，病毒性心肌炎根据其临床表现，当属中医的"心悸""胸痹""不寐"范畴，为临床常见病，部分属危重症者，当中西医结合治疗。究其病因病机，禀赋不足、正气亏虚为该病发病之内因，外感六淫、情志失调、劳累过度为其诱发因素，气阴不足为病理关键，瘀热为其重要的病理环节，病位在心，涉及肺、脾、肾三脏。

1. 禀赋不足，正气亏虚

禀赋不足、正气亏虚为本病发病的内在因素。禀赋不足，先天缺陷，心气虚弱，心脉失养或正气亏虚，无以抵御外邪而发此病。《素问·刺法论》云："正气存内，邪不可干。"《素问·评热病论》云："邪之所凑，其气必虚。"临床所见病毒性心肌炎患者，多禀赋不足，体虚卫外不固；或先天虽强，但不避寒暖，邪毒外袭，侵表袭肺。若失治误治，邪郁不解，着而不去，正气被损或病虽愈，失于巩固，死灰复燃，迁延发作，正气被耗。另外，先天虽旺，饮食不节或不洁，脾胃受损，运化失职，气血生化乏源，脾气不能散精或无源散精亦可导致本病的发生。奚凤霖老中医指出，"脾胃气虚，腹阳衰弱，营卫宗气则生成不足，致使宗气不运，胸阳式微，不能正常灌注心脉，心气不足，心脉失养"。

总之，以上诸因素导致心肺气虚，心血亦亏，血运无力，脉管充盈无源，血运不畅，心神失养而成病。故《治病法规》云："凡病之起，无不由于元气之虚，虽外感由于天时之不正，实则亦由于正气先虚，不能固御外邪，内伤之证更不必论矣。"

2. 外感六淫，情志失调，劳累过度

外感六淫、情志失调、劳累过度是本病的诱发因素。《瘟疫论》云："正气受邪，邪气方张。"邪气方张则"心大易受邪"。中医学认为，本病多由外感六淫，以温热病邪为主，温热邪毒入侵于心所致。临床见不少病毒性心肌炎患者初病或反复发病时常伴外感症状。近年来，"邪毒"的概念逐步确立，其特点为从口鼻而入，传变迅速，多为热证，易伤气阴。加之劳累过度，神劳伤心，心阴被灼，心血被耗，则心神失养。《素问经注节解》云："盖心生血而为一身主宰，善动多虑，其血易亏……"体劳伤脾，脾气升清功能障碍，后天失养。房劳伤肾，纵欲过度，肾阴不足，肾精亏乏。心肾失调，心火旺盛，虚火上炎，灼伤心之阴血。三者单一发病或"三因"夹杂均可致心之气阴不足，心神失养而见心悸、神疲乏力等症。情志失调，喜怒不节，肝气上逆，心神被扰，易见上症。《知医必读·论肝气》云："惟肝一病延及他脏，肝气一动……上而冲心，致心跳不安。"以上诸因素终使肺之卫外障碍，心之气阴不足，心神失养，而诱发本病。

3. 气阴两虚

气阴两虚是病毒性心肌炎的基本病机。张永杰教授认为，机体发病，除外界致病因子的侵入，内部正气亏损是十分重要的因素。病毒性心肌炎急性期虽为邪盛，但正气业已受损伤甚至阴阳虚损相当严重，这是因为生理上，"心主身之血脉""诸血皆属于心""心藏血脉之气"。心脏既要推动血液周流全身，又要接纳血液从全身流回，而血液的正常运行有赖于心气的推动。同时，心主血，肺主气朝百脉，血液的正常运行，除有赖心气的推动，亦需胸中大气斡旋其间，以使朝百脉的功能正常。若先天禀赋不足或后天失调，终致肺气不足，心之气阴亏乏，血运不畅，心神失养，而变生诸症。

4. 瘀和热

瘀和热是病毒性心肌炎发病的病理环节。张永杰教授指出，尽管病毒性心肌炎发病的基本病理为气阴两虚，但常兼瘀和热。

（1）兼瘀者　瘀的特点为因虚致瘀或虚瘀夹杂。其形成的因素有四：①血在脉管正常运行，赖心气推动，故"气为血之帅"，现心气亏虚，动血无力，致血运不畅，血脉瘀阻。②"血为气之母"，血液的正常运行，除赖心气

的推动外，亦靠血液的充盈。阴血虚少，无血充盈血脉，脉管塌陷，亦构成血瘀内阻的病理环节。③心、肺同居上焦，心主血，肺主气。心之阴血不足，久则肺气亦弱。肺气失宣，卫外不固，则"冒风寒暑湿，闭塞诸经"（《济生方》）。或肺气虚弱，肺朝百脉的功能失常，导致脉管闭阻。④此病常反复发作，迁延不愈，久病入络，瘀阻内停。

（2）兼热者 张永杰教授指出，其既包含"邪毒"之实热，亦有邪毒和虚热夹杂之热。其形成机理，属中医"温病"范畴。病变初期或反复发作时，常伴外感症状，故此病常兼外邪侵袭、袭肺侵心之"邪毒"。著名中医专家董建华从"温毒"着眼，认为病毒性心肌炎多因感受温热毒邪所致，温邪由卫入营，热伤心肌。虚实夹杂之"热"是因本病的病理基础为气阴两虚，心之阴血不足，导致虚热内生，此时患者自觉发热而体温正常。若心气不足，卫外不固，生活失于调理，不避寒温，而致"邪毒"外侵，构成虚实夹杂之证。

张永杰教授认为，瘀和热既是心之气阴两虚的病理产物，又是继发性的致病因素。因瘀久耗气伤阴，"壮火食气"复使心之气阴更损，从而形成正虚邪实、虚实夹杂的恶性循环，使病情错综复杂，缠绵难愈。

5. 病位在心，累及肺、脾、肾

心为五脏六腑之大主，心动五脏六腑皆摇。心病可累及其他诸脏，其他各脏有病也可累及于心。病毒性心肌炎的病理关键是气阴两虚，其病位主要在心脏。心气不足，心阴被耗，心神失养而发心悸、气短乏力。但心肺同居上焦，心主血，肺主气，心气不足久则波及于肺，而致肺气亦虚。肺失宣发，卫外不固，腠理疏松，外邪侵袭，故病毒性心肌炎患者因心肺气虚易患感冒。同时，风热之邪侵袭人体，伤及肺卫。因肺朝百脉，与心脉相通。肺脏受邪，损及于心，故出现肺心同病。心属火，脾属土，五行上二者为母子之脏。脾为后天之本，气血生化之源。心主血脉，若病邪困脾，脾失健运，气血不生，心脉失养，则会出现心脾同病的病证。心居上焦，属火；肾居下焦，属水；生理上二者心肾相交，水火相济，且肾为元阴元阳之脏，五脏之阳气非此不能化，五脏之阴气非此不能滋。若心病日久迁延不愈，或病虽暂愈，但反复发作，"久病及肾"，久则累及肾之阴阳，终致肾阴亏虚，积虚成损。总之，病毒性心肌炎病位在心，常波及肺、脾、肾。

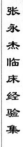
二、辨证、分期论治

张永杰教授认为，本病是在本虚基础上感受寒热之邪或化热之邪，最易耗气伤阴，故基本病理为本虚标实，气阴两虚为本，邪热外袭为标。本病治疗应采用辨证、分期之法。

1. 急性期：解毒勿忘益气养阴

病毒性心肌炎急性期，多为感受外邪、袭肺侵心所致，实为"邪毒"。有感受风温者，有感受风寒化热者。故治疗应以祛邪为原则，以清热解毒为大法。

张永杰教师认为，风热邪气侵表，初似"感冒"，患者多不注意。因失治误治，表邪未解或风寒邪气化热，内舍于心而致心气耗伤，心阴被灼，而成邪盛正虚之证。西医学认为，尽管此期多以 Coxsackie B 病毒直接侵犯心肌细胞等致炎症改变，但此过程较短，此时免疫指标监测示免疫功能低下，病理实质为本虚标实，气阴两虚为本，邪热外袭为标，故治疗时解毒勿忘益气养阴。

处方：金银花 20g，黄芩 10g，连翘 15g，黄芪 30g，麦冬 20g，当归 20g，丹参 20g，升麻 10g，炙甘草 5g。

如咽部充血明显，加蒲公英 10～20g，板蓝根 15g；心阴虚者，加玄参 10g，莲子心 12g，百合 15g；心前区疼痛，加郁金 12g，槐米 12g；失眠多梦，加夜交藤 12g，茯神 15g；早搏，加苦参 20g，甘松 10g。

2. 慢性期和恢复期：益气养阴，补血安神，佐以活血清热

此期邪气已退，正气已伤，故病理基础为心脏气阴两虚，心神失养。临床治疗既要掌握本病的普遍性，又要照顾其特殊性，知常达变。肺主气而朝百脉，与心脉相通，肺气可辅心脏使百脉之血宣畅流行。《素问·经脉别论》云："脉气流经，经气归于肺，肺朝百脉。"风热邪毒侵袭肺卫可致肺气耗伤，朝百脉功能受损，心之气阴耗伤，气虚运血无力则血脉受阻；心阴被耗，心血乏源，一则虚热内生，二则无血充盈，血流缓慢而聚集为瘀，瘀滞日久则化热。故此期治疗，益气养阴为大法，但切不可纯补呆补，而应静中有动，既补气又理气，既养血又活血，兼清内热。

处方：西洋参 10g，黄芪 20g，麦冬 15g，五味子 15g，丹参 20g，当归 15g，炒枣仁 20g，仙灵脾 15g，黄芩 12g，连翘 15g，炙甘草 6g。

邪热未尽，加板蓝根 15g，金银花 20g；阴虚甚者，加地骨皮 10g，龟板 10g；心悸、烦躁、失眠，加柏子仁 20g，紫石英 20g；瘀血阻络，加郁金 15g，延胡索 10g；阳虚，加附子 6g，桂枝 10g。

3. 扶正固卫，以防复发

《素问·阴阳应象大论》云："圣人不治已病治未病，不治已乱治未乱。"病毒性心肌炎患者，发病前曾因禀赋不足，卫气虚弱。卫外不固，易致外邪侵袭。既病之后，耗气伤津，虽经药物调治临床症状可消失，但卫外之功很难在短期内恢复，故每当气候突变、起居不慎或生活失调时易致侵袭症状复发或加重。肺主皮毛，卫行肌表，肾为先天之本，卫气出于下焦，卫气的强弱与肺肾二脏功能密切相关。张永杰教授根据中医理论，并结合临床体悟，处以黄芪、白术、茯苓、五味子、仙灵脾、补骨脂、防风、桂枝、甘草研末，待病毒性心肌炎症状消失后，坚持长期冲服，以达"正气存内，邪不可干"之目的。

心脏神经官能症

一、病因病机

心脏神经官能症是神经官能症的一种特殊类型，以心血管系统功能失常为主要表现，兼有神经官能症的其他表现。其症状多种多样，常见心悸、心前区疼痛、胸闷、气短、呼吸困难、头晕、失眠、多梦等，是由于神经失调引起的心血管功能紊乱综合征，一般无器质性心脏病变。大多发生于中青年，20～50 岁者较多，女性多于男性，尤多见于更年期妇女。中医学无心脏神经官能症之病名，根据其主要症状及特点，本病可参照中医"心悸""胸痹""郁证""失眠"等病证诊治。张永杰教授认为，心脏神经官能症多因各种不良的情绪刺激导致肝气郁结，母病及子而发病。其基本病机为肝气郁滞，心神不宁，提出"肝心同病"思想。

心与肝在生理上关系密切。心主行血而肝主藏血，心藏神而肝主疏泄、调畅情志，因此心与肝在生理上主要表现在行血与藏血以及精神调节两个方面。在行血与藏血上，《素问·五脏生成》说"肝藏血，心行之"，阐明了血液运行中心与肝之间在生理功能上的相辅相成。

在精神调节方面，心藏神，主宰意识、思维、情感等精神活动；肝主疏泄，调畅气机。心血充盈，心神健旺，有助于肝气疏泄，情志调畅；肝气疏泄有度，情志畅快，亦有利于心神内守，心肝共同维护正常的精神活动。病理方面，心血与肝血囊括了全身之血液，而全身血液的亏虚表现为心肝血虚。此外心血瘀阻可累及肝，肝血瘀阻可累及心，最终导致心肝血瘀。心神不安与肝气郁结、心火亢盛与肝火亢逆，两者可并存或心火引动。情志活动是属于心主神明的生理功能，但是与肝主疏泄密切相关。"七情内伤"首先伤肝而后及心者更为常见，因为肝的疏泄功能在七情活动调节中占有非常重要的地位。

西医学认为，心脏神经官能症的病因可能与两方面因素有关：一是患者的神经类型，如抑郁、焦虑或忧愁型；二是环境因素，如受到刺激，学习、工作压力过大，以及人的性格，如内向、不善于沟通等有关。当人体无法适应这些因素时就会发病。

张永杰教授认为，随着社会竞争的日趋激烈和生活节奏的加快，工作、学习、生活压力越来越大，诸多因素导致有些人长期处于高度紧张的状态，且常常得不到及时调节和适当疏解，久而久之，便产生焦虑不安、精神抑郁等症状。郁怒、思虑、悲哀、忧愁等七情所伤，反复持久的情志异常状态，会影响肝的疏泄功能，导致肝气郁结，心神不宁而发为本病。从目前情况看，心脏神经官能症的发病率呈逐年升高趋势。《素问·举痛论》曰"百病生于气"，阐明气机失调是疾病发生的基本机理。肝、心两脏的生理功能与病理特点决定了肝、心两脏在疾病产生时密切相关，互相影响。

二、倡导"肝心同治"

《明医杂著·医论》云:"肝为心之母,肝气通则心气和。"张永杰教授认为,心脏神经官能症的病位在肝、在心;其基本病机为肝气郁滞,心神不宁。基于对心脏神经官能症病因病机的独特认识,并结合多年的临床体悟,张永杰教授倡导"肝心同治",制定了"疏肝解郁,宁心安神"的基本治法,创立了疏肝宁心方。

疏肝宁心方组成:柴胡10g,百合15g,合欢皮15g,珍珠母20g,炒枣仁30g,白蒺藜15g,夜交藤15g,甘草5g。

方中君药柴胡、百合。柴胡味苦、辛,性微寒,入心包、肝、胆、三焦经,有疏肝解郁、宣通气血功效,能解除胸闷胀痛等症状;百合味甘,性微寒,入心、肺经,有宁心安神作用。以此两药为君,是张永杰教授基于中医理论的母子同治,也体现了他"肝心同治"用于心脏神经官能症的学术思想。

臣药合欢皮、珍珠母、炒枣仁。合欢皮性平,味甘,入心、肝经,有安神解郁功效,可用于心神不安、忧郁、不眠等;珍珠母性寒,味咸,入肝、心经,有平肝潜阳、安神定惊作用;炒枣仁味酸,性平,养肝宁心安神,三药合用,解郁疏肝,安神定惊。

佐药白蒺藜、夜交藤。白蒺藜辛、苦,微温,能平肝解郁;夜交藤性甘,味平,归心、肝经,养心安神,用于心神不宁、失眠多梦。

使药甘草,调和诸药。

诸药合用,以达疏肝解郁、宁心安神之效。

加减治疗:张永杰教授认为,心脏神经官能症由于受多种因素如年龄、体质、环境、饮食习惯等的影响,临床常兼见次要病机及兼症,治疗上应针对主要病机和证候制定基本治法和方药,并结合患者的兼症进行辨证治疗。

偏于痰湿者,大多形体肥胖,腹部肥满,兼见口黏苔腻、脉滑等痰湿表现,可合用二陈汤、瓜蒌薤白半夏汤加枳壳、远志、石菖蒲;偏于湿热者,兼有面垢油光、口苦、舌质红、舌苔黄腻等湿热表现,可合用温胆汤加瓜蒌、黄连、远志、石菖蒲;偏于阳虚者,症见手足不温,形寒怕冷,体胖面白,喜热饮,大便易溏,夜尿偏多或见清长,不耐风寒,舌淡胖,苔白,脉偏迟或缓者，可合用桂枝甘草龙骨牡蛎汤；偏于阴虚者，症见体消瘦，常口燥咽干，渴喜凉饮，便结溲黄，舌红少津，脉细数者，可合用天王补心丹汤剂加减、栀子豉汤；偏气虚者，症见形体虚弱，少气懒言，精神疲倦，体倦乏力，或头晕，目眩，自汗，动则诸症加重，脉虚，舌苔淡嫩，苔薄白者，可合用补中益气汤。

三、辅以心理辅导

张永杰教授指出，对心脏神经官能症患者在药物治疗的同时辅以心理辅导可取得良好的效果。心理辅导可分为几个步骤进行。

1. 取得患者信任

取得患者信任很重要。要取得患者信任一定要耐心倾听患者对病史的叙述，并对患者表示同情和理解，让患者解除心理戒备。

2. 建立良好的医患关系

要培养患者良好的依从性，使患者逐渐认识不良情绪对身体造成的危害，帮助其渐渐摆脱不良情绪。如鼓励患者多与他人交往、多外出参加各种活动等。一旦出现不良情绪或发生不适症状时，通过转移注意力加以控制。同时鼓励家人多陪伴和理解，以促进患者早日康复。

甲减性心脏病

一、理论探讨

1. 肾阳亏虚是甲减性心脏病的基本病机

甲减性心脏病是在甲状腺功能减退症（简称甲减）误治、失治的基础上逐渐发展导致的，因此甲减的病机便成了甲减性心脏病的基本病机。据统计，甲减在一般人群中发病率为 2% ~ 3%，好发于中老年人。甲减中医属"虚劳"范畴，主要因禀赋不足或后天失养，体质虚弱或积劳内伤，或病久失治或脏器损伤所致。

张永杰教授认为，甲减的病位在甲状腺，但从中医而论主要涉及肾脏。甲减发生于婴幼儿期称呆小症，主要影响大脑发育、骨骼生长，导致智力障碍和身材矮小等异常。从中医观点分析，肾为先天之本，肾在体为骨、主骨生髓，主要病位在肾。《素问·上古天真论》曰："女子七岁，肾气盛，齿更，发长……三七肾气平均……五七阳明脉衰，面始焦，发始堕……男子八岁，肾气实，发长齿更；二八肾气盛……三八肾气平均……五八肾气衰，发堕齿槁……"提出了人体生、长、壮、老、已的自然规律与肾中精气密切相关。同时提示，正常人年过四旬，肾中的阳气逐渐衰退，脏腑的生理功能减退，机体体能逐步下降，所谓"精气夺则虚"，为甲减好发于中老年人提供了有力依据。加上人老生病，病久失治或脏器损伤，久病及肾，最终导致肾阳亏虚。畏寒、怕冷、毛发脱落、乏力是早期甲减的主要临床表现，符合中医肾阳亏虚之证候。现代研究发现，肾阳亏虚则靶腺（肾上腺皮质、甲状腺、性腺）功能紊乱，肾阳虚的动物模型可检测出血清甲状腺素含量偏低，老年组的甲状腺轴与性腺轴异常表现与肾阳虚证甚为类似。

2. 心脾阳虚是甲减性心脏病的病机演变

肾阳是人体诸阳之本，五脏之阳皆受助于肾阳，如此才能发挥正常的生理功能活动。肾阳虚则全身之阳皆衰，可累及心阳、脾阳皆虚。甲减性心脏病中后期会出现胸闷痛或心律失常。心居胸中，为阳主火；肾位下焦，为阴主水。心火下降而温肾阳，肾水上升而滋心阴。同时肾水之中有真阳，上交于心而益君火；心火之中含真阴，下交于肾而填肾精。肾阳亏虚不能温煦心阳，久则心阳火衰，血脉不得温运，血行不畅，瘀血内阻，不通则痛，故发为胸痹心痛；心阳无力鼓动血脉，故见心律失常，尤以心动过缓、脉来迟缓多见。"脾阳根于肾阳"。肾为先天之本，脾为后天之本，肾与脾在生理上相互资助，相互促进。脾的健运和化生精微，须借助肾阳的温煦。病理上脾与肾亦互为因果，相互影响。肾阳不足，脾阳失于温煦，亦亏虚。加之冰箱、冰柜的普及，人们常食生冷寒凉之物，刺激肠胃，困遏脾阳，导致脾阳更加衰弱。脾阳亏虚，运化水谷精微功能减弱，气血津液生化乏源，筋骨皮毛、四肢百骸、经络等组织得不到充分的营养，故甲减性心脏病患者常伴贫血。

妇女可见月经紊乱、崩漏，皆与脾虚血失统藏有关。另外，脾主肌肉，肌肉失养，甲减性心脏病患者可见肌无力，肌肉疼痛，或手足麻木等。

《灵枢·经脉》云："脾足太阴之脉……其支者，别上膈，注心中。""足阳明之经……属胃，散之脾，上通于心。"可见，心与脾胃在经络上两者相连，脾胃与心气相通。两者在生理上亦密切相关，脾胃属土，心属火，心为脾之母，脾为心之子，无论是子盗母气还是子病及母，最终导致心、脾阳亏虚。

3. 饮瘀互结贯穿于甲减性心脏病始终

人体津液的生成、输布及排泄涉及多个脏腑，其中肾、脾、肺三脏的生理功能起着主要的调节平衡作用。如《素问·经脉别论》云："饮入于胃，游溢精气，上输于脾，脾气散精，上归于肺，通调水道，下输膀胱，五经并行。"因肾阳是生命之源，是气化作用的原动力，故肾对津液代谢起着主宰作用。张永杰教授认为，甲减性心脏病由于肾阳的亏虚导致肾蒸腾气化失常，脾阳亏虚，运化和输布津液的功能障碍，肺失去通调水道的作用，从而引起水液不化，留而成饮。饮在肠间，则腹腔积液，症见腹胀；饮在胸胁，则胸腔积液，症见胸胁胀满；饮在胸膈，则心包积液，症见胸闷、咳喘、不能平卧；饮溢肌肤，则黏液性水肿，症见全身浮肿。另外，心阳亏虚，寒从中生，无以温运血脉，血液运行滞涩不畅致血瘀，甚则凝聚而阻遏心脉，形成瘀血阻络的病证。临床上该病患者的血液流变学多伴全血黏稠度增高和血细胞聚集性增强。因水湿不化，聚湿成痰，痰浊阻于脉道，故患者普遍存在高脂血症。由此可见，水饮与瘀血是甲减性心脏病发病过程中产生的主要病理产物，两者互结贯穿于病程始终，同时亦可作为两个重要的致病因素，影响着肾阳、心阳及脾阳。

二、临床辨治

基于对甲减性心脏病病因病机的认识，张永杰教授确立了甲减性心脏病从阳虚饮瘀论治的辨证思路。

1. 治疗大法

甲减性心脏病的治疗大法为温补肾阳，健脾利水，活血化瘀。

2. 治疗方药

张永杰教授认为，甲减性心脏病的病机基础是肾阳亏虚，涉及心、脾阳亏虚，且饮瘀互结贯穿于发病始终，故治疗应以温肾利水为主，故创立了加味真武汤。

加味真武汤组成：附子、白芍、白术、茯苓、生姜、猪苓、桂枝、防己、泽泻、泽兰、肉苁蓉、葶苈子、仙灵脾各 10g，黄芪、益母草各 20g，甘草 6g。

加味真武汤方由《伤寒论》中的真武汤、防己黄芪汤和苓桂术甘汤三方加减化裁而来。方中以真武汤原方温补肾阳治其本，兼祛寒利水治其标；防己黄芪汤有健脾利气、益气祛风、解表利水之功；苓桂术甘汤既温补脾阳，又利水渗湿，又蕴含桂枝甘草汤温心阳之意。三方选药精当，配伍严谨，共奏温阳利水之功，药专力强，疗效迅速。

该方体现了标本兼治原则，强调辨病与辨证结合。组方选药结合现代药理研究，选择活血兼利水作用的中药，如泽兰、益母草；佐以葶苈子泻胸中水饮。葶苈子含有强心苷，具有强心、增加心肌收缩力作用。选用能改善垂体－甲状腺系统及在调节人体免疫方面有独特优势的附子、黄芪、肉苁蓉、仙灵脾。

3. 治疗结果

加味真武汤配合甲状腺激素用于甲减性心脏病，可充分发挥中西医各自特点与优势。经观察，两者结合，临床症状改善明显，可缩短病程，减少激素的副作用。加味真武汤在改善心脏功能、甲状激素和血脂方面有一定的作用，特别是改善患者心悸、胸闷、气促、浮肿等全身症状方面效果明显，体现了中医整体调节机体的优势。

痛风性关节炎

痛风性关节炎是机体内嘌呤代谢紊乱与尿酸排泄减少，致血尿酸水平升高、尿酸盐结晶沉积于关节所致。其发病诱因为暴饮酗酒，根据西医学对本病的认识，张永杰教授认为，本病为内因发病，浊毒内伏为病理机要，病变脏腑为脾肾两脏。脾肾功能失调，水液代谢紊乱引起水液内逆，因逆致变，由变生毒，侵犯关节而成本病。其相当于中医学"痹病"范畴。究其病因又有自身的发病特点。

一、病因病机

本病责之于脾肾，张永杰教授认为有三方面的原因。

1. 本病常发生于高血压、冠心病、高脂血症、糖尿病、肥胖患者，而上述疾病的共同土壤为代谢综合征，即相当于中医的痰浊内阻，而脾为生痰之源。

2. 本病的诱因常与饮食不节、暴饮酗酒或食用某些特定食物有关。浊毒内伏，与饮食不节之诱因相互作用，引起脾胃运化功能缺陷，肾之分清泌浊功能失调。

3. 西医治疗痛风性关节炎，缓解疼痛的药物为秋水仙碱。秋水仙碱的副作用为腹泻。临床观察，患者出现腹泻症状，则关节疼痛缓解明显。若服药后无腹泻，则疼痛减轻不明显，提示本病与阳明腑实、肠道积热有关，为中医通腑泄热治疗本病提供了依据。

长期过食膏粱厚味，会导致脾肾功能失常。脾失健运，升清降浊无权，则湿浊排泄障碍。痰浊内生，久则致瘀；肾失气化，分清泌浊失司，精郁为毒，水郁必浊，浊毒结聚。湿浊瘀毒等病理产物内壅，日久化热蓄于脏腑而成积热瘀毒体质。若遇诱因引动，则湿浊瘀毒积热流注关节肢体经络，痹阻经络关节，不通则痛，而见关节、肌肉红肿热痛、拒按、屈伸不利等，故湿热瘀阻络为发病的主要机理。《类证治裁·痛风》云："寒湿郁痹阴分，久则化热攻痛。"《证治准绳·痛风》亦云："痛风因风湿客于肾经，血脉瘀滞所致。"

二、辨证分期论治

张永杰教授认为，中医治疗痛风性关节炎，应从发病机理着眼。本病为内因发病，病变脏腑在脾肾两脏。其本为脾肾清浊功能失调，其标为关节局部病变。临证应审清标本轻重缓急，分期进行辨证论治。

（一）急性发作期

痛风性关节炎急性发作期以标急为主，多突然发病，以下肢中小关节红、肿、热、痛为主，部分患者伴发热，心烦口渴，舌红，苔黄。辨病属中医"热痹"或"痛痹"，为痰瘀湿浊热毒下注，痹阻关节经络，导致气血流通不畅，不通则痛。

治则：化瘀泄浊，清热解毒，通络止痛。

方药：土茯苓、威灵仙、萆薢、薏苡仁、黄柏、苍术、牛膝、当归、赤芍、独活、川断、防己、泽泻、秦艽、甘草。其中，土茯苓、威灵仙、萆薢为必用之药，且用量在 30～60g。

加减：热盛，红肿热痛明显，加银花藤、生地黄、两面针、地骨皮；大便秘结，加生大黄、芒硝、桃仁；肿痛较甚，加乳香、青风藤、鸡血藤；关节屈伸不利，加伸筋藤、木瓜。

部分患者经积极治疗后，关节疼痛消失，皮肤不红但关节局部肿胀难消，持续多日。遇此类患者，张永杰教授自拟中药外洗方，单以此方外洗，疗效甚佳。

组方：生大黄 30g，苏木 30g，金银花 30g，薄荷 15g，黄柏 15g，川牛膝 15g，两面针 15g，早、晚各 1 次。

（二）间歇期

痛风性关节炎间歇期常症状不明显，亦称无症状期。此期血尿酸常高居不下，只有积极治疗，方可防其复发。

张永杰教授认为，中医辨证论治应包括三个方面：即辨证论治、辨证与辨病结合、辨证与现代理化检查结合。血尿酸作为体内物质，其量正常为人体生理所需，其量超过正常范围当为病。从中医辨证角度看，凡物质过盛积蓄，即为实证；虚少耗散，则为虚证，故高尿酸血症可辨为邪实之证。

西医学认为，血尿酸水平升高与尿酸的生成和排泄有关。尿酸的生成与脾的运化功能有关，排泄与肾之气化功能有关。故此期病变脏腑仍与脾、肾两脏有关。体内物质，适度则为正、为常；匮乏则为虚、为亏；多余则为实、为邪、为浊。故对过盛之血尿酸，似可定性为浊邪，为急性期的"余邪未清，内伏于体内"，即浊邪实邪稽留。张永杰教授遵《黄帝内经》"留者攻之""客者除之"原则，以调节脾肾升清降浊功能治其本，佐以化瘀泄浊渗利治其标。药选黄芪、白术、陈皮、车前子、土茯苓、防己、薏苡仁、泽泻、蚕沙、萆薢、木瓜、防己、地龙等。经过一两个月治疗，一般血尿酸多可降至正常。此期治疗乃击鼓再进，续清余邪，以使邪尽而病已。正如徐大椿在《用药如用兵》中所言："病方衰，则必穷其所之，更益精锐，所以捣其穴。"

三、专病专药

张永杰教授认为，治疗痛风性关节炎，在辨证论治的前提下，辨证与辨药相结合会收到一定的疗效。如土茯苓、萆薢、蚕沙可降低血尿酸；威灵仙、秦艽能溶解尿酸结晶并解除尿酸疼痛；生薏苡仁、泽泻、车前子、茯苓、地龙能增加尿酸排泄；泽兰、桃仁、当归、地龙可抑制尿酸合成；山慈菇鳞茎中含秋水仙碱等，可根据具体情况适当选用组方。

四、生活调理

痛风性关节炎的发作与膳食关系密切，饮食不当常可导致痛风性关节炎反复发作，故合理膳食对痛风性关节炎预防及治疗非常重要。

中医强调忌食酒醇厚味、辛辣油腻。西医强调限制高嘌呤类食物，如动物内脏、鱼、厚味膏汤、花生、豆类、菠菜、芹菜、花菜类，选用低嘌呤、低脂肪类食物为主；适当控制进食量，尤其是肥胖者当限制摄入量；忌食刺激性饮料，如酒类（尤其是甜酒、啤酒）、咖啡等；注意食物的酸碱度，血尿酸值超过 $500\,\mu mol/L$，或尿液化 pH 值 6 以下时，应限制酸性食物的摄入。此外，应多饮水，碱化尿液，保持大便通畅，使邪有出路。同时，要避免过度劳累、精神紧张、寒冷、穿鞋过紧、外伤等。

系统性红斑狼疮

一、概述

系统性红斑狼疮（sytemiclupuserythematosus，SLE）由拉丁文翻译而来，是一种慢性、全身性疾病，常累及多个器官，往往是症状加重与缓解交替出现，缓解可持续多年，且疾病每发作 1 次，受累的脏器病变加重 1 次。SLE 是一种好发于中青年女性的当代疑难疾病（男女发病的比率为 1∶7～1∶10 不等）。幼儿和老人也可发病，但性别差别不明显。据统计，目前世界范围内 SLE 的发病率在 17/10 万～48/10 万；美国的发病率为 6.4～7.6/10 万人；中国的发病率为 70.4/10 万人，患者人数达百万之多。东南亚的发病率达 30/10 万人。本病早期的死亡率极高，5 年的存活率仅为 69%。其病因病机至今尚未完全明了。一般认为，本病的发生是多种因素诱发的一种自身免疫性炎症性结缔组织病。引发原因涉及多个方面，如遗传因素、性激素、病毒感染导致免疫系统紊乱、紫外线照射、药物因素等。治疗方面主要采用类固醇激素和免疫抑制剂，但其副作用有时大于治疗作用。

关于 SLE 的诊断，目前主要采用美国风湿病学会 1982 年修订的标准。

（1）蝶形皮疹：颧部隆起的或平的固定性红斑。

（2）盘状红斑：红色隆起斑片，表面附有角化性鳞屑及角质栓，陈旧损害可见萎缩性瘢痕。

（3）光过敏：有光过敏史或检查时发现对光异常反应所引起的皮损。

（4）口腔溃疡：口腔或鼻咽部溃疡，常无痛，由医师检查发现。

（5）关节炎：累及两个或更多的周围关节，非糜烂性关节炎，特征为关节触痛、肿胀或积液。

（6）浆膜炎：①胸膜炎：有胸痛史，体检可闻及胸膜摩擦音，发现胸腔积液。②心包炎：闻及心包摩擦音或心电图，超声心动图证实有心包积液。

（7）肾损害：①持续性蛋白尿或蛋白尿（＋＋＋）以上。②细胞管型：为红细胞、血红蛋白、颗粒，或混合性管型。

（8）神经系统病变：①癫痫：排除药物和代谢紊乱，如尿毒症、酮体血症或电解质紊乱。②精神症状：排除药物和代谢紊乱（同上）。

（9）血液学异常：溶血性贫血伴网织红细胞增多；或白细胞减少，$<4 \times 10^9/L$；或淋巴细胞减少，$<5 \times 10^9/L$；或血小板减少，$<100 \times 10^9/L$，排除药物所致。

（10）免疫学异常：LE 细胞阳性，或抗 ds－DNA 抗体滴定度升高，或抗 Sm 抗体阳性，或梅毒血清试验假阳性，至少持续 6 个月，并由苍白螺旋体制动试验（TPI）或荧光螺旋体抗体吸附试验（FTA）证实不是梅毒。

（11）抗核抗体阳性。

以上 11 项具备任何 4 项或 4 项以上即可确诊。

二、病因病机

本病的病因目前尚未明确，多认为是以各种免疫反应异常为特征的疾病，与遗传、药物、感染、暴晒、雌激素及情绪异常有关，属于自身免疫性疾病。中医学认为，本病因先天禀赋不足，加之后天六淫七情的影响，机体失于调摄而致阴阳失调，气血运行不畅，气滞血瘀，经络阻塞而发为本病。张永杰教授认为，SLE 的发病机制不外乎正气亏虚、内外合邪和瘀血阻络三个方面，内因根于脏腑阴阳失调，主要以肾阴亏损为主，外因责之于热毒和湿热。而毒、瘀、虚是疾病过程中的关键。

1. 正气亏虚为内因

《灵枢·百病始生》曰："风雨寒热不得虚，邪不能独伤人。"所谓"正气存内，邪不可干"，故而正气不足为系统性红斑狼疮发病的内在因素。正气不足又可分为先天禀赋不足和后天失于调养两个方面。无论是先天禀赋不足还是后天失养均可导致正邪交争，从而引发脏腑阴阳、气血、经脉失调而发病。《素问·生气通天论》云："凡阴阳之要，阳密乃固，两者不和，若春无秋，若冬无夏，因而和之，是谓圣度。""阴平阳秘，精神乃治。"提出阴阳平衡的重要性，指出阴阳失衡是一切疾病发生的根源之所在。《金匮要略·中风历节病脉证并治第五》曰："少阴脉浮而弱，弱则血不足，浮而为风，风血相搏，则疼痛如掣。"指出营卫失合而致气血失调亦为 SLE 发病的内在原因之一。

近年来，中医学通过对机体免疫功能进行研究后认为，此病与肺、脾、肾三脏有关，其中尤以肾为根本。因为"肾为先天之本"，肾阴、肾阳有元阴、元阳之称。张景岳云："五脏之阴，非此不能滋；五脏之阳，非此不能发。"SLE 在免疫性疾病中与肾的关系尤为密切。有学者认为，先天不足、肾阴亏虚是系统性红斑狼疮的基本病机，且贯穿疾病始终。在此基础上，热（火）毒蕴于血分，瘀热互结，渐至阴阳失调，五脏俱损。另有学者认为，红斑狼疮所具有的特定易感性和遗传倾向性，多秉受于父母。父母体虚，胎气不足，或胎中失养，临产受损等，均可造成脏腑不健，气血不足，生机不旺而罹患本病。红斑狼疮的主要病机为禀赋不足，五脏亏虚，痰瘀内生，气血运行不畅，导致全身各组织器官受损，从而形成复杂多变、虚实夹杂的症状。还有学者认为，因肾为先天之本，藏五脏六腑之精，故肾虚时五脏六腑皆不足，因此患 SLE 时，邪毒易侵犯各脏腑。肾主水，红斑狼疮病水肿者有之；肾主骨，红斑狼疮病骨坏死有之；肾主生殖，红斑狼疮病阳痿、遗精、月经紊乱、经闭不孕者有之；肾其华在发，红斑狼疮病头发稀疏、脱发者有之；肾开窍于耳，红斑狼疮病耳鸣失聪者有之；肾为作强之官，红斑狼疮病神迷健忘、反应迟钝者有之；腰为肾之府，红斑狼疮病腰酸膝软者有之，且无畸形之关节痛为 SLE 的诊断依据之一。也有学者认为，红斑狼疮病乃邪毒侵犯营卫，经血流窜全身。因邪痹于营卫，使营卫之气流转异常，阳不足则卫伤，致水入于胃不能输脾归肺，下达膀胱，而溢于肌肤。阴不足则伤营，邪客机体，日久化热，热灼血肉，延及内脏，因此调营卫为治疗红斑狼疮病的关键。

2. 湿热毒邪为外因

《灵枢·顺气一日分为四时》曰："夫百病之所生也，必起于燥湿寒暑风雨……"指出各种疾病的发生，与燥、湿、寒、暑、风、雨等六淫邪气的侵犯有着密切的关系。临床上阳光暴晒经常成为红斑狼疮发生及病情加重的直接因素。

《素问·痹论》又云："风寒湿三气杂至合而为痹也，其风气胜者为行痹，寒气胜者为痛痹，湿气胜者为著痹也。"可见，SLE 出现肌肉、关节疼痛类似于痹病症状时，外因可考虑感受风寒湿邪。吴谦的《医宗金鉴》在《金匮要略·阴阳毒》注解时云："异气者……此气适中人之阳，则为阳毒；适中人之阴，则为阴毒。"指出异气毒邪入侵亦可导致本病发生。

张永杰教授认为，脏腑气血亏虚是外邪入侵的基本条件，脾虚则湿易侵，血虚则风易入，气虚则卫表不固风寒易感，阳虚则外寒易袭，阴虚则外热易犯。SLE 发病初期多为湿热侵入人体，阻滞少阳三焦。若湿热化火化毒，可内迫营血，外发肌肤，斑疹显现，甚则衄血、狂乱。若正气尚充，感邪较轻，湿热病邪亦可伏于体内，在其他季节由外邪引发。并指出，湿热病邪最易耗气伤津，久之而成气阴两伤之证。

3. 瘀血内阻贯彻本病的始终

除了内、外二因，张永杰教授指出，血瘀贯穿 SLE 的整个过程。外感六淫、内伤七情均可导致血瘀。瘀于肌肤则见皮肤红斑或紫斑、固定性盘状紫红斑片、网状青斑、色素沉着、肌肤甲错或肌肤疼痛；瘀于关节则关节肿痛；瘀于上焦，则水道不能通调，正所谓"血不利则为水"，水聚而为饮；瘀于中焦，脾胃受损，瘀热迫血妄行，则见衄血紫斑、月经不调或血尿；瘀于下焦，肝肾受损，肾元不固，则见腰酸、浮肿、腹水、贫血；瘀热上入颠脑，则见偏瘫瘾疭。清代王清任在《医林改错·积块论》中云："血受寒，则凝结成块；血受热，则煎熬成块。"吴又可在《温疫论》中曰："热久羁，无由以泄，血为热搏，留于经络，败为紫血。"指出无论寒热均可引起血瘀。SLE 患者真阴亏虚、房劳过度、产后失血等均易导致精血亏耗，血液不充，行而缓迟，滞而不行为瘀，进而发为本病。明·李梴的《医学入门》谓，"瘀血……或忧思逆郁"，指出七情内伤可影响脏腑气机，使升降失常，气郁、气滞、气结而致血瘀，青年女性患者常伴情志抑郁及月经失调等。

总之，张永杰教授认为，SLE 的发病实质为正气不足，阴阳失衡，毒、瘀、虚是疾病的关键。本病初病在表，四肢脉络痹阻，由表入里，由四肢脉络入内而损及脏腑经络。因此，本病病位在气血经络，入三焦，可累及五脏六腑、四肢百骸。

三、辨证论治

张永杰教授认为，本病阴阳失调为本，毒热瘀血为标。病初以实证为主，中期虚实并见，后期以虚损表现为主。治疗以调整阴阳治其本，清热解毒、活血祛瘀治其标。扶正与祛邪兼顾，标本兼治。需要注意的是，本病证候常随治疗而变化，特别是中西医结合治疗时，应抓主要矛盾，辨证治之。

1. 热毒炽盛型

症状：高热或高热不退，面部及其他部位皮肤红斑、出血斑，日光照射后病情转剧或骤发，红斑色紫红。烦躁，口渴，喜冷饮，关节酸痛，肌肉疼痛无力，目赤唇红，精神恍惚，严重时神昏谵语，手足抽搐，并可见吐血、衄血、便血等出血症状。可有口舌生疮，大便秘结、小便短赤。舌质红或紫暗，苔黄腻或黄干，脉弦数或洪数。

本型多见于 SLE 高度活动期。阴亏之体，复感热毒之邪，热毒炽盛，则高热或高热不退；热盛伤津，则口渴，喜冷饮；热毒燔灼营血，热伤血络，故面部及其他部位皮肤红斑、出血斑，日光照射后病情转剧或骤发，红斑色紫红，并可见吐血、衄血、便血等出血症状；热毒内扰心神，引动肝风，故烦躁、精神恍惚，严重时神昏谵语，手足抽搐；热毒内蕴，气血不通，故见关节酸痛，肌肉疼痛无力，肢体浮肿；热入膀胱，可见小便短赤；心火内盛，可见目赤唇红，口舌生疮；腑气不通，则大便秘结。舌质红或紫暗、苔黄腻或黄干、脉弦数或洪数均为热毒炽盛之征。

治法：清热解毒，凉血活血。

方药：清瘟败毒饮加减。

2. 风湿热痹型

症状：关节肿胀、疼痛，肌肉酸痛，或伴低热，面部红斑，舌红，苔黄腻，脉滑数或细数。多见于以关节损害为主要表现的 SLE。

本证多为脏腑气血不足，感受风湿热或风寒湿邪郁久化热而成。风湿热邪与素体阴虚内热相搏，酿成热毒，瘀阻脉络，故见红斑；鲜红为热毒炽盛，瘀紫为瘀热阻络。外邪痹阻经络、关节则见四肢、肌肉、关节疼痛、肿胀；舌红、苔黄燥、脉滑数或细数均为邪盛之象。

治法：清热通络，祛风除湿。

方药：四妙散合白虎加桂枝汤加味。

3. 邪热伤肝型

症状：面部或手足红斑、色暗，胁肋胀痛或刺痛，胸膈痞满，腹胀，纳差，或胁下有痞块，黄疸，或伴泛恶，嗳气，头晕失眠，女性月经不调甚至闭经，舌质紫暗有瘀斑或瘀点，脉弦细或沉细而涩。此型见于 SLE 合并肝脏损害。

本证为热毒传肝、肝郁不达而致气滞血瘀。胁为肝之分野，足厥阴经过胃之两旁，属肝络胆过膈，分布于胁肋，故见胁肋疼痛，气滞胀痛，血瘀刺痛；瘀血积于胁下故见痞块；热毒夹湿，则生黄疸；肝郁气滞，胃失和降，则泛恶、嗳气、纳差；冲任不调，则月经不调、闭经，红斑色暗。舌质紫暗有瘀斑或瘀点、脉沉细涩均为瘀血之象。

治法：滋阴清热，活血化瘀。

方药：一贯煎加减。

4. 肝肾阴虚型

症状：不发热或偶有低热，两目干涩，局部斑疹暗褐，腰酸腿痛，毛发脱落，月经不调或闭经，或头晕目眩，耳鸣，口干咽燥，大便偏干，舌红少津，脉沉细。

此型多见于 SLE 轻度活动期（多见于运用激素后）。病变日久，肝肾阴虚，虚阳上扰，见头晕目眩、耳鸣；肝开窍于目，阴虚肝络失养，则两目干涩；肝主疏泄，肝阴不足，肝体失用，故见月经不调或闭经；阴虚生内热，故偶有低热；腰为肾之府，其华在发，肾主骨生髓，肾阴虚，故见腰酸腿痛，毛发脱落；阴液不足，故口干咽燥，大便偏干。舌红少津、脉沉细均为肝肾阴虚之征。

治法：滋补肝肾。

方药：六味地黄汤合二至丸加减。

5. 阴虚内热型

症状：持续低热，手足心热，心烦，面颧潮红，面部或四肢斑疹时隐时现，自汗盗汗，口干咽燥，尿黄便干，腰膝酸软，头晕耳鸣，脱发，月经不

128

调或闭经。舌质红，苔少或镜面舌，脉细数。

本型多见于 SLE 的亚急性期或轻度活动期，即疾病缓解期。热毒伤阴，邪毒渐退，或发病时毒邪不盛，起病即呈阴虚内热证。由于壮热已退而阴津未复，邪毒已减而余毒未清，故既可见低热持续、面颧潮红、口干咽燥、五心烦热、自汗盗汗，又可见斑疹隐现；肾阴虚，则腰膝酸软、头晕耳鸣、脱发、月经不调或闭经；肾主二阴，津枯肠燥则便干，小便黄。舌红少苔、脉细数均为阴虚内热之象。

治法：滋阴降火。

方药：知柏地黄丸加减。

6. 脾肾阳虚型

症状：颜面及四肢浮肿，尤以双下肢为甚，腰膝酸软，形寒肢冷，面色萎黄，神疲倦怠，腹胀食少，尿少，严重者可出现悬饮，尿闭，胸憋气促，不能平卧，喘咳痰鸣或腹大如鼓，心悸气促。舌体胖嫩、质淡，苔薄白，脉沉细弱。

此型是系统性红斑狼疮侵及肾脏发生狼疮性肾炎的常见类型。本证多由肝肾阴虚或气阴两虚发展而来，由于阴损及阳，脾肾阳虚，故见面黄、形寒、神疲；肾不主水，脾不制水，阳虚水泛，故见全身浮肿，严重者可致胸水、腹水；水气凌心犯肺，故见喘咳痰鸣，心悸气促，最终发展至尿闭无尿。腹胀、纳少、腰膝酸软、舌胖质淡、脉沉细弱均为脾肾阳虚之征。

治法：温肾健脾，化气行水。

方药：济生肾气丸合附子理中汤加减。

7. 毒邪攻心型

症状：心悸怔忡，自汗短气，胸闷胸痛，心烦神疲，失眠多梦，面部或躯干、四肢红斑鲜红或暗红，或伴反复发热，面晦唇紫，肢端怕凉、疼痛，病情进一步发展，日久不愈可导致形寒肢冷，面色苍白，喘促不宁，脉细数或细涩结代，甚则大汗淋漓，四肢厥冷，脉微欲绝。

此型见于 SLE 合并心肌炎、心包炎或全心炎。本型为邪毒入里，侵及心脏而致瘀毒攻心。早期多为心气阴两亏，心气不足，鼓动无力，气血不能正常运行，故出现心悸怔忡，短气神疲；邪毒入心，面部为心之外华，故红斑多见面部；心阴不足，故见心烦自汗，失眠多梦，低热持续。面晦唇紫、肢端疼痛、脉细涩结代均为瘀毒阻于心脉所致。至疾病后期，阴损日久，可致心阳不足，气血瘀滞加重，见喘促不宁；心阳暴脱，则见大汗淋漓，四肢厥冷，脉微欲绝。

治法：益气养阴，活血解毒。

方药：生脉散合黄连解毒汤、丹参饮加减。

8. 气阴两虚型

症状：全身乏力，纳呆，精神萎靡，心悸气短，活动后加重，腰脊酸痛，脱发，口干，经常恶风怕冷，自汗盗汗，大便燥结，舌淡或舌红，苔薄白，脉细弱或细数。

邪热郁久，耗气伤阴，元气亏虚，脏腑功能减低，故全身乏力、精神萎靡；气虚卫外不固则恶风自汗；气虚无力推动血脉，劳则气耗，故心悸气短，活动后加重；热盛伤津，阴液不足，故见口干，盗汗，便结。舌淡或舌红、苔厚白、脉细弱或细数均为气阴两虚之象。

治法：益气养阴。

方药：生脉散合增液汤、补中益气汤加减。

四、辨药论治

张永杰教授治疗本病，在辨证论治的基础上，善用单味中药进行辨证治疗。

1. 生地黄

生地黄是治疗 SLE 中使用频率最高的药物。其味甘、苦，寒，归心、肝、肾经；主要取其清热凉血、养阴生津之功效，既可配金银花、玄参、黄连等清营分血热，亦可合赤芍、紫草等凉血止血，治疗热毒斑疹。现代研究证实，本品具有对抗连续服用激素后血浆皮质酮浓度下降的功效，能增加外周血 T 细胞的数量，还有抗炎、镇静等作用。

2. 雷公藤

雷公藤性苦、辛，凉；有大毒；具有祛风除湿、通络止痛、消肿止痛功效。现代研究证实，雷公藤具有免疫调节作用。系统性红斑狼疮是一种自身免疫性疾病，临床研究发现，经雷公藤治疗后，常有显著的疗效。验血发现，随着系统性红斑狼疮病情的好转，血液中原先存在的免疫学异常都能发生不同程度的改善。体外试验证实，雷公藤的生物碱能够抑制抗体的形成，改善微循环；雷公藤能使血管扩张，增加血流量；降低血液黏度，改善血小板的异常聚集和黏附，从而使微循环的血瘀现象得以改善。但其有大毒，应用时须谨慎。

3. 牡丹皮

牡丹皮味苦、辛，微寒，归心、肝、肾经；具有清热凉血、活血散瘀功效，有凉血而不留瘀、活血而不动血之特点。《本草纲目》云其："滋阴降火，解斑毒，利咽喉，通小便血滞。"现代研究证实，其所含的牡丹酚及糖苷类成分均有抗炎作用；牡丹皮的甲醇提取物有抑制血小板作用；牡丹酚有镇静降温、解热镇痛、解痉等中枢抑制作用及抗动脉粥样硬化、利尿、抗溃疡等作用。

4. 茯苓

茯苓性平，味甘、淡；归心、脾、肾经。具有利水渗湿、健脾安神功效，无寒热之偏，利水而不伤正气，为利水渗湿之要药，且善健脾，宁心安神，为健脾安神之常品。《医学启源》云："除湿，利腰脐间血，和中益气为主。"现代研究证实，本品煎剂有镇静、抗溃疡、防止肝细胞坏死、增加心肌组织 K^+ 含量的作用；茯苓醇浸剂有明显的利尿作用，能加速尿中钾、钠、氯等电解质排出。

5. 黄芪

黄芪味甘，性微温；归脾、肺经。既善补益脾肺之气，有"补气之长"的美称，又善升举阳气，具有升发外达之性，常用于脾肺气虚诸证，且能补气利水以退肿，为治疗气虚浮肿尿少的要药。《本草纲目》云："芪长也，黄芪色黄，为补者之长故名……"现代研究发现，本品能促进 DNA、RNA 和蛋白质合成，提高血浆和组织中 cAMP 和 cGMP 含量，增强免疫功能。另外还有保肝、改善肾功能、利尿、改善血液流变性等作用。

6. 白花蛇舌草

本品苦、甘，性寒，归胃、大肠、小肠经。具有清热解毒消痈、利湿通淋功效。《广西中草药》云其"清热解毒,活血利尿。治扁桃体炎,咽喉炎,阑尾炎,肝炎,痢疾,尿路感染,小儿疳积"。其有抗肿瘤、抗菌、消炎等作用。

7. 甘草

甘草生用甘平,炙用甘温,入心、肺、脾、胃经,具有补脾、润肺、解毒缓急、和药等作用,临床应用广泛,有"国老"之美称。《本草汇言》云:"甘草,和中益气,补虚解毒之药也。"现代研究证实,本品有糖皮质激素和盐皮质激素样作用,有镇静、保肝、解毒、解热、抗炎、抗心律失常、降脂、抗动脉粥样硬化及增强非特异免疫功能等作用。

8. 赤芍

赤芍味苦,微寒,能清血分实热,散瘀血留滞,以活血散瘀见长,常与丹皮相须为用,为治疗瘀血阻滞所致诸症之良药。《本草汇言》称其为"除血痹,破坚积"的峻猛破散之剂。其有解痉、轻度扩张血管、镇痛抗炎、升高血小板、抑制血小板聚集、抗血栓形成等作用。

9. 山药

山药味甘,性平,入脾、肺、肾经。有益气养阴、补脾肺肾、固精止带之功。既能益气,又可养阴,为平补气阴之良药,且性兼涩,有收敛固涩之效。《本草纲目》云其"益肾气,健脾胃,止泻痢,化痰涎,润皮毛"。现代研究证实,其有增强雄性激素样作用,以及增强免疫功能、抗衰老的功效。

10. 山茱萸

山茱萸味酸,性微温,归肝、肾经。有补益肝肾、收敛固涩之功,且温而不燥,补而不峻,既能补益肝肾、温肾阳,又能固肾涩精,为补益肝肾之要药,堪称补敛并具之佳品。现代研究发现,本品及提取物具有抗炎、抗菌、抑制血小板聚集、抗血栓形成及调节免疫的作用。

11. 知母

知母味苦、甘,性寒,入肺、胃、肾经,上能清热润肺,中能泻胃生津,下能滋肾降火;既能清热泻火以清实热,又能滋阴润燥而退虚热。治温病气分壮热之证多为要药,为多用而未可阙如之品。《神农本草经》云:"主消渴热中,除邪气,肢体浮肿,下水,补不足,益气。"现代研究证实,其有解热、抗血小板聚集、调节 β – 肾上腺受体与 M – 胆碱能受体关系的作用。

五、辨证用药应注意的问题

1. 使用清热药物

清热药药性寒凉，包括清热泻火、凉血、解毒、泻下和清虚热等，是治疗 SLE 的主要药物，与 SLE 的热毒病机相契合。本病临床常见发热、斑疹、五心烦热等热、毒症状，在辨别气分、血分、湿毒、热毒、实热、虚热的基础上应用此类药物，可以清热凉血，防热灼津伤，煎熬血液而再形成血瘀，防止毒、虚和瘀三者互结，形成恶性循环。

2. 补益药不可或缺

本病常引起气血阴阳亏虚，治疗本病应多使用补益药。补益药又应以补气药和补阴药为主导。毒、虚和瘀是本病的主要病理因素。本病是一个缓慢发病过程，易反复发作。因正邪交争，正不胜邪，故邪毒直入于里。热毒壅滞营血，留恋不去，势必耗伤气阴。加之长期使用激素、免疫抑制剂等，必耗伤气血阴阳，故补益药在本病的治疗中不可或缺。

3. 活血化瘀药贯穿治疗始终

本病为热瘀搏结，邪热难解；瘀血阻络，血必妄行；瘀毒内阻，损伤脏腑，闭阻于皮肤，则见红斑、皮疹；临床也可见 SLE 患者出现雷诺现象、血管炎等，此均为瘀血的表现。瘀血既是疾病的病理产物，又是继发性致病因素，存在于 SLE 的各个阶段，辨证加减使用活血化瘀药，具有活血不伤血之妙。

4. 利水渗湿药为常用药物

利水渗湿药包括利水消肿、利尿通淋和利湿退黄三大类，其中以利水消肿药为主。此类药性味多甘、淡、平。淡能利水渗湿，可用于水湿内停引起的水肿、小便不利等。本病常见水湿内停之症，包括湿毒内蕴和脾肾阳虚两方面，故通利水道、渗泄水湿的利水渗湿药是治疗 SLE 的常用药物。

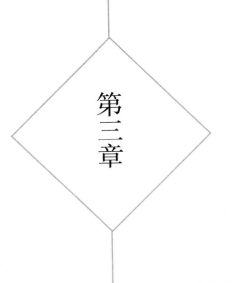

第三章

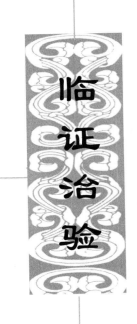

临证治验

糖尿病及并发症

2 型糖尿病

案 1. 肺肾阴虚案

王某，女，60 岁。2012 年 11 月 7 日初诊。

患者 2 型糖尿病病史 7 年余，平素不规律使用胰岛素及口服降糖药治疗，口干渴、多饮症状反复，血糖时有波动。1 周前因饮食不节，出现口干渴加重。刻下症见：口干渴多饮，多尿，头晕。头部昏沉，伴腰以下皮肤瘙痒，全身困倦乏力，失眠，多梦，大便干硬，舌淡红，苔薄白少津，脉弦沉细。空腹血糖 13.8mol/L，餐后 2 小时血糖 19.6mol/L。

西医诊断：2 型糖尿病。

中医诊断：消渴（肺肾阴虚）。

治则：补益肺肾，燥湿止痒。

处方：生地黄 30g，山药 20g，山茱萸 10g，茯苓 20g，泽泻 20g，花粉 20g，知母 10g，石膏 30g，枸杞子 20g，桂枝 10g，仙灵脾 20g，酸枣仁 20g，地肤子 20g，苦参 20g，黄柏 10g，甘草 5g。3 剂，水煎，日 1 剂，早、晚分服。

二诊：自觉口干渴多饮减轻，皮肤瘙痒缓解，头晕、头部昏沉消失，但仍感睡眠差，每天睡 3~4 小时，便秘改善，每天 1 次，质稍硬，易解，舌淡红，苔薄白少津，脉沉细。空腹血糖 10.8mol/L，餐后 2 小时血糖 16.6mol/L。在上方补益肺肾的基础上，加温阳安神之药。

处方：生地黄 30g，山药 20g，山茱萸 10g，茯苓 20g，泽泻 20g，花粉 20g，知母 10g，石膏 30g，黄连 20g，桂枝 10g，仙灵脾 20g，酸枣仁 20g，远志 10g，生龙牡 20g，甘草 5g。7 剂，水煎，日 1 剂，早、晚分服。

三诊：口干渴多饮症状消失，无皮肤瘙痒，睡眠改善，每天睡 5~6 小时，二便正常，舌淡红，苔薄白，脉弦细。空腹血糖 6.8mol/L，餐后 2 小时血糖 9.6mol/L，守上方 7 剂巩固治疗。

四诊：口干渴多饮症状消失，无皮肤瘙痒，睡眠改善，每晚睡 6 小时左右，二便正常，舌淡红，苔薄白，脉弦细。空腹血糖 6.1mol/L，餐后 2 小时血糖 7.6mol/L。

【按】西药降血糖作用快，降糖强度大，服用方便，这是中药不能比的。故中医治疗糖尿病，其优势不在降血糖，但中医药亦有自身的优势。中医通过辨证论治，可以改善患者的症状，预防或延缓糖尿病并发症的发生，同时，对于影响血糖控制的因素，如失眠、疼痛、便秘、瘙痒等，中医亦有较好的疗效，通过减缓或消除影响血糖控制的因素，血糖会逐渐达标。经过长期整体调整，还可以减少西药剂量或种类。本患者正是通过辨证治疗，改善其兼症，如瘙痒、失眠、便秘，使患者心态平和，情绪稳定，血压下降，不治血糖则血糖自然下降。

案 2. 气阴两虚案

柯某，男，65 岁。2014 年 4 月 7 日初诊。

患者 8 年前无明显诱因出现口干渴，多饮，到当地医院门诊查血糖升高，诊断为 2 型糖尿病，服用二甲双胍片、消渴丸等。后改注射优泌乐 25 笔芯控制血糖，平素症状时有反复，未持续监测血糖。1 周前无明显诱因出现口干渴，多饮加重，伴头晕。刻下症见：神疲，视物模糊，乏力，口干渴、多饮，头晕，时胸闷，四肢末梢麻木，右侧肢体活动不利，纳、眠尚可，小便频、以夜间明显，大便干结。舌暗红，苔薄白，脉弦细。此次发病以来体重减轻 3kg。

西医诊断：2 型糖尿病。

中医诊断：消渴病（气阴两虚）。

治则：益气养阴。

处方：太子参 20g，黄芪 15g，熟地黄 15g，山药 15g，山茱萸 15g，泽泻 10g，茯苓 20g，牛膝 20g，当归尾 10g，桃仁 10g，红花 10g，赤芍 10g。5 剂，水煎，日 1 剂，早、晚分服。

二诊：口干渴、多饮较前改善，头晕明显减轻，视物模糊改善，乏力好转，无胸闷，四肢末梢仍时有麻木，右侧肢体活动不利，纳、眠尚可，小便频改善，大便干结。加麻子仁通便；桂枝阴中求阳，温阳通络，使肢体麻木得愈。续投5剂。

三诊：无口干渴、多饮，无头晕，视物模糊明显改善，无乏力，无胸闷，无明显四肢末梢麻木和右侧肢体活动不利，纳、眠尚可，二便调。守前方续服7剂，症状基本消失。

【按】患者长期"口干渴、多饮"，四诊合参，当属"消渴"范畴。长期饮食不节，损伤脾胃，脾胃运化失司，积热内蕴，化燥伤津，消谷耗液，发为消渴。日久气阴两虚，脾气虚无力化生水谷精微为气血，四肢百骸失于濡养，故见乏力、肢体麻木；肺受燥热所伤，则津液不能敷布而直趋下行，随小便排出体外，故口干渴、多尿。肾阴不足，脑、瞳仁失养，故头晕、视物模糊；气阴两虚，久之心阴内耗，脉道失润，心失所养则胸闷心悸；阴虚肠道失润，故大便干结或便秘。舌暗红、苔薄白、脉弦细均为气阴两虚之征。

患者证属气阴两虚，病位在肺、脾、胃、肾、心，涉及脑窍，病性为本虚标实。糖尿病日久会发生两种病变。一是阴损及阳导致阴阳俱损，阴虚则血脉不充，阳虚则推动无力，导致血流缓慢而形成瘀血。二是燥热燔灼营血，使血液黏稠而致瘀血。治疗时应抓住阴虚之本、燥热瘀血之标，补其不足，损其有余，采用滋阴清热、益气生津、活血化瘀之法。方中党参、黄芪补益肺、脾、肾之气，熟地黄滋肾填精，为主药；辅以山药补脾固精，山茱萸养肝涩精，称为"三补"；又用泽泻清泻肾火，防熟地黄之滋腻；茯苓淡渗脾湿，以助山药之健运；丹皮清泄肝火，制山茱萸之温，共为佐使药，谓之"三泻"。六药合用，补中有泻，寓泻于补，相辅相成，补大于泻，共奏滋补肝肾之效。

参芪地黄汤为六味地黄汤加味。《吴医汇讲》认为，此为补阴之主方，补五脏之阴以纳于肾也。脏阴亏损，以熟地黄大滋肾阴，壮水之主以为君。用山茱萸之色赤入心，味酸入肝者，从左以纳于肾。山药之色白入肺，味甘入脾者，从右以纳于肾。又用三味通腑者，恐腑气不宣，气郁生热，以致消烁脏阴，故以泽泻清膀胱，使肾精不为相火所摇；又以丹皮清血分中热，则主血之心，藏血之肝，俱不为火所烁矣。又以茯苓清气分之热，则饮食之精，由脾输肺以下降者，亦不为火所烁矣。夫然后四脏之真阴无所耗损，得以摄纳精液，归入肾脏，肾受诸脏之精液而藏之矣。故久服无虞偏胜，而为万世不易之祖方也。

糖尿病肾病

脾虚血瘀案

周某，男，77 岁。2013 年 12 月 22 日初诊。

患者于 20 年前无明显诱因出现口干渴、多饮，在我院门诊就诊发现空腹血糖 10mmol/L，经完善检查诊断为 2 型糖尿病。现使用诺和灵 30R 早 22U、晚 22U 餐前皮下注射控制血糖，空腹血糖波动在 9 ~ 12mmol/L 之间。1 月前自诉口干渴、多饮明显，小便出现泡沫，查尿常规示尿蛋白（+++），肾功示：CR 134μmol/L。为求系统诊治，遂至我院就诊，由门诊拟消渴、2 型糖尿病收入我科。刻下症见：口干渴，多饮，视物模糊，偶有胸闷、头晕，无胸痛、气短，无四肢乏力，无四肢末梢麻木，纳可，眠一般，大便干结，小便有泡沫。舌暗红，苔薄白，脉弦细。

西医诊断：糖尿病肾病。

中医诊断：消渴肾病（脾虚血瘀）。

治则：滋阴健脾，活血通络。

处方：黄芪 50g，当归 20g，赤芍 15g，山药 20g，川牛膝 20g，生大黄 5g，鬼箭羽 15g，水蛭 10g，三七粉 3g（冲服）。水煎，日 1 剂，早、晚分服。连服 12 剂后，空腹血糖降至 8.2mmol/L，PRO（+++），尿糖（++）。

二诊：尿频尿浊，口干渴，多饮，视物模糊明显改善，纳可，眠一般，大便可。

原方加金樱子 10g，芡实 10g，萆薢 10g。5 剂，水煎，日 1 剂，早、晚分服。

三诊：尿频尿浊减轻，四肢有轻微的麻木感。

三诊方加苏木 10g，伸筋草 20g。3 剂，水煎，日 1 剂，早、晚分服。

四诊：麻木感减退，腹部胀满、大便干、尿频尿浊明显改善。空腹血糖降至 7.2mmol/L，PRO（++），尿糖（+）。

上方加厚朴 10g，肉苁蓉 20g。5 剂，水煎，日 1 剂，早、晚分服。

五诊：腹胀消失，大便调。守方 7 剂，服法同前。

药后空腹血糖降至 6.4mmol/L，PRO（+），诸症消失。

【按】张永杰教授认为，消渴肾病是消渴日久致气阴两虚，肾脏络脉失养，加之脾气亏虚，运化失司，水谷精微不化，痰浊内生，久则瘀积成毒，损伤肾络所致。病位在肾，与脾相关。病性为本虚标实，本虚为脾肾气阴两虚，痰浊、瘀毒内生为标实。临床主要表现为小便混浊、眩晕、视物不清、水肿等。消渴肾病（早期糖尿病肾病）为"脾（阴）虚血瘀"致病，治以滋脾通络，方用滋脾通络汤。功用滋脾阴通络。在养血活血的基础上，加用虫类药，并选用小剂量大黄，既健脾又通络排毒，补通结合，标本兼治。

滋脾通络汤组成：黄芪 50g，当归 20g，赤芍 15g，山药 20g，川牛膝 20g，生大黄 5g，鬼箭羽 15g，水蛭 10g，三七粉 3g（冲服）。本院（海南省中医院）制剂室煎煮，真空包装，每袋 250mL，1 次 1 袋，1 天 1 次，3 个月为 1 个疗程。

糖尿病肾病的病因和发病机制尚未完全明确。西医学认为主要与肾小球血流动力学改变、生化代谢紊乱、血液流变学异常和遗传易感性有关。中医学认为，糖尿病的基本病机为气阴两虚，燥热内生，气虚以脾、肾两脏为主，阴虚以肺、肾二脏为甚。当病发展至早期肾病阶段，脾虚日久，生化功能障碍，水谷不能化生精微而酿生痰浊邪毒，脾之升清降浊功能障碍。肾虚日久导致诸脏功能不足，肾之蒸腾气化减退，水液运行不畅。气虚不能帅血运行，血流缓慢，瘀阻脉道，且血瘀又影响气的运行，血因气虚而瘀阻，气因血瘀而壅滞，互为因果，形成恶性循环。此痰浊邪毒、血瘀郁毒等病理产物，张永杰教授称为"内生之毒"，它并非单纯的痰浊、血瘀，而是在此基础上产生的夹杂各种致病因子的邪毒物质。此邪毒物质进入血液，蓄积于小血管壁，损害血管而变生诸症。

滋脾通络汤方中黄芪为补气要药，可大补脾胃元气，使气旺以助血行；山药既补三脏之气，又滋其阴，二药相合，气血双补，相配为君。黄芪还可降低血糖，增强代谢，提高机体适应性，改善血液循环，减少慢性肾病患者蛋白尿的排泄和糖尿病大鼠的蛋白尿，抑制肾肥大。当归、赤芍、川牛膝活血而不伤正，补血而不滞血，同具有降低血液黏稠度、抑制血小板聚集、降低纤维蛋白原、限制血栓形成等作用。大黄苦寒，泻下攻积，逐瘀通络，能改善肾病的代谢，抑制介质释放，改善毛细血管的脆性，降低其通透性；同时抑制血小板和红细胞聚集，降低血液黏稠度，加快肾血流，增加肾小球的滤过率。鬼箭羽有破瘀行血、活络通经之功，兼能降血糖、尿糖，改善微循环。三七活血化瘀，疏通经络，具有利尿、消除尿蛋白、抗凝、抗血栓形成、改善血脂代谢和增强纤溶活性等作用。三药为佐使，祛瘀生新，络通血和。诸药合用，症情相符，故而获效。

2 型糖尿病并发失眠

心肾阴虚，心神失养案

叶某，女，56 岁，工人。2008 年 9 月 6 日初诊。

患者以"口干渴多饮间作 4 年、入睡困难两年、加重两周"为主诉就诊。患者原有 2 型糖尿病病史 4 年，现口服优降糖，血糖基本控制在正常范围。两年前出现睡眠障碍，现失眠加重两周，每天睡眠 1～3 小时，伴五心烦热，以手心热为主。刻下症见：失眠，五心烦热、以手心热为主，晨起头部昏沉，心慌，口干，饮水一般，纳可，二便正常，舌淡红，苔薄白少津，脉细。空腹血糖 6.8mol/L，餐后 2 小时血糖 9.6mol/L。

西医诊断：2 型糖尿病；睡眠障碍。

中医诊断：消渴（心肾阴虚）；失眠（心肾阴虚，心神失养）。

治则：补养心肾，养心安神。

处方：生地黄 20g，山药 20g，山茱萸 15g，茯苓 15g，泽泻 12g，知母 12g，牡丹皮 12g，黄柏 8g，黄连 6g，酸枣仁 20g，柏子仁 12g，远志 10g，青蒿 12g，夜交藤 30g，磁石 20g，甘草 4g。6 剂，水煎，日 1 剂，早、晚分服。

二诊：五心烦热减轻，但失眠无改善，入睡困难，每天睡眠 2 小时左右，头部昏沉，舌淡红，苔薄白少津，脉细。辨证无误，但疗效欠佳。近代名医章次公先生云："有些失眠的患者，单纯用养阴、安神、镇静药物效果不佳时，适当加入桂、附一类的兴奋药，每收佳效。"

上方加桂枝 6g，黄芪 15g，仙灵脾 15g，肉桂 3g，五味子 6g。5 剂，服法同前。

三诊：加用温阳药后，失眠症状明显改善，每天睡眠 6 小时左右，余症消失，再守方 6 剂巩固疗效。

【按】《杂病源流犀烛·不寐多寐源流》云："不寐，心血虚而有热病也。然主病之经，虽专属心，其实五脏皆兼及也……有由真阴亏损、孤阳漂浮者，水亏火旺，火主乎动，气不得宁，故亦不寐。"张永杰教授受近代名医章次公先生启发，临床治疗失眠久治不愈，辨证为阴虚火旺者，在迭进养阴镇静之品无效时，则在滋阴的基础上，加用温补镇摄法，以补偏救弊，常加黄芪、仙灵脾、肉桂等药补气温阳益精，益气而不失升浮，温阳而不致燥烈。温阳之品用量宜小，温而不燥，药性平和，临床屡获佳效。

此患者有 2 型糖尿病病史 4 年，且形体消瘦，为气阴两虚体质。根据症状和舌、脉，辨为心肾阴虚，虚火上炎，心神被扰，治以滋补心肾，养心安神。虽辨证无误，组方亦合理，但临床乏效，当知常达变。故二诊加用温补心肾阳气之品，仅服 6 剂，睡眠就得到明显改善。究其机理，张永杰教授认为：卫气行阳则寤，行阴则寐，言生理之常，但阴阳互根。若卫阳偏衰，失于燮理，又当予温补镇摄之法。然无论养阴敛阳，或益阳和阴，无非使阴阳归于相对平衡而已，即调和阴阳，因"不寐者，病在阳不交阴也"。

糖尿病并发急性病毒性黄疸性肝炎

湿热中阻案

赵某，男，38 岁。2011 年 8 月 4 日初诊。

患者有 2 型糖尿病病史 6 年，口服二甲双胍等药物，但血糖控制不理想，且饮食不控制。刻下症见：皮肤、巩膜黄染，呈橘黄色，小便色黄，伴纳差，全身困倦，口干但饮水不多，大便 2 日 1 次，舌淡红，苔白厚腻，脉濡细。肝功能：总胆红素 97.2μmol/L，直接胆红素 89.0μmol/L，间接胆红素 8.2μmol/L，谷草转氨酶 1304U/L，谷丙转氨酶 1608U/L，余正常。甲肝病毒抗体（＋），两对半：表面抗原（＋），表面抗体（－），e 抗原（＋），e 抗体（－），核心抗体（＋）。空腹血糖：22.79mmol/L，血酮体（＋＋）。

西医诊断：急性病毒性黄疸性肝炎；2型糖尿病合并酮血症。

中医诊断：黄疸（阳黄）；消渴（湿热中阻）。

治则：利湿清热退黄，佐以养阴。

处方：茵陈40g，生栀子10g，生大黄10g，茯苓15g，姜黄12g，生薏苡仁20g，太子参20g，当归12g，花粉20g，沙参12g，生地黄15g，泽泻20g，半夏10g，山药20g，白术12g，甘草6g。3剂，水煎，日1剂，早、晚分服。

二诊：入院后配合西药短效胰岛素静脉滴注，根据血糖监测调整滴速，血糖降至13.2mmol/L、血酮体转阴后，改为诺和灵30R皮下注射，并配合保肝药物治疗。3天后，血糖控制在空腹7.2mmol/L，餐后2小时12.0mmol/L。但患者皮肤、巩膜黄染加重，伴纳差，腹胀明显，小便色黄明显，大便未解，舌质红，苔薄黄厚腻，脉濡细。中医辨证为湿热内阻，以湿偏重，但热象较前明显。治以利湿化浊退黄，清热解毒，佐以甘温，方以甘露消毒饮加减。

处方：茵陈40g，茯苓15g，滑石12g，通草6g，石菖蒲12g，猪苓15g，白术15g，泽泻15g，茅根15g，丹参15g，莱菔子15g，藿香10g，砂仁6g，厚朴6g，山楂10g，黄芩6g，板蓝根15g，虎杖15g，知母12g，金银花15g。

三诊：守上方治疗近20天，患者自觉症状消失，舌淡红，苔薄少津，脉弦细。复查肝功能：总胆红素62.7μmol/L，直接胆红素49.3μmol/L，间接胆红素13.4μmol/L，谷草转氨酶100U/L，谷丙转氨酶81U/L。因症状消失而出院，出院后在糖尿病治疗的基础上，继续守方服中药。中医辨证为肝肾阴虚兼脾虚，调方补益肝肾，佐以益气健脾善后。

处方：生地黄20g，山药10g，山茱萸10g，茯苓20g，泽泻10g，麦冬20g，太子参20g，白术10g，砂仁5g，麦芽20g，山楂20g，甘草5g。10剂，水煎，日1剂，早、晚分服。

四诊：自觉症状消失，门诊复查肝功能，总胆红素12.7μmol/L，直接胆红素9.3μmol/L，间接胆红素7.4μmol/L，谷草转氨酶10U/L，谷丙转氨酶8U/L，停药。

【按】《景岳全书》云："阳黄证，因湿多成热，热则生黄，此即所谓湿热证也。"治疗上，《明医指掌》指出："虽云湿热，不可纯用寒凉，必佐以甘温，君之以渗泄，则湿易除，热易解，其病自愈，不可纯用凉药，重伤脾土，湿未必除，热未必去，反变为腹胀者矣。"入院辨证无误，但确立治则，拘泥消渴阴虚本质，佐以养阴之药反助湿，而致湿热交结，中焦气机不畅而加重病情。后以"利湿化浊、清热解毒、佐以甘温"为治则，且守方前后四十余天，达到临床治愈。提示中医治疗，要辨证结合辨病，不可拘泥西医病名而延误病情。

糖尿病并发尿道感染

案1. 肾阴阳两虚案

梁某，女，70岁，工人。2011年9月1日初诊。

患者有2型糖尿病病史10年，高血压病史7年，现给予皮下注射甘舒霖30R早12U、晚10U，血糖控制尚可，近1月出现口干渴、多饮，伴尿频、尿急明显。刻下症见：口干多饮，尿频，夜尿明显，尿急，有时不能控制而尿湿内裤，伴头晕，头部昏沉，全身困倦乏力，双下肢末梢麻木，无疼痛，睡眠差，纳食一般，大便干硬，舌淡红，苔薄少津，脉弦细。空腹血糖7.6mol/L，餐后2小时血糖8.6mol/L。尿常规：蛋白质（＋），白细胞（＋＋）。

西医诊断：2型糖尿病；尿道感染。

中医诊断：消渴（心肾阴虚）；淋证（肾阴阳两虚）。

治则：补益肝肾止遗。

处方：熟地黄15g，山药20g，山茱萸15g，茯苓15g，泽泻20g，酸枣仁20g，柏子仁15g，杏仁10g，皂角刺15g，枳壳15g，黄芪15g，甘草5g，大黄5g。3剂，水煎，日1剂，早、晚分服。

二诊：仍尿频、尿急，以夜尿频明显，头晕，头部昏沉，全身困倦乏力，双下肢末梢麻木，舌淡红，苔薄少津，脉弦细。善补阴者当阳中求阴。

处方：熟地黄15g，山药20g，山茱萸15g，茯苓15g，泽泻20g，补骨脂20g，肉桂3g，制附子6g，五味子10g，白花蛇舌草20g，当归20g，赤芍15g，沉香3g，栀子10g，甘草5g。6剂，水煎，日1剂，早、晚分服。

三诊：初辨为肝肾阴虚，现尿频改善不明显，尤以夜尿频明显，有时难以控制，为阴虚及阳。肾阳不足，蒸化障碍，故在滋补肝肾阴虚的同时，佐以温阳之品，但疗效欠佳。复查尿常规：蛋白质（＋），白细胞（＋＋）。上

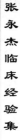
方基础上，加固肾缩尿之品。

处方：熟地黄15g，山药20g，山茱萸15g，茯苓15g，泽泻20g，肉桂3g，制附子6g，乌药10g，五味子10g，白花蛇舌草20g，益智仁15g，桑螵蛸10g，蒲公英15g，甘草5g。6剂，服法同前。

四诊：自觉症状消失，小便恢复正常。尿常规：蛋白质（－），白细胞（－）。

【按】糖尿病患者并发泌尿系感染临床常见，尽管在急性期，但尿道涩痛症状并不典型，且尿频难以控制，夜尿多为其特点。中医辨为"劳淋"，证属阴虚及阳。肾阳不足，蒸化障碍，故在滋补肝肾阴虚的同时，佐以温阳之品。虽辨证无误，但疗效不显，结合西医学对糖尿病性神经病变，导致支配膀胱括约肌收缩功能障碍的认识，加入固肾缩尿之品。中医治疗辨证论治是基础，但应与时俱进，辨证与辨病结合、辨证与辨药结合、辨证与理化检查相结合，如此方能取得满意疗效。

案2. 下焦湿热案

苏某，男，70岁，退休工人。2011年9月5日初诊。

患者前列腺肥大，因排尿困难留置尿管接尿袋。血糖升高半个月。刻下症见：口干、多食、多尿，发热（39℃），时恶寒，伴头晕头痛，目蒙，全身困倦乏力，胸闷，四肢肢端麻木，睡眠可，大便可。留置尿管接尿袋，尿液浑浊，色黄量多，舌质暗淡，苔黄厚腻，脉濡数。血常规：白细胞正常，NEU 80.81%。尿常规：隐血（＋＋＋），白细胞酯酶（＋＋＋），尿糖（＋）。空腹血糖7.29mmol/L，餐后2小时血糖12.7mmol/L。

西医诊断：2型糖尿病并发周围神经病变，并发视网膜病变；尿道感染。

中医诊断：消渴病（脾虚湿热，中阻兼瘀）；淋证（下焦湿热）。

治则：清热利湿通淋，活血止血。

处方：萹蓄10g，滑石20g，石韦10g，车前子30g，黄柏10g，焦栀子10g，蒲公英30g，白花蛇舌草30g，白茅根20g，生地黄炭20g，生大黄10g，甘草15g，琥珀粉5g，青蒿30g，柴胡15g。2剂，水煎，日1剂，早、晚分服。

二诊：自觉无发热，稍感头痛，夜间甚，口干、目蒙、乏力稍改善，胸闷，四肢肢端麻木，睡眠可，大便可。留置尿管接尿袋，尿液色黄。舌质暗淡，苔黄厚腻，脉濡。体温 36.7℃，血压 120/75mmHg。尿常规：白细胞酯酶（+++），镜检白细胞（++++），隐血（+++）。

处方：萹蓄 10g，滑石 20g，石韦 10g，车前子 30g，黄柏 10g，焦栀子 10g，蒲公英 30g，白花蛇舌草 30g，白茅根 20g，生地黄炭 20g，生大黄 10g，半夏 10g，琥珀 5g，青蒿 30g，柴胡 15g，甘草 15g。3 剂，水煎，日 1 剂，早、晚分服。

三诊：神清，精神好，体温正常已 4 天，稍感口干、多尿，无明显头痛，目蒙、乏力明显改善，时胸闷，四肢肢端麻木，睡眠可，大便可。留置尿管接尿袋，尿液色黄，舌质暗淡，苔黄厚腻，脉濡。体温 36.3℃，尿常规提示隐血阴性，白细胞酯酶（+），镜检白细胞（+）。中药以利尿通淋为主，佐以理气健脾。

处方：萹蓄 10g，滑石 20g，石韦 10g，车前子 30g，黄柏 10g，焦栀子 10g，蒲公英 30g，白花蛇舌草 30g，生大黄 10g，甘草 15g，茵陈 30g，茯苓 20g，琥珀 5g，青蒿 30g，柴胡 10g，半夏 10g，砂仁 5g（先煎）。2 剂，水煎，日 1 剂，早、晚分服。

四诊：神清，精神好，体温正常，已拔尿管 2 天，尿频，小便欠顺畅，无口干，四肢肢端麻木较前缓解，睡眠可，大便正常，舌质暗淡，苔白厚，脉濡。尿常规：白细胞（-），潜血（-）。结合舌脉，考虑以气滞痰湿为主，治以疏利气机、通利小便为法，兼健脾化痰。

处方：石韦 10g，滑石 10g，当归尾 20g，白芍 10g，赤芍 10g，冬葵子 10g，车前草 20g，桃仁 10g，红花 10g，路路通 20g，茵陈 40g，大黄 10g，茯苓 20g，苍术 10g，益母草 30g，甘草 10g。3 剂，水煎，日 1 剂，早、晚分服。

五诊：神清，精神好，无口干，四肢肢端麻木较前明显减轻，纳、眠可，小便正常，大便难解，日 1 次，舌质暗淡，苔白厚，脉濡。治以健脾利湿化瘀为法，兼润肠通便。

处方：石韦 10g，滑石 10g，当归尾 40g，白芍 10g，车前草 20g，桃仁 10g，红花 10g，路路通 20g，茵陈 40g，薏苡仁 20g，生大黄 10g，杏仁 10g，肉苁蓉30g，决明子20g，川牛膝20g，泽泻10g，甘草5g。4剂，水煎，日1剂，早、晚分服。

【按】糖尿病合并尿道感染为临床常见病，以女性多见。此患者为高龄老人，有前列腺肥大病史，因尿潴留在当地导尿后保留尿管，1周后因拔出尿管后仍不能自主排尿再次插尿管，导致尿道感染，出现高热，尿常规异常。但未见尿频、尿急、尿痛。患者高热，舌质红，苔黄厚腻以中后部明显，脉滑数，故辨为淋证，下焦湿热，给予清热利湿、通淋凉血为主，体温正常后，结合前列腺肥大，配合活血软坚之品，拔出尿管后患者能自主排尿，免去手术之苦。中医特点是辨证论治，但应结合现代物理及生化检查，以丰富中医辨证论治内容。

糖尿病并发汗证

气阴两虚案

刘某，女，80岁。2013年12月9日初诊。

患者有2型糖尿病病史两年，现皮下注射胰岛素，自述血糖控制尚可。1年前出现盗汗、时轻时重，曾间断口服中药，但疗效欠佳。刻下症见：盗汗，白天无汗出，伴全身困倦乏力，气短，动者汗出，腰部酸痛，失眠，每天睡3～4小时，大便稍硬，每天1次，舌淡红，苔薄白少津，脉右侧弦细，左侧弦。

西医诊断：2型糖尿病并发植物神经功能失调。

中医诊断：盗汗（气阴两虚）。

治则：益气养阴，收敛止汗，佐以安神。

处方：黄芪20g，太子参20g，生地黄20g，熟地黄20g，山药10g，茯苓20g，仙鹤草30g，浮小麦30g，酸枣仁30g，远志10g，龙骨20g，牡蛎20g，牛膝30g，杜仲20g，何首乌30g，甘草5g。3剂，水煎，日1剂，早、晚分服。

二诊：盗汗减少，睡眠改善，现主要感气短，动者更甚，伴全身困倦乏力，腰部酸痛，纳可，舌淡红，苔薄白少津，脉弦细。

处方：黄芪30g，太子参20g，生地黄20g，熟地黄10g，山药10g，茯苓

20g，山茱萸10g，仙鹤草30g，浮小麦30g，酸枣仁30g，远志10g，龙骨20g，牛膝30g，狗脊20g，何首乌30g，三七粉5g，甘草5g。4剂，水煎，日1剂，早、晚分服。

三诊：盗汗明显减少，睡眠改善，每天睡5小时左右，气短减轻动则甚，仍感腰部酸痛，手心发热，纳可，舌淡红，苔薄白少津，脉弦细。

处方：黄芪30g，太子参20g，生地黄20g，熟地黄10g，山药10g，山茱萸10g，仙鹤草30g，浮小麦30g，酸枣仁30g，远志10g，龙骨20g，牛膝30g，独活20g，狗脊20g，夜交藤30g，三七粉5g，甘草5g。6剂，水煎，日1剂，早、晚分服。

四诊：盗汗消失，睡眠改善，每天睡6～7小时，手心发热消失，精神佳，仍感腰部酸痛，纳可，舌淡红，苔薄白少津，脉弦细。

处方：黄芪30g，太子参20g，生地黄20g，熟地黄10g，山药10g，山茱萸10g，仙鹤草30g，酸枣仁30g，远志10g，牛膝30g，独活20g，狗脊20g，杜仲30g，桃仁10g，红花10g，木瓜20g，甘草5g。续服6剂，巩固治疗。

【按】汗证为常见病，中医辨为汗证，需先辨别是自汗还是盗汗。自汗者气虚，不能摄津而自汗，阴虚内热，虚热内扰而盗汗。此患者全身困倦乏力，气短，动者汗出，辨为气虚，腰部酸痛，大便稍硬，苔薄白少津，阴虚无疑，故根据症状、舌苔，辨为气阴两虚，治以益气养阴，收敛止汗，佐以安神药物，同时配合收敛止汗之仙鹤草、浮小麦、龙骨、牡蛎，尤其仙鹤草、浮小麦用量要大，常规30～60g，其止汗作用方显。

糖尿病并发神经源性膀胱

肾阴阳两虚，肾失固摄案

方某，女，34岁。2013年12月26日初诊。

患者有2型糖尿病病史4年。平素口服二甲双胍等药物，未监测血糖。刻下症见：口干渴多饮，遗尿，以咳嗽及活动剧烈时明显，恶寒怕冷，纳可，睡眠一般，大便正常，舌淡红，苔薄白，脉弦细。空腹血糖12.6mol/L，餐后2小时血糖14.8mol/L。

西医诊断：2型糖尿病并发糖尿病神经源性膀胱。

中医诊断：消渴；遗尿（肾阴阳两虚，肾失固摄）。

治则：补肾固摄止遗。

处方：生地黄 20g，山药 10g，山茱萸 10g，茯苓 20g，泽泻 10g，乌药 10g，益智仁 10g，桑螵蛸 20g，鸡内金 10g，黄芪 30g，太子参 20g，当归 20g，仙灵脾 10g，仙鹤草 30g，甘草 5g。4 剂，水煎，日 1 剂，早、晚分服。

二诊：自觉稍感口干渴，且遗尿减轻，仍恶寒怕冷，纳可，睡眠一般，大便正常，舌淡红，苔薄白，脉弦细。

守上方 4 剂，服法同前。配合艾灸涌泉穴，每晚睡前 30 分。

三诊：空腹血糖 6.2mol/L，自觉无口干渴，且遗尿消失，无恶寒怕冷，纳可，睡眠一般，大便正常，舌淡红，苔薄白，脉弦细。

守上方，乌药加至 20g 温肾，继服 5 剂。

【按】膀胱者，津液藏也，气化出焉。膀胱的气化与肾气的盛衰关系密切。患者遗尿，以咳嗽和活动剧烈时明显，恶寒怕冷，肾阳不足可辨。口干渴多饮，肾阴不足也，故辨为肾阴阳两虚，肾失固摄，治以滋阴益肾，固摄止遗，方选六味地黄丸合益智丸，并加仙鹤草、仙灵脾而见效。

糖尿病周围神经病变

肾阴阳不足，郁热内阻，络脉痹阻案

王某，男，36 岁。2014 年 6 月 19 日初诊。

患者糖尿病病史 5 年，平素给予胰岛素治疗，血糖控制尚可。1 年前开始出现双下肢麻木，有灼热感，以晚上明显，但夜晚睡眠时喜棉被盖双下肢觉尚舒服，睡眠差。曾在海南省各级西医医院住院治疗，给予营养神经、改善循环药物，但疗效欠佳。近 1 月来上述症状加重，自觉双下肢麻木、疼痛，有灼热感，睡眠差。刻下症见：双下肢麻木、疼痛，有灼热感，以晚上明显，但晚上睡觉时棉被盖于双下肢觉舒，睡眠差，时便干，纳可，稍感四肢困倦乏力，小便正常，舌质红，苔薄黄，脉弦细。血糖空腹 6.7mol/L，餐后两小时血糖 8.2mol/L。

西医诊断：糖尿病并发周围神经炎。

中医诊断：消渴病；痹病（肾阴阳不足，郁热内阻，络脉痹阻）。

治则：益气温阳，养阴活血，佐以理气止痛。

处方：生地黄30g，熟地黄10g，山药10g，山茱萸10g，茯苓20g，附子10g生姜5g，仙灵脾10g，柴胡10g，川芎20g，香附10g，当归20g，牛膝20g，三七粉5g，水蛭5g，甘草5g。3剂，水煎，日1剂，早、晚分服。

二诊：病情无变化，自觉双下肢灼热感无加重，仍感双下肢麻痛，晚上睡觉时棉被盖于双下肢觉舒。

守方治疗，附子加至20g（先煎1小时），生姜10g。7剂，服法同前。

三诊：症状有所改善，双下肢灼热感减轻，麻痛稍改善，晚上睡觉时棉被盖于双下肢觉舒，睡眠改善，大便稍干，但解大便自觉顺畅，舌淡红，苔薄黄，脉弦细。

守方治疗，附子加至30g（先煎1小时），生姜10g。7剂，服法同前。

四诊：自觉双下肢灼热感消失，但又感双下肢发凉，疼痛减轻，仍麻木，晚上睡觉时棉被盖于双下肢觉舒，睡眠明显改善，大便正常，舌淡红，苔薄黄，脉弦细。郁热已解，肾阳不足明显，治以温阳益气，滋补肾阴，活血止痛。

处方：生地黄30g，熟地黄10g，山药10g，山茱萸10g，茯苓20g，附子40g，生姜20g，仙灵脾10g，黄芪30g，川芎20g，太子参20g，当归30g，牛膝20g，三七粉5g，水蛭5g，鸡血藤20g，海风藤20g，甘草5g。7剂，服法同前。

五诊：自觉双下肢麻木逐渐减轻，发凉感亦好转，余症如前，舌淡红，苔薄白，脉弦细。

守上方7剂，巩固治疗。上方加减又治疗月余，双下肢麻木、疼痛消失，睡眠佳，二便正常。临床治愈，嘱患者均衡饮食，加强锻炼，定时监测血糖。

【按】糖尿病周围神经病变，为糖尿病常见并发症，部分患者缠绵难愈。此患者双下肢麻木、疼痛、有灼热感，以晚上明显，说明内有郁热，但晚上睡觉时棉被盖于双下肢觉舒，提示肾阳不足，乃真寒假热之证。双下肢有灼热感，为肾阳不足，动血无力，瘀阻脉络，久则瘀而化热。肾阳不足为本，故治以益气温阳，养阴为本，佐以理气活血治标。待郁热清后，加大活血通络之品收效。本病为慢性病，治疗需要个过程，需向患者及家属讲明，以取得患者信任，使其积极配合，这也是取得疗效的重要因素。俗话说："病来如山倒，病去如抽丝。"

循环系统疾病

冠心病、心绞痛

案1. 痰浊内阻，瘀血阻络案

李某，男，58岁，个体。2011年11月2日初诊。

患者两年前每当劳累及情绪波动自觉阵发性胸闷，时有胸痛彻背之感，每次持续2分钟左右，西医院诊断为冠心病，心绞痛。给予冠心病基础治疗，但病情时轻时重。刻下症见：阵发性胸闷，时有胸痛彻背之感，每次持续数秒钟，每日发作10余次，伴睡眠不安，腹胀，大便干硬，2~3天1次，小便黄，舌质暗，苔薄白，脉弦缓。

西医诊断：冠心病；心绞痛。

中医诊断：胸痹心痛（痰浊内阻，瘀血阻络）。

治则：通阳泄浊，活血化瘀。

处方：半夏10g，全瓜蒌10g，黄连10g，胆南星10g，当归10g，川芎10g，水蛭10g，郁金10g，枳实15g，泽泻20g，茯苓30g，甘草5g。7剂，水煎，日1剂，早、晚分服。

二诊：患者胸闷痛缓解，但仍睡眠不安，腹胀，大便不畅，舌淡红，苔薄白黄，脉弦缓。

上方加大黄10g，莱菔子10g，7剂，服法同前。

三诊：症状消失，嘱改变生活方式，定期随访。

【按】痰浊内阻是冠心病的中心病理环节。因现代生活方式易致痰浊内生，而痰郁日久易化热伤阴、阻滞脉道，故用健脾燥湿法以去生痰之源、用清热化痰法以防痰热弥漫、用理血祛痰法以防痰瘀互结是诊治冠心病的关键。

临床可用小陷胸汤加味和小柴胡汤加味。小陷胸汤为经方，属清热化痰的平剂，与活血祛瘀药合用，重在改善痰热瘀滞脉道，使气血调畅。研究结果显示，小陷胸汤加味可降低血清胆固醇、三酰甘油，对防治动脉粥样硬化症有独特疗效。小柴胡汤治病在少阳、病位以胸胁为主，是"少阳机枢之剂，又是和解表里之总方"，与小陷胸汤合用加减，对解除脏腑脉络痰热内阻症有显著疗效。

案2. 气阴两虚，瘀血阻络案

赵某，男，65岁。2011年11月2日初诊。

患者有冠心病心绞痛病史6年，平素口服消心痛、阿司匹林等西药，病情时轻时重。近两月来阵发性胸闷心痛。刻下症见：阵发性胸闷心痛，时有胸痛彻背之感，每次持续几分钟，每日发作1~3次，纳差，少气懒言，困倦乏力，大便不畅，小便正常，舌质淡暗，苔薄白少津，脉弦细。

西医诊断：冠心病；心绞痛。

中医诊断：胸痹心痛（气阴两虚，瘀血阻络）。

治则：补气养阴，活血化瘀。

处方：黄芪20g，太子参20g，麦冬20g，五味子10g，当归10g，黄精20g，川芎10g，郁金10g，葛根15g，仙灵脾20g，茯苓30g，三七粉5g（冲），远志10g，甘草5g。7剂，水煎，日1剂，早、晚分服。

二诊：胸闷痛缓解，饮食增加，少气懒言，困倦乏力改善，但仍睡眠不安，腹胀，大便不畅，难解，但便溏，舌质淡暗，苔薄白，脉弦细。

上方加首乌藤40g，杏仁10g，安神通便。服法同前。

三诊：症状消失，嘱改变生活方式，定期随访。

【按】冠心病是中老年的常见病，随年龄增长，机体各脏器的功能逐渐减退，中医学认为，其发病机理为本虚标实。本虚乃脾、心、肾气阴虚弱，标实乃痰瘀内阻，痹阻胸阳。脾为气血生化之源，心主血，故为中心病理环节。因为现代生活方式易致痰浊内生，而痰郁日久易化热伤阴，阻滞脉道，故治以补气养阴，补脾气，温心阳，滋心肾。

案3. 气虚血瘀痰阻案

王某，男，68岁。2011年11月2日初诊。

患者原有高血压病、冠心病，曾发生过心肌梗死。近1个月来心悸气短，胸闷加重，早晚咳嗽，颜面、下肢轻度浮肿。血压130/85mmHg。双肺呼吸音清，肺底可闻及湿啰音，心率90次/分，律齐，各瓣膜听诊区未闻及病理性杂音，双下肢轻度浮肿。舌胖淡暗，苔白，脉弦。

西医诊断：冠心病；心绞痛。

中医诊断：胸痹（气虚血瘀痰阻）。

治则：益气健脾，活血通络。

处方：党参20g，丹参30g，沙参20g，黄芪20g，白术15g，茯苓30g，桂枝12g，川芎15g，红花10g，瓜蒌20g，薤白15g，半夏10g，柏子仁10g，五味子10g，生龙骨30g。5剂，水煎，日1剂，早、晚分服。

二诊：胸闷、心悸、气短较前减轻，面部及下肢水肿减轻，浮肿下午明显，晨间则消退。心率88次/分，律齐，左肺局限性湿啰音。舌胖淡暗，苔白，脉弦。继服上方7剂，服法同前。

三诊：诸症均有好转，咳嗽缓解，心悸不明显，活动后稍有气短，偶尔胸闷，水肿消退。纳、眠尚可，二便调，舌胖淡暗，苔白，脉弦，律齐，心率80/分，双肺未闻及干湿啰音。

处方：党参20g，沙参20g，丹参30g，黄芪20g，白术10g，川芎15g，红花10g，瓜蒌20g，薤白15g，郁金15g，桂枝12g，茯苓30g，柏子仁10g，五味子10g。5剂，服法同前。

【按】本例有高血压、冠心病、心梗基础疾病，证属气虚血瘀痰阻，气损及心阳不足致胸闷、心悸、气短、浮肿；舌质暗为血瘀，苔白、咳嗽有白痰为痰浊内盛，痰瘀互结。张永杰教授予以益气温阳、活血化瘀、健脾化痰之剂。方中党参、黄芪益气；桂枝温阳；瓜蒌、薤白宽胸通阳，行气散结；茯苓、白术、泽泻健脾益气化痰浊；柏子仁、五味子养心；丹参、川芎、红花活血化瘀通脉；郁金行气祛瘀。

案 4. 气虚血瘀兼气滞案

徐某，男，71 岁。2011 年 11 月 2 日初诊。

患者反复心前区疼痛伴胸闷 20 年余，近半年来疼痛加重且发作次数较前频繁，每日均有发作，每次持续 2~5 分钟，多于夜间休息时发作，服用硝酸甘油、复方丹参滴丸可缓解。10 天前因外感咳嗽，上症加重，表现为持续性心前区疼痛，伴胸闷憋气、汗出，服硝酸甘油效果不明显。血压 150/90mmHg。双肺呼吸音清，肺底可闻及湿啰音，心率 97 次/分，律齐，各瓣膜听诊区未闻及病理性杂音，双下肢无浮肿。舌暗，苔白腻，脉弦紧。心电图 ST-T 改变，Ⅱ、Ⅲ、AVF、V4~V6 倒置加深。既往有冠心病心绞痛、高血压病史 20 余年，10 年前曾有过脑梗死。

西医诊断：冠心病；心绞痛。

中医诊断：胸痹心痛（气虚血瘀兼气滞）。

治则：益气健脾理气，活血化瘀。

处方：瓜蒌 20g，薤白 20g，半夏 10g，党参 30g，黄芪 20g，黄芩 15g，茯苓 10g，杏仁 10g，紫菀 15g，当归 20g，木香 12g，丹参 15g，川芎 10g。5 剂，水煎，日 1 剂，早、晚分服。

二诊：心绞痛次数减少、程度减轻。继续服药 10 剂，每周心前区轻痛 1~3 次。服上方 1 个月，偶有心绞痛发作，程度较轻，仍宗上法加减巩固疗效。

【按】本例为不稳定型心绞痛，症见胸闷，气短，头晕出汗，舌暗苔白腻，脉弦紧，证属气虚，为气滞血瘀。治疗用益气健脾、理气活血化瘀之剂。方中党参、黄芪补气；瓜蒌、薤白、木香宽胸温通理气；茯苓、半夏、杏仁、紫菀止咳化痰；黄芩清肺热；丹参、当归、川芎活血止痛。药症相符，故而获效。

案 5. 气虚血瘀，心阳不足案

王某，男，70 岁。2011 年 11 月 5 日初诊。

患者既往冠心病史 10 余年。刻下症见：胸闷、心慌，伴气短，每于活动

后加重。平素怕风，畏冷，易出汗、感冒，纳、眠差，大便溏薄，小便频。舌胖暗，苔白，脉沉滑。血压150/90mmHg，双肺呼吸音清，肺底闻及湿啰音，心率88次/分，律齐，各瓣膜听诊区未闻及病理性杂音，双下肢无水肿。

西医诊断：冠心病；心绞痛。

中医诊断：胸痹心痛（气虚血瘀，心阳不足）。

治则：益气温阳，活血通络。

处方：黄芪30g，白术15g，防风10g，桂枝10g，茯苓15g，川芎10g，当归15g，丹参10g，党参20g，太子参20g，酸枣仁25g，陈皮10g，炙甘草10g。5剂，水煎，日1剂，早、晚分服。

二诊：药后胸闷、心悸、气短减轻。

上方去太子参，加仙灵脾10g，肉苁蓉10g温阳。5剂，服法同前。

三诊：服药后精神可，轻度体力活动不出现胸闷、气短，纳、眠可，大便调，日1次，小便仍短频。

处方：党参20g，黄芪20g，茯苓10g，当归10g，桂枝10g，丹参15g，川芎10g，仙灵脾15g，肉苁蓉15g，五味子15g，陈皮10g，炙甘草10g。5剂，服法同前。

【按】本例患者冠心病史十余年，此次发病以"活动后胸闷、心悸、气短，伴乏力、畏冷恶风"为主要症状，故辨为气虚血瘀，心阳不足。舌胖暗为气虚血瘀之象；纳少、便溏也为脾虚之征；小便频为肾气不足表现。拟益气温阳、养血活血之剂。方中党参、黄芪、太子参益气；桂枝温阳；仙灵脾、肉苁蓉补肾润便；当归、五味子养心阴；丹参、川芎活血通脉；陈皮理气健脾；甘草补气养心，调和诸药。药症相符，故而获效。

案6. 心脾两虚，血脉瘀阻案

刘某，男，78岁。2011年11月5日初诊。

患者既往高血压病史10余年。近1个月胸闷痛，头晕，乏力，伴上肢麻木感，纳、眠差，大便稀溏。舌胖暗，苔白腻，脉细。血压150/80mmHg，双肺呼吸音清，未闻及干湿性啰音，心率78次/分，律齐，各瓣膜听诊区未闻及病理性杂音，双下肢轻度凹陷性水肿。舌胖暗，苔薄白，脉细弱。心电图提示 T 波改变，偶发室性早搏。

西医诊断：冠心病；心绞痛。

中医诊断：胸痹（心脾两虚，血脉瘀阻）。

治则：健脾养心，活血通络。

处方：党参 15g，川芎 15g，桑枝 20g，当归 10g，丹参 15g，远志 10g，千年健 15g，络石藤 15g，茯苓 20g，炒白术 15g，泽泻 15g，柏子仁 10g，炙甘草 10g。13 剂，水煎，日 1 剂，早、晚分服。

二诊：药后胸闷痛发作次数减少，上肢麻木减轻，大便溏或成形，舌胖暗，苔薄白，脉细弱。

处方：党参 15g，黄芪 15g，丹参 15g，当归 10g，川芎 15g，白术 15g，茯苓 15g，高良姜 10g，远志 10g，桑枝 10g，鸡血藤 30g，炙甘草 10g。7 剂，服法同前。

三诊：患者胸闷、胸痛未发作，纳、眠可，体力较前好转。无明显心悸，双下肢水肿消退，仍觉乏力。舌胖暗，苔薄白，脉沉细。

处方：党参 15g，黄芪 15g，丹参 15g，当归 10g，川芎 15g，白术 15g，茯苓 15g，远志 10g，高良姜 10g，千年健 15g，络石藤 15g，仙灵脾 10g，首乌藤 30g，炙甘草 10g。继服 7 剂，巩固疗效。

【按】本例为老年男性，此次发病以"头晕胸闷、心悸、乏力、双下肢水肿、无力"为主要症状，脉沉细为肾虚表现；食少便溏、舌苔白腻为脾虚运化失司之征；气虚血瘀，血脉运行不畅，痹阻于心胸则见胸闷痛；瘀滞四肢则肢体麻木。治以活血理气通络，加用健脾补肾之剂，标本兼治。方中四君汤健脾补气；丹参、川芎、活血化瘀通脉；高良姜芳香温通止痛；当归补血汤益气养血；千年健、络石藤、仙灵脾补肾通络，壮筋骨；炙甘草补中调和诸药。

案7. 心肾亏虚兼血瘀

马某，男，62 岁。2011 年 12 月 5 日初诊。

患者既往有冠心病、心肌梗死病史 10 余年。刻下症见：双下肢乏力、上楼气短、心悸持续年余，时有胸闷痛发作，纳可，睡眠一般。血压 136/

88mmHg，双肺呼吸音清，未闻及干湿性啰音，心率75次/分，律齐，各瓣膜听诊区未闻及病理性杂音，双下肢轻度无水肿。舌质胖暗，苔薄白，脉沉细尺弱。

西医诊断：冠心病；心绞痛。

中医诊断：胸痹（心肾亏虚兼血瘀）。

治则：益气补肾，活血化瘀。

处方：党参20g，黄芪20g，川芎10g，当归10g，丹参20g，桃仁10g，五味子10g，桂枝10g，首乌藤20g，女贞子15g，牛膝15g，菟丝子15g，泽泻15g，郁金15g，炙甘草10g。12剂，水煎，日1剂，早、晚分服。

二诊：药后自述乏力、气短轻减，活动量有所增加。舌胖暗，苔薄白，脉沉细弱。继服上方7剂。

三诊：心悸、气短缓解。活动量增加。

【按】本例为陈旧性心肌梗死，以下肢乏力、上楼气短为主要症状。舌胖暗、脉沉细尺弱为心肾亏虚兼血瘀之象。方中党参、黄芪益气；丹参、川芎、桃仁活血化瘀；首乌藤、女贞子、菟丝子、金樱子、牛膝补肾；桂枝温阳通脉；郁金疏肝理气；五味子、当归养血补心；泽泻化痰利湿；炙甘草补气养心，调和诸药。

案8. 气阴两虚，痰浊血瘀案

符某，男，60岁。2012年11月5日初诊。

患者既往有高血压病史20余年、冠心病病史10年。近半月来自觉胸闷痛频发，活动、遇寒时均可诱发或加重胸骨后闷压痛，每日含服硝酸甘油可缓解。血压150/95mmHg，双肺呼吸音清，未闻及干湿性啰音，心率89次/分，律齐，各瓣膜听诊区未闻及病理性杂音，双下肢轻度无水肿。舌质暗紫舌尖赤，苔白，舌根白腻，脉沉弦细。

西医诊断：冠心病；心绞痛。

中医诊断：胸痹（气阴两虚，痰浊血瘀）。

治则：益气养阴，活血化浊。

处方：党参20g，丹参30g，沙参20g，川芎10g，桃仁10g，红花10g，瓜蒌20g，薤白15g，郁金15g，高良姜10g，珍珠母30g，三七粉10g（冲服）。7剂，水煎，日1剂，早、晚分服。

二诊：服药后胸闷痛减轻。纳、眠可。舌质紫暗边尖赤，苔白，脉沉细弦。上方继用7剂。

处方：党参20g，丹参30g，川芎15g，沙参20g，桃仁10g，红花10g，瓜蒌30g，薤白15g，郁金15g，高良姜10g，细辛3g，香附15g，珍珠母30g，三七粉10g（冲服）。继服7剂。

三诊：药后胸闷痛近1周未发，纳、眠可，二便调，舌暗红，苔白，脉沉细弦。

处方：党参20g，丹参30g，沙参20g，川芎15g，红花10g，桃仁10g，瓜蒌20g，薤白15g，郁金15g，高良姜10g，赤芍20g，香附12g，珍珠母30g。继服7剂，巩固疗效。

【按】本病患者频发心绞痛，结合舌脉考虑为气阴两虚。气虚则气滞，气滞则血瘀。气虚脾胃运化失司，而生痰浊；痰浊血瘀互结，血脉瘀阻，不通则痛。活动则耗气，激动则气郁，寒则凝，故致胸闷胸痛。治以益气育阴、活血化浊为法。方中党参益气；北沙参、当归育阴养血；丹参、川芎、桃仁、红花、赤芍、三七活血化瘀；瓜蒌、薤白宽胸化痰散结；良姜芳香温通止痛；延胡索行气活血止痛；郁金、香附理气解郁，祛瘀止痛。

案9. 心肾阴虚，心脉瘀阻案

冯某，女，53岁，工人。2012年7月8日初诊。

患者既往高血压病14年、冠心病病史4年，曾在省人民医院住院，诊断为不稳定型心绞痛，行PCI术，放入支架1个。有腰椎间盘突出症病史5年，有高脂血症、脂肪肝病史。刻下症见：阵发性胸闷痛，心慌，休息及劳累均可发作，每次持续10~30分钟，含化硝酸甘油可减轻，但不能完全缓解，稍感气促，伴头晕，头部昏沉，无旋转感，无头痛，纳可，无腹胀，自觉全身困倦乏力，二便正常。舌质淡暗，苔薄白，脉弦细。

西医诊断：冠心病；心绞痛。

中医诊断：胸痹心痛（心肾阴虚，心脉瘀阻）。

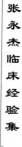

治则：补益心肾，养血活血。

处方：太子参 30g，麦冬 20g，五味子 10g，当归 20g，赤芍 10g，黄精 20g，玉竹 10g，全瓜蒌 20g，丹参 20g，薤白 10g，郁金 10g，仙灵脾 10g，补骨脂 20g，甘草 5g。5 剂，水煎，日 1 剂，早、晚分服。

二诊：服上方后，未感胸闷心慌，头晕、头部昏沉消失，稍感自觉全身困倦乏力，二便正常。舌质淡暗，苔薄白，脉弦细。

处方：太子参 30g，麦冬 20g，五味子 10g，当归 20g，赤芍 10g，黄精 20g，玉竹 10g，全瓜蒌 20g，丹参 20g，薤白 10g，郁金 10g，仙灵脾 10g，补骨脂 20g，甘草 5g。5 剂，服法同前。

三诊：症状消失，守上方 5 剂巩固治疗。

【按】急性冠脉综合征是心血管急症，西药采用经皮冠状动脉介入加支架植入术治疗对缓解症状、提高抢救成功率效果明显，但部分患者支架置入后心绞痛症状并没明显缓解。中医强调辨证论治，注重整体调理，PCI 术后的病因病机为气血两虚，心络瘀阻，乃本虚标实之证，故采用益气养血、祛瘀通脉为主的治法，益气养血从心肾两脏整体考虑，临床效果较好。张永杰教授采用此方法治疗多例急性冠脉综合征经皮冠状动脉介入或搭桥术后仍感阵发性心绞痛患者，均使患者的临床症状得以改善，提高了患者的生活质量，并降低了医疗费用，降低了再住院率。

心律失常

案 1. 肝郁气滞，心神不安案

吴某，男，50 岁，公务员。2011 年 2 月 8 日初诊。

患者四年前因工作劳累自觉阵发性胸闷痛，胸部肌肉紧痛，心慌，发作时自觉咽部憋闷有窒息感，曾住院检查，诊断欠明确，出院后到海南医学院附院住院，冠脉造影：左前降支狭窄 50%，心电图及 24 小时动态心电图均提示频发室性早搏。因症状逐渐加重，已不能工作。刻下症见：阵发性胸闷痛，心慌，自感期前收缩发作时上胸部肌肉紧痛，有窒息感，呼吸困难，不敢做任何工作，无头晕及头部昏沉，全身困倦乏力，纳可，睡眠一般，二便正常，舌质淡，苔薄白，脉弦细。

西医诊断：冠心病；心律失常。

中医诊断：心悸（肝郁气滞，心神不安）。

治则：疏肝解郁，镇心安神。

处方：当归20g，白芍20g，柴胡10g，茯苓20g，香附10g，川芎10g，枳壳10g，远志10g，石菖蒲10g，瓜蒌仁20g，生龙骨20g（先煎），生牡蛎20g（先煎），沉香5g，甘草5g。3剂，水煎，日1剂，早、晚分服。

二诊：药后自觉阵发性胸闷痛、胸部肌肉紧痛感明显缓解，因值春节，未继续服药。其间自觉心慌，睡眠欠佳，但程度减轻，无头晕及头部昏沉，伴全身困倦乏力，舌淡红，苔薄白，脉弦细。

处方：当归20g，白芍20g，柴胡10g，茯苓20g，薄荷10g，香附10g，川芎10g，枳壳10g，远志10g，石菖蒲10g，瓜蒌仁20g，生龙骨20g（先煎），生牡蛎20g（先煎），沉香5g，磁石20g，酸枣仁20g，仙鹤草30g，甘草5g。3剂，服法同前。

三诊：药后自觉阵发性胸闷痛、心慌症状改善，自述尽管仍时有阵发性早搏，但不向以前发作时胸部肌肉紧痛，无窒息感，呼吸困难明显缓解，伴全身困倦乏力，纳可，睡眠一般，二便正常，舌淡红，苔薄白，脉弦细。继服7剂。

四诊：病情明显缓解，自觉阵发性胸闷痛、心慌基本消失，偶有自觉早搏发作，但程度较轻，纳可，睡眠佳，二便正常，舌淡红，苔薄白，脉弦细。

原方加黄芪20g益气。继服7剂。

五诊：自觉症状消失，偶自感有早搏，但已无明显不适，现已上班，

【按】患者为中年男性，有频发室性早搏，因认识上误区，导致精神压力大，故放弃工作，专心治病。因早搏时轻时重，思想负担更重，从三亚到海口，几乎各三甲医院均住院治疗过，但病情仍时轻时重，最后抱着一线希望，寻求中医治疗。既往病历显示，患者曾做过冠脉造影，无严重狭窄，故宜采用中医心理疗法。张永杰教授先给予心理疏导，消除患者对自身疾病的恐惧和担心，以取得患者的信任。然后从肝心论治，方以逍遥散合镇静安神之品，前后治疗1月余而取较好疗效。

心脏病，多突发紧急情况，往往会引起严重后果，故一定要结合实验室

检查，对患者病情进行危险评估。对有严重器质性心脏病患者，采用中医心理疏导时要注意客观实际，有自我保护意识，以免引起医疗纠纷。

案2. 痰热内扰，心神不宁案

左某，男，49岁。2014年2月14日初诊。

患者有室性早搏病史10年，但未确诊为冠心病，每当睡眠不好及情绪波动发作。曾到全国各大医院检查及治疗，行冠脉造影，未确诊冠心病，且中西医结合治疗效果欠佳，患者心理负担加重。刻下症见：自觉阵发性心慌，胸闷，失眠，每次睡4～5小时，纳可，二便正常，舌淡红，苔黄腻，脉弦滑。脉搏82次/分，血压130/60mmHg，神清，精神一般，心率82次/分，律不齐，可闻及早搏8次/分，各瓣膜无杂音。

西医诊断：心律失常；频发室早。

中医诊断：心悸（痰热内扰，心神不宁）。

治则：清热化痰，镇静安神。

处方：陈皮10g，半夏10g，茯苓20g，枳实10g，竹茹10g，黄连10g，茵陈30g，薏仁20g，远志10g，石菖蒲10g，磁石10g，合欢皮20g，浮小麦30g，甘草5g。4剂，水煎，日1剂，早、晚分服。

二诊：自觉症状明显改善，每晚睡6小时，心慌、胸闷减轻，纳可，二便正常，舌淡暗，苔薄黄腻，脉弦滑。脉搏78次/分，血压140/80mmHg，神清，精神一般，心率78次/分，律不齐，可闻及1～2次/分，各瓣膜无杂音。

上方加郁金10g，丹参20g活血化瘀。4剂，服法同前。

三诊：无明显不适，每晚睡6小时，无心慌，胸闷减轻，纳可，二便正常，舌淡暗，苔薄白，脉小滑。脉搏78次/分，血压140/80mmHg，神清，精神一般，心率74次/分，律齐，各瓣膜无杂音。湿热已清，气阴两虚证候显现，故治以益气养阴，佐以清利湿热。

处方：当归20g，黄芪20g，太子参20g，麦冬20g，茯苓20g，木香10g，远志10g，酸枣仁20g，龙眼肉30g，黄连10g，茵陈30g，薏仁20g，磁石10g，合欢皮20g，浮小麦30g，石菖蒲10g，甘草5g。继服7剂，巩固疗效。

【按】温胆汤是孙思邈《备急千金要方》的名方，主治"大病后虚烦不得眠"。张永杰教授认为，胆为奇恒之腑、清净之腑，中藏清汁。胆的特点是既不宜热也不宜寒，只有保持常温，少阳之气才能正常升发。少阳之气的正常升发，有助于脾胃的受纳和运化。脾胃的运化功能失常，水谷不能化生精微而酿生痰湿。痰湿中阻，中焦气机不畅，升清降浊功能障碍，则变生诸症。如痰浊中阻，上壅于胸，痹阻胸阳，扰乱心神，则见胸闷心悸。临床应用温胆汤治疗，目的是使胆的生理功能恢复正常，这样少阳之气得舒，自然运化，脾胃的升清降浊功能才能正常。

案 3. 心气不足，肾阳虚损案

林某，男，45 岁。2014 年 3 月 6 日初诊。

患者四年前阵发性心慌，时做心电图提示窦性心动过缓（心率 50 次/分），曾行冠脉造影，未见明显血管狭窄。间断口服中西药物，但症状改善不明显。现心慌、全身乏力，稍感头晕，腰酸怕冷，纳可，二便正常，舌淡红，苔薄白少津，脉沉迟，心电图：窦性心动过缓（心率 48 次/分）。

西医诊断：心律失常；窦性心动过缓。

中医诊断：心悸（心气不足，肾阳虚损）。

治则：益气温阳，养阴复脉。

处方：麻黄 10g，附子 15g，细辛 10g，桂枝 10g，太子参 20g，麦冬 20g，五味子 10g，生地黄 20g，山药 20g，山茱萸 10g，茯苓 20g，黄精 20g，当归 10g，丹参 20g，甘草 5g。3 剂，水煎，日 1 剂，早、晚分服。

二诊：自述病情无明显变化，但亦无其他不适。继续守方 7 剂。

三诊：自觉心慌减轻，无头晕，仍腰酸怕冷，舌淡红，苔薄白，脉沉迟。心率 50 次/分。

处方：麻黄 15g，附子 20g，细辛 10g，桂枝 10g，太子参 20g，麦冬 20g，五味子 10g，生地黄 20g，山药 20g，山茱萸 10g，茯苓 20g，熟地黄 10g，当归 10g，补骨脂 20g，仙灵脾 10g，甘草 5g。7 剂，服法同前。

上方加减治疗月余，每周加附子 5g，最大量用至 50g。药后自觉症状消失，心率升至 60 次/分，后以丸药善后，巩固治疗。

【按】窦性心动过缓为临床疑难杂症，起效慢，西医主要给予起搏器治

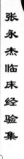

疗，疗效满意，但费用昂贵。此患者辨为心肾阳虚，治以温补心肾，药用麻黄附子细辛汤、生脉散合六味地黄汤加减。本方起效，关键在于麻黄、附子的剂量。麻黄用至 20g，附子需从小剂量开始，逐渐增加剂量，用时先煎、久煎，同时配合六味地黄汤，加仙灵脾、补骨脂，以阴中求阳。因本病起效慢，需较长时间，对此应向患者讲明，取得患者的配合和信任。

案 4. 气阴两虚兼血瘀案

徐某，女，80 岁。2014 年 3 月 6 日初诊。

患者五年前无明显诱因经常胸闷、心慌，伴头晕，曾住院治疗，诊为冠心病、高血压病、阵发性心房颤动、Ⅱ度房室传导阻滞，经治疗后好转出院。刻下症见：胸闷、心慌，活动后稍感气促，偶有头晕，无胸痛及放射痛，未发生晕厥，纳、眠一般，二便尚调，舌红，少苔，脉缓结。血压 140/80mmHg。双肺呼吸音清，未闻及干湿性啰音，心率 55 次/分，房颤律，各瓣膜听诊区未闻及病理性杂音。查 24 小时 holter 示：阵发性心房颤动，Ⅱ度房室传导阻滞，偶见窦性停搏，RR 最短 2.6ms，最慢心率 45 次/分，最快 100 次/分。

西医诊断：心律失常；阵发性心房颤动；Ⅱ度房室传导阻滞。

中医诊断：心悸（气阴两虚兼血瘀）。

治则：益气养阴，活血宁心。

处方：黄芪 30g，党参 25g，生地黄 15g，麦冬 10g，川芎 10g，全瓜蒌 20g，薤白 10g，丹参 15g，红花 5g，五味子 10g，浮小麦 30g，炙甘草 10g，生龙牡各 25g（先煎）。7 剂，水煎，日 1 剂，早、晚分服。

二诊：药后胸闷好转，心悸仍时有发生，时头晕、乏力，舌红，苔薄白，脉沉细缓，律不整。心率 46 次/分。

处方：党参 25g，葛根 10g，生地黄 20g，柏子仁 10g，黄芪 20g，丹参 20g，川芎 15g，红花 5g，桂枝 10g，炙甘草 10g，珍珠母 30g，生龙牡各 25g（先煎）。6 剂，服法同前。

三诊：药后自觉心慌明显减轻，心率 58 次/分，查心电图仍有房颤，近来无胸闷痛，舌红，苔薄白，脉沉细缓。

处方：党参 20g，黄芪 15g，当归 10g，白术 10g，茯苓 15g，陈皮 10g，升麻 5g，葛根 10g，丹参 30g，川芎 10g，桂枝 10g，柏子仁 10g，五味子 10g，炙甘草 10g。6 剂，服法同前。

四诊：药后心悸减少，有 3 天未发房颤，但有轻度胸闷，无心绞痛，睡眠可。舌红，苔薄白，脉弦细迟偶有代象，心律偶而不整，心率 56～62 次/分。

处方：党参 20g，生地黄 20g，麦冬 10g，五味子 10g，桂枝 10g，葛根 10g，桃仁 5g，川芎 10g，当归 10g，黄芪 20g，丹参 10g，补骨脂 15g，炙甘草 10g。继服 5 剂。

五诊：药后无胸闷及心绞痛，心悸很少发生，近两周发生 1 次心房颤动，约 30 分钟自动转复，无明显头晕，睡眠好，舌略红、中心裂，苔薄白，脉细缓，心律整，心率 48～50 次/分，血压 130/70mmHg。

继服上方 7 剂，巩固治疗。

【按】张永杰教授认为，尽管心律失常中医辨证分型较多，但临床病机较复杂，很多患者多为几种证型复合。作为医生，既要谙熟中医理论，又要结合临床经验，抓主要病机。此患者既有心血不足，心神失养，又有肝肾阴虚，且久病阴损及阳。心血不足，心神失养，故心悸，胸闷，活动后气短；气阴两虚，心失所养，故脉迟而代；肝肾阴虚，肝阳上亢，上扰清窍，故头晕。治以益气养阴、活血宁心为法。方中黄芪、党参补益心气；生地黄、麦冬、五味子、柏子仁养心阴，补肝肾；川芎、丹参、红花活血通脉；瓜蒌、薤白乃张永杰教授治疗冠心病心悸的常用药对，宽胸理气散结；浮小麦、五味子、生龙骨、炙甘草镇静宁心。

案 5. 心脾两虚案

霍某，女，50 岁。2014 年 6 月 8 日初诊。

患者反复心悸、胸闷一年，时轻时重，曾诊断为更年期综合征，冠心病待排，医生建议行冠脉造影，但患者拒绝。刻下症见：心悸，急躁易怒，心悸、心烦时伴阵发性潮热，胸闷不适，上述症状发作时持续时间不等，有时半小时缓解，有时持续几天；全身乏力，自汗出、动者更甚；月经时提前时错后、量少，纳食尚可，睡眠差，每晚睡3～4小时，舌淡，苔白，脉细。血压120/80mmHg，双肺呼吸音清，未闻及干湿性啰音，心率85次/分，律不整，可闻早搏5～8次/分，各瓣膜听诊区未闻及病理性杂音。心电图提示房性早搏，T波改变。

西医诊断：更年期综合征。

中医诊断：心悸（心脾两虚）。

治则：益气健脾，宁心安神。

处方：黄芪20g，党参20g，白术10g，茯苓10g，当归10g，龙眼肉25g，炒枣仁15g，生地黄15g，银柴胡10g，玉竹15g，郁金10g，香附10g，五味子10g，柏子仁10g，远志10g，首乌藤30g。6剂，水煎，日1剂，早、晚分服。同时给予心理疏导，告知患者根据临床表现，基本排除冠心病，明确诊断为更年期综合征，且该病乃年龄过渡阶段的生理表现，预后较好。

二诊：自觉心悸、乏力减轻，无胸闷，仍时有阵发性潮热，但程度减轻，睡眠仍差，自觉精神好转，二便正常，舌淡，苔白，脉细弱，偶可闻及早搏。

上方加大部分药物剂量，炒枣仁30g，生地黄30g，首乌藤50g宁心安神。续服6剂。

三诊：心悸、胸闷完全消失，每晚睡6小时左右，无潮热，且自觉精神明显好转，纳可，无自觉不适。复查心电图：窦性心律正常，未见心律失常。

上方继服6剂巩固治疗。

【按】张永杰教授认为，本患者为50岁女性，正值更年期，临床需先鉴别是更年期综合征还是冠心病。详细询问病史，患者发作无诱因，且每次发作持续时间不等，常者1天左右，与冠心病的发作特点不符。尽管心电图有房性早搏和T波改变，但更年期患者亦可出现此心电图改变。诊断明确后，在与患者沟通时首先保证信息的科学性和医生的自我保护。此患者病情反复，加之诊断未明确，导致患者思想压力大。经过有效沟通，患者的紧张心理得以消除。结合症状表现，中医辨为心脾两虚，方以归脾汤加减。对于失眠，张永杰教授临床应用酸枣仁、夜交藤常在30g以上，且酸枣仁煮药时捣碎，其养血安神作用才会体现。

案6. 肝郁化火，上扰心神案

王某，男，45岁。2014年6月8日初诊。

患者五年前患甲亢，经口服甲巯咪唑正规治疗一年半后，甲状腺功能检查正常而停药。三年来病情稳定，每年复查甲状腺功能正常。近3个月来自觉心慌心烦，情绪不稳，难以控制，伴全身困倦乏力，纳食一般，无体重下降，睡眠差，难以入睡，二便正常，舌红，苔薄黄，脉弦数。复查甲状腺功能：正常。血压130/80mmHg，双肺呼吸音清，未闻及干湿性啰音，心率102次/分，律齐，各瓣膜听诊区未闻及病理性杂音。心电图：窦性心动过速。

西医诊断：甲状腺功能亢进。

中医诊断：心悸（肝郁化火，上扰心神）。

治则：疏肝解郁，清心安神。

处方：当归20g，白芍10g，柴胡10g，茯苓20g，薄荷10g，牡丹皮10g，栀子10g，酸枣仁30g，莲子心20g，知母10g，远志10g，浙贝母10g，黄药子10g，山慈菇10g，甘草5g。6剂，水煎，日1剂，早、晚分服。

二诊：自觉心悸减轻，仍心烦易怒，情绪难以控制，全身困倦乏力，睡眠差，难以入睡，二便正常，舌质红，苔薄黄，脉弦数。

上方加淡豆豉20g，生龙骨、牡蛎各20g（先煎）。6剂，服法同前。

三诊：心悸消失，心烦易怒明显缓解，睡眠改善，因睡眠好，自觉困倦乏力减轻，精神佳，二便正常，舌红，苔薄黄，脉弦细，继用上方巩固疗效6剂。

【按】本例患者为甲亢复发。甲亢患者单纯正规西药治疗，治愈率在60%左右，40%可能复发。甲亢之病机，中医学认为首责于肝，为肝气郁结，郁久化火，上扰心神，致心神不安。同时肝火内耗肝阴，外灼心血，久者导致肝心阴虚，故本病为本虚标实之证。初始治疗当疏肝解郁，清泄心火，同时佐以补益肝肾、养血安神之品。待心肝火清，肝气舒畅，再补益肝心，佐以理气散结之品，方用逍遥散疏肝解郁，栀子豉汤清泄心肝之火，酸枣仁汤养血安神。

案 7. 心脾两虚，兼肝气不疏案

吴某，女，29 岁。2014 年 10 月 5 日初诊。

患者半年来反复心悸，烦躁，阵发性出汗，全身困倦乏力，睡眠不佳，月经失调、时提前时错后。外院曾诊为植物神经功能紊乱，现服谷维素等药物，病情改善不明显。近 1 个月来因与家人争吵后上症加重。刻下症见：心慌，胸闷不适，善叹息，全身困倦，头晕，稍感心烦，口干渴，饮食一般，睡眠欠佳，舌暗红，苔薄白，脉细数。血压 130/70mmHg，肺部听诊正常，心率 95 次/分，律不齐，可闻及早搏 5～8 次/分，各瓣膜听诊区未闻及病理性杂音。心电图：窦性加异位心律，频发房性早搏，T 波改变。

西医诊断：心脏神经官能症。

中医诊断：心悸（心脾两虚，兼肝气不疏）。

治则：补益心脾，养心安神，佐以疏肝。

处方：黄芪 20g，当归 20g，太子参 20g，白术 10g，茯苓 20g，酸枣仁 30g，龙眼肉 20g，木香 10g，远志 10g，百合 10g，生地黄 20g，柴胡 10g，佛手 10g，川芎 10g，全瓜蒌 20g，甘草 5g。6 剂，水煎，日 1 剂，早、晚分服。

二诊：仍感心慌，全身困倦，头晕，无心烦，胸闷减轻，饮食一般，睡眠改善，舌暗红，苔薄白，脉细数。

处方：黄芪 30g，当归 20g，太子参 20g，白术 10g，茯苓 20g，酸枣仁 30g，龙眼肉 20g，木香 10g，远志 10g，百合 10g，生地黄 20g，柴胡 10g，生龙牡各 20g（先煎），全瓜蒌 20g，甘草 5g。6 剂，服法同前。

三诊：自觉症状明显改善，心慌消失，精神转佳，无头晕，胸闷减轻，每晚睡 5 小时左右，舌暗红，苔薄白，脉细弱。

处方：黄芪 30g，当归 20g，太子参 20g，白术 10g，茯苓 20g，酸枣仁 30g，龙眼肉 20g，木香 10g，远志 10g，百合 10g，生地黄 20g，柴胡 10g，生龙牡各 20g（先煎），全瓜蒌 20g，甘草 5g。6 剂，服法同前。

四诊：自觉症状消失，心电图示：窦性心律。嘱患者精神放松，积极参加体育锻炼。

【按】患者为青年女性，自觉心悸，心电图提示窦性加异位心律。对此应首先辨病，鉴别要点为甲亢性心脏病、心肌炎和心脏神经官能症，结合病史和门诊检

查，排除甲亢性心脏病、心肌炎，最后明确诊断为心脏神经官能症。因长期劳累过度，耗伤心脾，脾失运化，气血生化乏源，久则心脾两虚。心血不足，心神失养则见心慌，全身困倦，头晕。加之工作压力大，精神紧张，久则肝气不疏，气机不畅。肝经布两胁，气滞胸胁，则胸闷，善叹息。治疗以归脾汤补益心脾治其本，柴胡疏肝散疏肝理气治其标，使气血充足，心神得养，肝气舒畅。同时，配合心理疏导，消除患者对疾病的恐惧，调畅情志，疾病得到较快治愈。

案8. 气机不畅，心神不宁，兼心肝阴虚案

叶某，女，29岁。2012年11月22日初诊。

患者因家庭纠纷而致失眠，心悸心慌，善叹息，精神郁郁，心烦，纳可，小便调，大便时干难解。刻下症见：神清，形体消瘦，舌偏红，苔微黄，脉细数。血压120/70mmHg，心率70次/分，律齐，各瓣膜听诊区未闻及杂音。腹部检查正常平软。心电图未见异常。心脏彩超正常。平板运动试验（－）。

西医诊断：心脏神经官能症。

中医诊断：心悸（气机不畅，心神不宁，兼心肝阴虚）。

治则：疏肝解郁，宁心安神，滋阴泻火。

处方：柴胡10g，百合15g，合欢皮15g，珍珠母20g，炒枣仁30g，白蒺藜15g，夜交藤15g，生甘草5g，淡豆豉10g，山栀子10g，麦冬15g，生地黄25g，玄参15g，柏子仁15g，枳壳15g。15剂，水煎，日1剂，早、晚温服。同时给予心理疏导。

二诊：自诉症状明显好转，但有些乏力。

上方去生甘草，加炙甘草20g。7剂，服法同前。

药后自觉症状消失，病情痊愈。

【按】心居上焦胸部，主血，司血液运行；肺主气，居胸中；肝藏血，主疏泄，气机通畅则百脉调达。血为气之母，若气机不畅，心血瘀阻，导致气机痹阻，气滞血瘀，则心失所养，可见心悸、心慌。张永杰教授治疗心悸，重视活血祛瘀，以及肝脏的疏泄，善于运用调理肝脾法，使用疏肝解郁、理气健脾等药物，标本兼治，通补兼施，协调人体气血阴阳和脏腑功能，促使疾病尽早向愈。

心肌病

气阴两虚，瘀血内阻案

韦某，女，81岁。2013年4月5日初诊。

患者于2008年无明显诱因出现胸闷气短，四肢浮肿，经过广西某医院诊治（具体治疗不详），症状一度好转。后多次就诊，病情有时稳定。2011年12月31日曾因胸闷、气促、下肢浮肿经海南省人民医院救治，考虑扩张型心肌病、慢性心功能不全、心功能Ⅲ级、慢性房颤，给予对症治疗，好转出院。两天前不慎受凉后胸闷、气短再发。为求进一步治疗，遂求治张永杰教授。刻下症见：神疲，胸闷，无明显胸痛，气短活动后加重，不能平卧，头晕，口干渴，无咳嗽咳痰，四肢肢端麻木，双下肢轻度水肿，胃纳、睡眠差，小便频数，大便稀，舌暗红，苔薄、中有剥苔，脉细涩。

西医诊断：扩张型心肌病；心律失常；慢性房颤；心功能Ⅲ级。

中医诊断：心衰（气阴两虚，瘀血内阻）。

治则：益气养阴，活血通脉利水。

处方：黄芪30g，党参30g，麦冬15g，五味子10g，川芎10g，赤芍15g，当归20g，丹参20g，全瓜蒌20g，茯苓30g，猪苓20g，泽泻20g，滑石10g。5剂，水煎，日1剂，早、晚分服。

二诊：服上方5剂，配合西药抗心衰对症处理后，精神可，胸闷、气短较前减轻，稍可平卧，时头晕，无明显口干渴，双下肢无水肿，胃纳、睡眠欠佳，小便频数，大便稀，舌暗红，苔薄、中有剥苔，脉细涩。

上方加健脾安神之品白术20g，酸枣仁30g（捣碎）。7剂，服法同前。

三诊：无明显胸闷，时而气短、活动后为甚，双下肢水肿消，纳、眠较前明显改善，大便成形，剥苔面积有所减小。

上方7剂。药后诸症均好转。

【按】患者以气短为主症，中医属"心衰"范畴。老年女性素体虚弱，肾气渐衰。肾为五脏之主，肾主纳气，肾气阴两虚，摄纳失司，则见气短。气虚运血无力，加之阴虚，则脉道失润，瘀血内阻，而见胸闷。舌暗红、苔薄中有剥苔、脉细涩为气阴两虚、心血瘀阻证。治以益气养阴、活血通脉利水为主。方中丹参、川芎、赤芍、当归活血通络，改善冠脉循环，增加冠脉血流量，且有抗凝与纤维蛋白溶解作用，能抑制血小板凝集，抗缺血缺氧，保护心肌，清除自由基；柴胡、枳壳、桔梗调理气机；瓜蒌薤白痰开胸，通阳散结；党参、黄芪、人参益气补心；麦冬、五味子养心复脉；猪苓、茯苓渗湿利水；滑石、泽泻通利小便，泄热于下，既能分消水气，又可疏泄热邪，使水热不致互结。诸药合用，益气滋阴，利水而不伤阴。

高血压病

案1. 阴虚阳亢，气滞血瘀案

徐某，男，57岁。2013年4月5日初诊。

患者高血压病史5年，血压最高达190/100mmHg，已服降压药治疗，血压控制不稳定。刻下症见：自觉头痛，胸闷，项强，双上肢麻木感，口干，便燥，睡眠可。舌质胖、暗紫，苔黄，脉沉细弦。心电图ST-T改变。

西医诊断：高血压病。

中医诊断：眩晕（阴虚阳亢，气滞血瘀）。

治则：清热平肝，活血通络。

处方：川芎15g，钩藤20g，葛根20g，丹参20g，蝉蜕10g，威灵仙15g，夏枯草10g，茺蔚子30g，牛膝15g，珍珠母30g。7剂，水煎，日1剂，早、晚分服。原降压药继服。

二诊：药后头痛缓解，3天来未发生胸闷，上肢麻木减轻，劳累后仍感项强，大便通畅，舌胖暗，苔薄白，脉沉细弦。血压150/100mmHg。

上方加赤芍20g，黄连6g，去钩藤。7剂，服法同前。

三诊：头痛项强完全缓解，无胸闷及心绞痛，晨间醒后有轻度上肢麻木感，活动后消失。舌胖暗，苔薄白，脉沉细弦，血压130/90mmHg。上方继服7剂。

【按】本例高血压病史五年余，自觉头痛，项强，口干，便燥，舌苔黄，脉弦细，乃阴虚阳亢之症；胸闷、舌胖质暗，提示气虚血瘀，血脉瘀阻。张永杰教授治以清热平肝，活血通络。方中黄芩、夏枯草、茺蔚子、青木香清肝降压；钩藤、蝉蜕清热平肝息风；川芎、葛根、赤芍、丹参活血通络；葛根解肌降压；瓜蒌宽胸化浊；香附理气止痛；牛膝、威灵仙补肝肾，壮筋骨，活血通络；珍珠母养心安神。

案2. 气阴两虚兼血瘀案

王某，男，83 岁。2013 年 4 月 5 日初诊。

患者高血压病史 10 年余，平素服非洛地平缓释片 5mg，1 天 1 次，血压控制尚可。1 周前发头晕，伴肢体麻木，腰酸腿软。某医院采用西药和丹参针剂治疗，手麻木略好转。刻下症见：头晕，手麻木感，腰酸腿软，口干，纳、眠可，大便秘结，小便调。舌暗胖，苔白，脉沉细而弦。

西医诊断：高血压病。

中医诊断：眩晕（气阴两虚兼血瘀）。

治则：益气养阴，活血通络。

处方：川芎 15g，葛根 25g，生黄芪 25g，丹参 25g，党参 20g，北沙参 20g，玉竹 15g，赤芍 15g，红花 10g，威灵仙 20g，地龙 15g。7 剂，水煎，日 1 剂，早、晚分服。

二诊：头晕、手麻木减轻，大便秘结、2～3 日一行。舌暗胖，苔薄白，脉沉细而弦。血压 150/60mmHg。

上方加生地黄 15g，麻仁 12g，肉苁蓉 15g。继服 7 剂。

三诊：药后头晕、手麻减轻，大便通畅、1～2 日一行，四肢较前有力，活动增加。舌暗胖，苔薄白、脉沉细而弦。

上方继服 7 剂，巩固疗效。

【按】本例高龄患者气阴两虚，肾气已亏。肾虚脑髓空故经常头晕，腰酸腿软，乏力，口干，便秘；兼有血瘀，经络不和，故手麻木。张永杰教授给予益气养阴、活血通络之剂。方中生黄芪、党参益气；北沙参、玉竹、生地黄养阴；川芎、葛根、丹参、赤芍、红花活血通络，解肌降压；威灵仙、地龙舒筋活络；麻仁润肠通便；肉苁蓉补肾润便。

案3. 阴虚阳亢，气滞血瘀案

郭某，男，63 岁。2013 年 6 月 5 日初诊。

172

患者高血压病史 10 余年，现服降压药物治疗，血压不稳定，波动在 160～170/90～100mmHg。刻下症见：自觉头晕头痛，手抖，有时胸闷气短，或心前区压榨感，纳、眠一般，二便尚调。舌胖质暗，苔白，脉沉细弦。

西医诊断：高血压病。

中医诊断：眩晕（阴虚阳亢，气滞血瘀）。

治则：平肝潜阳，活血通络。

处方：川芎15g，葛根20g，羌活15g，钩藤20g，丹参20g，威灵仙20g，菊花15g，生地黄15g，草决明25g，青木香15g，郁金20g，牛膝20g，珍珠母30g。7 剂，水煎，日 1 剂，早、晚分服。继服降压药。

二诊：药后胸闷痛减轻，发作次数减少，头痛减轻。午后仍轻度头痛，手抖。舌质暗胖，苔薄白，脉沉细弦。血压 150/100mmHg。

上方加全蝎5g（分冲）。继服 7 剂。

三诊：药后头晕、头痛缓解，未发生胸闷胸痛，手抖减轻，睡眠好，二便调。舌质暗，苔薄白，脉沉细弦。血压 140/90mmHg。上方继服 12 剂。

【按】本例高血压病十余年。现头晕、头痛、血压偏高、脉弦均为肝阳上亢之症；胸闷气短、脉沉细、舌体胖为气虚之象；舌质暗、胸痛且痛有定处为血瘀之征；手抖为肝风欲动。张永杰教授给予平肝潜阳、活血息风之剂。方中钩藤、羌活、全蝎清肝息风；菊花、茺蔚子、草决明、青木香清热，平肝潜阳降压；川芎、葛根、丹参、威灵仙活血祛瘀，通经活络；牛膝补肝肾，强筋骨，活血降压；生地黄益阴；郁金行气解郁止痛；珍珠母镇静安神。

案4. 脾肾两虚案

何某，男，78 岁。2013 年 6 月 5 日初诊。

患者高血压病病史 20 余年，不规律服用降压药，血压 180～190/85～90mmHg。刻下症见：头晕，健忘，腰酸，畏寒，双腿无力，麻木感，食少，眠差，二便调。舌暗红，苔薄白，脉沉细。

西医诊断：高血压病。

中医诊断：眩晕（脾肾两虚）。

治则：健脾补肾。

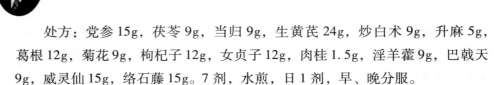

处方：党参 15g，茯苓 9g，当归 9g，生黄芪 24g，炒白术 9g，升麻 5g，葛根 12g，菊花 9g，枸杞子 12g，女贞子 12g，肉桂 1.5g，淫羊藿 9g，巴戟天 9g，威灵仙 15g，络石藤 15g。7 剂，水煎，日 1 剂，早、晚分服。

二诊：头晕减轻，畏冷减轻，食量仍少。舌暗胖，薄白苔，脉沉细。血压 140/70mmHg。

上方加炒谷芽、炒麦芽各 9g，以健脾消食。继服 7 剂。

三诊：药后无明显头晕，双下肢较前有力，畏冷好转，已脱棉衣，外出散步活动量有所增加，食量稍增。舌暗胖，苔薄白，脉沉细。血压 140/70mmHg。

上方继服 7 剂巩固疗效。

【按】本例患者年龄较高，脾肾已亏。食少、乏力、腰酸腿软、畏冷为肾阳已虚，不能温煦四肢，上承清窍所致。肾精亏少，脑髓空虚，故头晕健忘。治以健脾补肾之剂。方中党参、黄芪益气；肉桂、淫羊藿、巴戟天补肾温阳；四君子汤加炒谷麦芽健脾开胃；枸杞子、女贞子、当归补血养精；升麻升举清气；威灵仙、络石藤舒筋活络。

案 5. 脾虚，痰湿内阻案

崔某，男，64 岁。2013 年 6 月 6 日初诊。

患者既往高血压病病史 10 余年，平素服硝苯地平控释片，血压控制尚可。两天前出现头晕，伴恶心欲呕，未予特殊处理。刻下症见：眩晕，视物旋转，恶心呕吐，听力下降，不能进食，眠差。舌暗，苔白腻，脉弦滑。血压 170/90mmHg，形体肥胖。

西医诊断：高血压病。

中医诊断：眩晕（脾虚，痰湿内阻）。

治则：健脾化痰。

处方：天麻 20g，白术 10g，半夏 10g，茯苓 20g，葛根 15g，泽泻 10g，竹茹 10g，陈皮 10g，菖蒲 15g，蝉蜕 10g。5 剂，水煎，日 1 剂，早、晚分服。

二诊：药后眩晕消失，无恶心、呕吐。

继服 4 剂，服法同前。

三诊：药后耳鸣除，听力恢复，食欲、睡眠好，无不适感。舌质正常，苔薄白，脉弦滑。

继服上方6剂，巩固疗效。

【按】眩晕为临床常见病，病因病机为风、火、痰、虚。临床有"无痰不作眩""无虚不作眩"之论，但辨证绝非书本之论容易。本病结合症状与舌脉初辨为肝阳上亢，虽症状稍有改善，但未完全消失；后从痰浊中阻立论，而收显效。

中医临床之难，常在于准确辨证。一些看似疑难杂症，若辨证正确，常效如桴鼓。临床辨证能力的提高，非一日之功，需勤实践。

呼吸系统疾病

上呼吸道感染

阳气虚弱，兼虚热内扰案

李某，男，45岁。2013年12月4日初诊。

患者平素体虚，动则汗出，稍不慎受凉则易感冒，且感冒后后背发凉，持续3年，曾间断口服中药，但病情反复，甚为痛苦。1周前因汗出受凉，自觉怕冷，以后背部明显，伴咳嗽，咳少量黏痰，稍感口干，手心自觉发热，动则汗出，纳可，睡眠一般，舌淡红，苔薄少津，脉弦细。

西医诊断：上呼吸道感染。

中医诊断：感冒（阳气虚弱，兼虚热内扰）。

治则：温阳益气，兼清虚热。

处方：黄芪10g，白术10g，防风10g，桂枝10g，白芍10g，生姜10g，大枣10g，制附子10g，杏仁10g，厚朴10g，苍耳子20g，乌梅10g，黄连10g，黄柏10g，知母10g，甘草5g。3剂，水煎，日1剂，早、晚分服。

二诊：自觉怕冷、出汗症状明显改善，脊背部发凉明显减轻，咳嗽缓解，

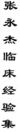
偶尔咳嗽，咳少量黏痰，稍感口干，舌质红，苔薄黄，脉弦。

处方：黄芪 10g，白术 10g，防风 10g，桂枝 10g，白芍 10g，制附子 10g，苍耳子 20g，乌梅 10g，黄连 10g，黄柏 10g，黄芩 10g，生姜 10g，大枣 10g，甘草 5g。3 剂，服法同前。

三诊：自觉上述症状消失，无咳嗽，纳可，睡眠佳，舌红，苔薄黄，脉弦。

处方：黄芪 10g，白术 10g，防风 10g，桂枝 10g，白芍 10g，制附子 10g，生姜 10g，大枣 10g，杏仁 10g，甘草 5g。续服 6 剂，巩固治疗。

后随访半年，病情稳定，未再感冒及怕冷。

【按】患者平素体虚，阳气虚弱，卫外不固，导致外邪袭表，营卫失和，汗出反复。汗为心之液，汗出过多，伤及心阴，形成心阴不足之体；汗出过多，气随津泄，导致阳气更虚。其病变之机理，既有阳气虚弱，又有虚热内生，故治疗以桂枝加附子汤温阳益气，调和营卫；配合玉屏风散益气固表。同时，佐以乌梅汤。方中黄连、黄柏、黄芩清虚热；苍耳子引阳药入督脉，使阳气复，虚热清；再予桂枝加附子汤和玉屏风散巩固治疗，故多年顽疾得以根治。

支气管扩张

气阴两虚案

邹某，女，62 岁。2011 年 11 月 30 日初诊。

患者 10 年前每当受凉自觉咳嗽，咳白色黏痰，咯血，曾诊断为支气管扩张，给予对症处理，病情可缓解。因病情反复，从内地迁至海南居住。1 月前因受凉咳嗽，咳白色黏痰，痰中带血丝、色鲜红，伴口干、咽干，纳食一般，恶寒，睡眠一般，舌淡红，苔薄黄，脉弦细。

西医诊断：支气管扩张。

中医诊断：咳嗽（气阴两虚）。

治则：补肾宣肺，化痰止咳。

处方：太子参 30g，麦冬 20g，五味子 10g，桂枝 10g，白芍 10g，杏仁 10g，厚朴 10g，黄芪 10g，白术 10g，防风 10g，白及 10g，补骨脂 10g，砂仁

10g，甘草5g。3剂，水煎，日1剂，早、晚分服。

二诊：药后咳嗽减轻，但觉得咽中有痰难咳，无咯血，右肋部疼痛，纳可，睡眠差，舌淡红，苔薄黄，脉弦细。

处方：太子参30g，麦冬20g，五味子10g，桂枝10g，白芍10g，杏仁10g，厚朴10g，瓜蒌仁20g，柴胡10g，黄芩10g，苏子10g，白芥子10g，莱菔子10g，枸杞子20g，延胡索10g，甘草5g。4剂，服法同前。

三诊：咳嗽基本消失，咳痰少，现主要恶寒怕冷，动则汗出，全身困倦乏力，纳差，稍感腹胀，舌淡红，苔薄黄，脉弦细。

处方：太子参30g，麦冬20g，五味子10g，桂枝10g，白芍10g，杏仁10g，厚朴10g，瓜蒌仁20g，白术10g，茯苓20g，山药20g，薏苡仁20g，炒山楂15g，木香10g，炒麦芽10g，莱菔子10g，甘草5g。3剂，服法同前。

四诊：腹胀减轻，纳食增加，时而全身疼痛，余无明显变化。

上方加延胡索10g，香附10g，行气止痛。7剂，服法同前。

五诊：症状明显缓解，咳嗽消失，偶咳少量黄白相间痰，恶寒减轻，仍汗出，无腹胀，纳食增加，后背部疼痛，右肋部明显，舌淡红，苔薄黄，脉弦细。

上方去炒山楂、莱菔子、炒麦芽。续服5剂，服法同前。

六诊：症状明显缓解，咳嗽消失，偶咳少量白色痰，恶寒，无腹胀，纳食增加，仍感背部疼痛，以右肋部疼痛明显，舌淡红，苔薄黄，脉弦细。

处方：太子参30g，麦冬20g，五味子10g，桂枝10g，白芍10g，杏仁10g，厚朴10g，白术10g，茯苓20g，山药20g，制附子5g，仙灵脾10g，仙鹤草20g，玉竹10g，甘草5g，炒麦芽10g。5剂，服法同前。

七诊：症状基本消失，暂停用药。

【按】支气管哮喘为临床疑难杂病，常因气候变化，病情时有反复。该患者为老年女性，病程较长。久病及肾，且耗气伤阴，形成本虚体质。每遇气候变化，寒暖失宜，外邪袭表，肺气失宣，痰饮内停，故迁延难愈。患者曾在内地治疗，病情时有反复，导致失去信心。今以纯中医治疗，并结合海南得天独厚的气候环境，前后服药一月余，而收显效。中医治疗疾病，讲求辨证论治、"天人合一"，因时、因地治疗，确有其科学因素，值得进一步探讨。

支气管炎

案1. 太阳太阴合病案

张某，女，54岁。2013年8月6日初诊。

患者咳嗽一月余，呈阵发性，静滴抗生素7天，症状无改善，胸片示肺纹理紊乱，后口服中药一周，仍咳嗽，持续一个月。现咳嗽，呈阵发性，晚上较甚，咳时遗尿，自觉有痰难咳，伴头痛，流清涕，讲话有鼻音，咽痒，恶风，虚汗出，大便干，舌红，苔白，脉细弦。

西医诊断：支气管炎。

中医诊断：咳嗽（太阳太阴合病）。

治则：调和营卫，宣肺化痰。

处方：桂枝10g，白芍10g，炙甘草6g，清半夏15g，厚朴10g，炒苏子10g，茯苓12g，桔梗10g，杏仁10g，枇杷叶10g，生姜15g，大枣4枚。7剂，水煎，日1剂，早、晚分服。

二诊：咳嗽明显减轻，鼻窍清利，头痛已，恶风、汗出不明显，大便正常，仍咽痒，苔白，脉细弦。

上方加柯子、炙甘草。续服7剂。

三诊：药后咽痒消失，咳嗽止。

【按】：咳嗽为小疾，但久咳不已，亦影响学习、生活。时方治咳嗽，多从外感内伤入手，注重治痰。经方治咳嗽，多从辨别阴阳、六经入手，注重治饮。半夏厚朴汤方症见《金匮要略》。"患者咽中如有炙脔，半夏厚朴汤主之"。本方叙述及其简短，后世将其列为治疗痰气郁结之梅核气的要药。但临床所见，梅核气属寒痰、湿痰郁结者少，属热痰、燥痰郁结者多，故温燥之半夏厚朴汤方往往少用。本方实为治疗外邪里饮之方，试用于外邪里饮之咳嗽，收到较好效果。究其原因，是因就诊者多杂药乱投，或被前医误诊，而所用之药多为寒凉解表，伤及太阴。如外邪不显，可以炒苏子代替苏叶。

案2. 肺肝气机失常，肾气不固案

林某，女，50岁。2014年2月16日初诊。

患者三个月前因受凉感冒，行抗感染治疗。感冒症状改善，但咳嗽不止、以干咳为主，伴咽痒。胸部 X 线示：双肺纹理紊乱。诊断为支气管炎咳嗽、变异性哮喘。给予强的松、酮替芬等药口服，症状无改善。近两周来，咳嗽时小便出、难以控制，十分烦恼。曾间断口服中药，但自觉症状逐渐加重。刻下症见：咳嗽、以干咳为主，咽干咽痒，咳嗽时小便出、难以控制，平素胸部痞闷，腹部胀满，大便稍干硬，舌淡红，苔薄白，脉弦细。

西医诊断：支气管炎咳嗽；变异性哮喘。

中医诊断：咳嗽（肺肝气机失常，肾气不固）。

治则：疏利气机，益肾固摄。

处方：杏仁 10g，苏叶 10g，半夏 20g，橘红 10g，桔梗 10g，玄参 20g，蝉蜕 10g，防风 10g，款冬花 10g，柴胡 10g，白芍 10g，枳壳 10g，乌药 10g，益智仁 20g，白果 10g，甘草 5g。5 剂，水煎，日 1 剂，早、晚分服。

二诊：症状无明显改善，且腹胀加重，咳嗽、以干咳为主，咽干咽痒，舌淡红，苔薄白腻。

处方：杏仁 10g，苏叶 10g，半夏 20g，橘红 10g，桔梗 10g，玄参 20g，旋覆花 20g，防风 10g，款冬花 10g，柴胡 10g，白芍 10g，枳壳 10g，乌药 10g，益智仁 20g，莱菔子 10g，甘草 5g。续服 5 剂，服法同前。

三诊：咳嗽明显减轻，咳时无小便出，腹胀缓解，咽痒消失，纳可，舌淡红，苔薄白腻。续投 10 剂。

药后咳嗽基本消失，偶尔咳，但无小便出，余无不适，大便正常，舌淡红，苔薄白腻。电话随访，病情稳定。

【按】咳嗽为临床常见病，但严重咳嗽导致遗尿临床并不常见，其给患者带来极大的生活不便和精神压力。本病多见于中老年女性，除咳嗽时遗尿，其他肾虚症状并不常见，给辨证带来困难。本病辨证要点，年龄是主要因素之一，同时病程较长，咳嗽较重，久咳耗伤肺气，损及于肾，肾虚气不摄津而见遗尿。治疗在咳嗽的基础上，配合缩尿散，疗效满意。

案 3. 痰饮内停案

唐某，女，52 岁。2013 年 7 月 16 日初诊。

患者发病前两个月因受凉出现头痛，全身酸困痛，咳嗽咳痰。按感冒治疗后，感冒症状消失，但遗留咳嗽。曾在海口各大医院门诊治疗，给予静滴抗生素和口服化痰止咳药，咳嗽症状无明显缓解，持续两月。刻下症见：咳嗽，咳白色泡沫痰，伴咽干咽痒，纳可，二便正常，舌淡红，苔薄白腻，脉浮。

西医诊断：急性支气管炎。

中医诊断：咳嗽（痰饮内停）。

治则：化痰除饮，温肺散寒。

处方：桂枝10g，白芍10g，炙麻黄5g，杏仁10g，细辛5g，五味子5g，干姜3g，苏子10g，白芥子10g，莱菔子10g，蜂房10g，僵蚕10g，炙紫菀10g，枇杷叶10g，甘草5g。4剂，水煎，日1剂，早、晚分服。

二诊：药后咳嗽明显缓解。效不更方，守方3剂，症状消。

【按】咳嗽为临床常见病，其病因为外感、内伤两大类。感冒引起咳嗽，轻者随感冒缓解而消失，但亦多见感冒好转，遗留咳嗽。若治不得法，常反复不愈。

中医治疗咳嗽，有独特的疗效。若辨证正确，常取桴鼓之效。本患者迁延两月，中医以小青龙汤治疗，取得立竿见影之效。小青龙汤辨证，当以风寒外袭、痰饮内停为病机，症状以咳嗽、咳白色泡沫痰、微恶寒为辨证要点。若辨证准确，常3～5剂获显效。临床辨证还要结合西医辨病，排除肺部占位性病变等。

案4. 少阳枢机不利，痰饮内阻案

符某，女，33岁，工人。2014年2月8日初诊。

患者患感冒四个多月，经常咳嗽。西医诊为急性支气管炎，先用西药抗感染、镇咳两个多月无明显效果，后间断在多家医院口服中药丸、胶囊及汤剂亦无功。刻下症见：咳嗽、以干咳为主，咳甚有少量白稀痰，咳嗽于夜间与中午刚平卧之时加重，伴头晕心烦，纳食一般，睡眠差，二便正常，舌淡红，苔薄黄，脉弦细。

西医诊断：急性支气管炎。

中医诊断：咳嗽（少阳枢机不利，痰饮内阻）。

治则：和解少阳，疏利气机，辅以化痰止咳。

处方：紫菀 10g，百部 10g，荆芥 10g，陈皮 10g，白前 10g，旋覆花 10g，桔梗 10g，半夏 10g，茯苓 20g，枇杷叶 10g，甘草 5g。5 剂，水煎，日 1 剂，早、晚分服。

二诊：药后咳嗽症状无改善，仍咳嗽，咳少量白黏痰，且自觉胸胁苦满，无食欲，余症如上。详细询问，患者自述已服中药 20 余剂，该药与前方相仿，自觉辨证有误。再予辨证，此病乃邪在少阳，枢机不利，痰饮内阻于胃，上逆于肺。故予和解少阳，疏利气机，佐以化痰止咳。

处方：柴胡 10g，半夏 10g，黄芩 10g，干姜 4g，五味子 10g，紫菀 10g，丝瓜络 10g，旋覆花 10g，桔梗 10g，茯苓 20g，枇杷叶 10g，甘草 5g。因心中无底，暂先 3 剂，水煎，日 1 剂。

三诊：患者欣喜告知，服上方 1 剂，咳嗽大减；3 剂尽，咳嗽基本消失，余症亦明显缓解，饮食增加，舌淡红，苔薄白，脉弦细。

因患者咳嗽较久，守上方 3 剂，巩固治疗。

【按】《伤寒论》云："伤寒五六日中风……胸胁苦满……心烦喜呕，或胸中烦而不呕……或咳者，小柴胡汤主之……若咳者，去人参、大枣、生姜，加五味子半升，干姜二两。"初辨只关注咳嗽，采用宣肺化痰止咳之品，未见效果。后详问病史、治疗经过及用药情况，自觉与仲景小柴胡汤证相似，故给予和解少阳，疏利气机，辅以化痰止咳，不治咳而咳自止。提示，中医治病切忌头痛治头，要详问病史，明辨病机。

案 5. 痰热壅肺，肺失宣肃案

刘某，男，27 岁。2014 年 1 月 20 日初诊。

患者一个月前因感冒，伴咳嗽，给予对症治疗，感冒症状消失，但遗留咳嗽，咳黄白黏痰，先后静滴抗生素一周及口服中药，咳嗽无缓解，胸片提示急性支气管炎。刻下症见：咳嗽阵发，咳痰黄白相间、黄多白少，黏痰甚难咳出，自觉咽喉有阻塞感，口苦口干，纳可，大便干硬，小便正常，舌苔黄白而腻，脉滑而数。

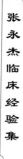

西医诊断：急性支气管炎。

中医诊断：咳嗽（痰热壅肺，肺失宣肃）。

治则：清热化痰，宣肺止咳。

处方：杏仁 10g，川贝母 10g，瓜蒌 20g，胆南星 10g，茯苓 20g，枳实 10g，桑白皮 15g，黄芩 10g，紫菀 20g，甘草 10g。3 剂，水煎，日 1 剂，早、晚分服。

二诊：药后症状无明显改善，仍咳嗽，咳痰黄白相间，痰黏难咳出，大便变软，舌苔黄白而腻，脉滑而数。

上方加干姜 3g，温肺化饮。续投 3 剂。

三诊：服上药 2 剂，咳嗽明显缓解，咳痰量减少；3 剂服完，咳嗽消失，稍感咽中不适，咳少量白痰，无口干苦，大便正常，舌淡红，苔薄白，脉弦。

停药观察，嘱饮食清淡，戒烟酒，生活调养善后。

【按】《黄帝内经》云："寒者热之，热者寒之。"本患者咳嗽阵发，咳痰黄白相间、黄多白少，黏痰甚难咳出，舌苔黄白而腻，脉滑而数。结合症状、舌脉，辨证无误，但初诊给予清气化痰汤治疗，疗效欠佳；后思清气化痰丸一方均取姜汁为丸。姜汁者，辛温行散之药，入肺之药也。痰者乃阴霾之物，非阳不能化，故痰火之症常于大队化痰药中酌加温化之品以化痰。干姜者，入肺而温，善化肺中之阴寒，宜干姜替生姜汁。故二诊加入干姜 3g。服药 3 剂，效如桴鼓，中医辨证之巧，非经多年实践者安能掌握。

案 6. 肺失肃降，肺气上逆案

王某，女，34 岁。2012 年 2 月 18 日初诊。

患者半月前因受凉感冒自觉鼻塞，流涕，全身酸困，咳嗽，咳白色黏痰，给予消炎、止咳等治疗，感冒症状改善，但仍咳嗽、以干咳为主，持续一个月。刻下症见：咳嗽、以干咳为主，咽干咽痒，咽部有异物感，纳可，睡眠佳，二便正常，舌淡红，苔薄白腻，脉弦细。

西医诊断：急性支气管炎。

中医诊断：咳嗽（肺失肃降，肺气上逆）。

治则：宣肺止咳。

处方：杏仁 10g，苏叶 10g，半夏 10g，橘红 10g，前胡 10g，桔梗 10g，茯苓 20g，玄参 20g，僵蚕 10g，防风 10g，蜂房 10g，紫菀 10g，枇杷叶 10g，款冬花 20g，甘草 5g。4 剂，水煎，日 1 剂，早、晚分服。

二诊：仍咳嗽、以干咳为主，咽干咽痒，咽部有异物感，余无不适，饮食正常，睡眠佳，舌脉无异常。

上方加白芍 20g，旋覆花 20g，行气降逆。续服 4 剂。

三诊：咳嗽基本消失，无咽干咽痒，余无不适，饮食正常，睡眠佳，舌脉无异常。守方 4 剂，巩固治疗而愈。

【按】此患者有感冒病史，经治感冒症状缓解，遗留咳嗽、以干咳为主，遇烟雾、空调、刺激性食物等自觉咽痒，然后干咳。此类患者常见，多病情反复，持续短者 1 月，常者半年，给患者造成很大的经济损失和精神负担。张永杰教授将此病诊为气道高反应，每遇此类患者，先告知停用一切抗生素，避免不良刺激，同时采用纯中医治疗，疗效良好。药物常选杏苏散加减，多加玄参、僵蚕、防风、蜂房、紫菀、款冬花等药物。部分患者因咳嗽时间较长，短期效果欠佳，故要嘱咐患者建立信心，坚持治疗。

顽固性咳嗽

肺失肃降，肺气上逆案

曾某，女，35 岁。2014 年 3 月 8 日初诊。

患者咳嗽两月余，曾间断在外院就诊，服用中西药治疗，效果不佳。刻下症见：咳嗽、以干咳为主，咽干咽痒，余无不适，饮食正常，睡眠佳，舌淡红，苔薄白腻，脉弦细。

西医诊断：顽固性咳嗽。

中医诊断：咳嗽（肺失肃降，肺气上逆）。

治则：宣肺止咳。

处方：杏仁 10g，苏叶 10g，半夏 10g，橘红 10g，前胡 10g，桔梗 10g，茯苓 20g，玄参 20g，僵蚕 10g，防风 10g，蜂房 10g，紫菀 10g，枇杷叶 10g，麦冬 20g，甘草 5g。3 剂，水煎，日 1 剂，早、晚分服。

二诊：仍咳嗽、以干咳为主，咽干咽痒，咽部有异物感，余无不适，饮食正常，睡眠佳，舌脉无异常。续服 5 剂。

三诊：咳嗽基本消失，无咽干咽痒，余无不适，饮食正常，睡眠佳，舌脉无异常，守方 4 剂，巩固治疗而愈。

【按】咳嗽是最常见、较易治又极不易治的一种病证。古人言：咳嗽一症，诸家立论太繁，皆不得其要，多致后人临证莫知所从，所以治难得效。说它易治，如感冒咳嗽，按四时感冒辨治不难治愈。说它难治，除了肺结核、肺癌等难治之病有咳嗽外，有时外感咳嗽治疗失当，或不注意忌口（如咳嗽初起饮鸡汤、猪肉汤之类）往往 20 天至一两个月不愈。有些医者过早使用收敛止咳药，致患者咳嗽不畅，痰更难出，迁延难愈。

总之，咳嗽之症，病位在肺；临证之时，当首辨外感、内伤；其治疗，外感咳嗽以宣肺为法，内伤咳嗽以降肺为治。但应注意，肺之宣发与肃降是相反相成、不可分割的两个方面。因此，治咳之时，宣肺勿忘降气；降肺注意宣散，宣降相合，升降相因，以复其职。

慢性阻塞性肺疾病急性发作

痰热蕴肺案

梁某，男，75 岁。2014 年 8 月 20 日初诊。

患者四年前无明显诱因下出现咳嗽、气促，活动后加重，无胸痛、咯血，无潮热盗汗，无恶心、呕吐，无腹痛腹泻。至当地诊所诊治，病情好转（具体用药不详）。此后上述症状每于天气变化后反复发作，先后到各大医院诊治，具体情况不详。10 天前，感冒后气促，咳嗽咳痰、夜间为甚，不能平卧，活动后加重，且自汗，未予治疗，病情逐渐加重。刻下症见：精神疲惫，气促，咳嗽咳痰、痰色黄质黏、难以咳出，夜间为甚，不能平卧，活动后加重，自汗，心慌胸闷，无胸痛、咯血，无潮热盗汗，无恶心呕吐，无腹痛腹泻，左侧肢体活动不利，胃纳可，睡眠差，大便干，两日一行，夜尿频，每晚 3 ~ 4 次，舌红，苔黄腻、中有剥苔，脉促。

西医诊断：慢性阻塞性肺疾病急性发作。

中医诊断：喘证（痰热蕴肺）。

治则：清热化痰。

处方：黄芩15g，桑白皮15g，知母15g，浙贝母15g，法半夏10g，款冬花10g，陈皮15g，桔梗15g，麦冬20g，全瓜蒌20g，山药20g，白术15g，杏仁20g，甘草10g。5剂，水煎，日1剂，早、晚分服。配合热敷定喘、肺俞穴排痰。

二诊：精神可，气促较前好转，咳嗽、咳痰较前减轻，痰量少，汗出较前减少，心慌胸闷较前好转，纳寐可，大便成形，尿液澄清。心率76次/分，血压140/86mmHg；双肺呼吸音增粗，可闻及散在痰鸣音，未闻及哮鸣音。叩诊心界无明显扩大，房颤律，各瓣膜听诊区未闻及病理性杂音。舌红，黄腻苔较前明显消退、中有剥苔，脉弦滑。继续清热化痰为法。

处方：桑白皮10g，法半夏10g，款冬花10g，陈皮15g，桔梗15g，浙贝母15g，甘草5g，山药10g，黄芩20g，紫菀10g，白术10g，杏仁20g。5剂，服法同前。

三诊：症状较前缓解，但仍咳嗽、咳痰，痰量较前减少。

上方加苏子15g，地龙20g。续服5剂。

四诊：精神可，无气促，偶尔咳嗽咳痰，痰量少可咳出，汗出减少，无心慌胸闷，胃纳可，睡眠可，大便可，小便排出欠畅。舌红，苔白剥脱，脉细。

经积极治疗，症状及体征较前好转，疾病后期伤津耗液，肺胃气阴两虚，予益气养阴止咳为法，方拟沙参麦冬汤加减。

五诊：复查胸部CT，较前好转，咳嗽咳痰基本痊愈，纳食、二便均可。嘱平素避寒温，适饮食，忌食辛辣、冷热。不适随诊。

【按】内伤咳嗽可由痰湿阻肺、肝火犯肺、肺阴亏虚、肾水上泛等引起。临床多见痰湿阻肺，常发生于老年性慢性支气管炎、支气管扩张等病。"肺为贮痰之器"。肺的肃降功能失常，气机不降而上逆，故见胸闷憋气；肺气上逆，则咳嗽气喘；痰随气逆，则咳痰量多。治疗内伤咳嗽立足"降"字，采用清热养阴、化痰止咳等法，选用泻白散、百合固金汤、三子养亲汤等加减治疗。

该患者以"咳嗽、气促"为主症入院，当属中医"喘证"范畴。患者为老年男性，年过八八，五脏亏虚，脾胃先衰，痰浊内生，上贮于肺，阻滞气

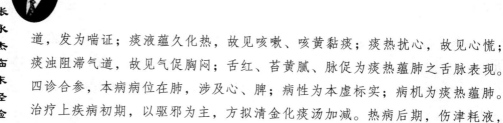

道，发为喘证；痰液蕴久化热，故见咳嗽、咳黄黏痰；痰热扰心，故见心慌；痰浊阻滞气道，故见气促胸闷；舌红、苔黄腻、脉促为痰热蕴肺之舌脉表现。四诊合参，本病病位在肺，涉及心、脾；病性为本虚标实；病机为痰热蕴肺。治疗上疾病初期，以驱邪为主，方拟清金化痰汤加减。热病后期，伤津耗液，正气亏虚，余邪未尽，故以扶正为主，佐以驱邪，药症相符，病情向愈。

内分泌系统疾病

甲状腺结节

肝气郁结，痰瘀内阻案

符某，女，52岁。2014年3月3日初诊。

患者三个月前自觉颈部不适，因症状较轻，未引起注意，三个月来感觉上述不适加重，自觉颈部有压迫感。甲状腺彩超：右侧甲状腺混合型结节。刻下症见：自觉颈部不适，有压迫感，伴心烦易怒，心慌胸闷，易惊，纳可，睡眠一般，二便正常，舌淡红，苔薄白，脉弦。

西医诊断：甲状腺结节。

中医诊断：瘿瘤（肝气郁结，痰瘀内阻）。

治则：疏肝理气，活血软坚。

处方：当归20g，白芍10g，赤芍10g，柴胡10g，茯苓20g，薄荷10g，牡丹皮20g，生栀子10g，海藻10g，昆布10g，三棱10g，郁金10g，瓜蒌20g，香附10g，青皮10g。3剂，水煎，日1剂，早、晚分服。

二诊：自觉颈部不适减轻，心烦易怒改善，但仍有压榨感，伴心慌胸闷，易惊，纳可，睡眠一般，二便正常，舌淡红，苔薄白，脉弦。

上方加麦冬20g滋阴。4剂，服法同前。

三诊：自觉颈部不适减轻，心烦易怒明显改善，但仍有压榨感，稍感口干，易惊，纳可，睡眠一般，二便正常，舌淡红，苔薄白少津，脉弦。

处方：当归 20g，白芍 10g，赤芍 10g，柴胡 10g，茯苓 20g，薄荷 10g，牡丹皮 20g，生栀子 10g，海藻 10g，昆布 10g，三棱 10g，郁金 10g，瓜蒌 20g，香附 10g，青皮 10g，山药 20g。7 剂，服法同前。

四诊：自觉颈部不适逐渐改善，继续巩固治疗。

处方：当归 20g，白芍 10g，赤芍 10g，柴胡 10g，茯苓 20g，薄荷 10g，牡丹皮 20g，山慈菇 10g，海藻 10g，昆布 10g，三棱 10g，郁金 10g，瓜蒌 20g，香附 10g，青皮 10g。7 剂，服法同前。

五诊：自觉颈部不适基本消失，口干缓解，但自述易受惊吓，惊吓时胸中不适。纳可，睡眠一般，二便正常，舌淡红，苔薄白少津，脉弦。

处方：当归 20g，白芍 10g，赤芍 10g，柴胡 10g，茯苓 20g，薄荷 10g，牡丹皮 20g，栀子 20g，远志 10g，龙齿 10g，女贞子 20g，枸杞子 20g，三棱 10g，郁金 10g，山慈菇 10g。续服 7 剂。

六诊：自觉颈部不适基本消失，无口干，且自觉胸中不适消失，纳可，睡眠一般，二便正常，舌淡红，苔薄白少津，脉弦。

守上方 15 剂，巩固治疗。

【按】随着生活节奏的加快，以及竞争压力的加大，甲状腺结节及腺瘤明显增多。轻者无症状，但大者常致颈部不适，给患者思想造成极大负担。中医学认为，本病常因情志不舒，肝气郁结，病久者气滞痰阻，郁结于颈部，导致瘿瘤，治当疏肝理气，化痰散结。同时配合心理疏导，让患者摆正心态，如此多能改善症状，部分患者结节可缩小或消失。若经过治疗，短期结节明显变大，应及时进一步检查，排除恶性病变，以免延误治疗。

亚急性甲状腺炎

案 1. 肝气郁结，毒热壅阻案

胡某，女，38 岁，教师。2013 年 5 月 27 日初诊。

患者近一周自觉颈部两侧疼痛，以左侧明显，3 天前发热（38.3℃），微恶寒，5 月 26 日甲状腺彩超：双侧甲状腺异常回声，双侧颈部淋巴结肿大。5 月 27 日甲状腺功能：三碘甲状腺原氨酸 3.87nmol/L，甲状腺激素 247.1μmol/L，游离三碘甲状腺原氨酸 10.69μmol/L，游离甲状腺激素 33.95μmol/L，促甲状腺激素 0.010mIU/L，抗甲状腺过氧化物酶抗体 16.52IU/mL。刻下症见：自觉颈部两侧疼痛，以左侧明显，发热，时而心烦易怒，纳可，二便正常，舌红，舌尖有瘀点，苔薄黄，脉弦数。查体：左侧甲状腺肿大，按之疼痛，质较硬，右侧正常。

西医诊断：亚急性甲状腺炎。

中医诊断：瘿瘤（肝气郁结，毒热壅阻）。

治则：疏肝理气，清热解毒。

处方：当归20g，白芍10g，赤芍10g，柴胡15g，茯苓20g，薄荷10g，牡丹皮20g，栀子10g，黄芩10g，菊花20g，防风10g，牛蒡子20g，延胡索10g，玄参20g，香附10g，甘草5g。6剂，水煎，日1剂，早、晚分服。

二诊：无发热，自觉颈部疼痛有所缓解，时而心烦，纳可，睡眠佳，二便正常，舌红，舌尖有瘀点，苔薄白，脉弦。

因体温正常，故减防风、牛蒡子，加浙贝母10g，三棱10g。6剂，服法同前。

三诊：自觉颈部疼痛明显缓解，心烦消失，纳可，睡眠佳，二便正常，舌质红，舌尖有瘀点，苔薄白，脉弦。

处方：当归20g，白芍10g，赤芍10g，柴胡10g，茯苓20g，薄荷10g，牡丹皮20g，栀子10g，黄柏10g，苍术10g，薏苡仁10g，浙贝母10g，三棱10g，延胡索10g，玄参20g，香附10g，甘草10g。7剂，服法同前。

四诊：自觉颈部疼痛消失，但按之稍硬，无心烦，纳可，睡眠佳，二便正常，舌红，舌尖有瘀点，苔薄白，脉弦。

上方7剂，服法同前。

五诊：7月1日来医院，自述颈部无疼痛，颈部左侧按之软，余无不适。复查甲状腺功能：三碘甲状腺原氨酸2.3μmol/L，甲状腺激素108.38μmol/L，游离三碘甲状腺原氨酸5.39μmol/L，游离甲状腺激素6.69μmol/L，促甲状腺激素23.02mIU/L，抗甲状腺过氧化物酶抗体528IU/mL。停药观察。

【按】亚急性甲状腺炎临床不太常见，西医主要对症处理，必要时使用激素，但部分患者常反复。本病相当于中医"瘿瘤"范畴。《济生方·瘿瘤论治》云："夫瘿瘤者，多由喜怒不节，忧思过度，而成斯疾焉。"该患者病程较短，采用纯中药治疗，临床治愈。根据临床表现，本病主要为肝经病变，乃肝气郁结，毒邪外袭颈络，导致局部郁毒内阻。始予疏肝理气，清热解毒，待毒邪外散，表邪已解后，在疏肝理气的基础上，加软坚散结之品，而达肝气舒畅、气血调顺、郁毒外解、瘰消结散之效。

案2. 湿热中阻，热毒上扰案

林某，男，45岁。2014年7月5日初诊。

患者两周前因感冒发热，颈部左侧甲状腺部位疼痛，在省人民医院行甲状腺彩超及甲状腺功能等检查，诊为亚急性甲状腺炎，给予静滴抗生素1周，并进行对症处理，发热消失，但仍感颈部左侧甲状腺部位疼痛，故停西药。刻下症见：颈部左侧甲状腺部位疼痛，呈胀痛，伴牵引至左耳后及头部左侧隐痛，头部昏沉，纳食一般，二便正常，舌质红，苔黄厚腻，以中后部明显，脉濡数。

西医诊断：亚急性甲状腺炎。

中医诊断：瘿瘤（湿热中阻，热毒上扰）。

治则：清热利湿，解毒理气止痛。

处方：青蒿20g，黄芩10g，枳实10g，竹茹10g，陈皮10g，半夏10g，茯苓20g，茵陈30g，黄连10g，柴胡10g，香附10g，川芎15g，延胡索10g，郁金10g，蔓荆子10g，野菊花20g，金银花15g，甘草5g。4剂，水煎，日1剂，早、晚分服。

二诊：自觉颈部左侧甲状腺部位疼痛减轻，左耳后及头部左侧疼痛基本消失，精神好转，稍感头昏，纳可，二便正常，舌红，苔薄黄腻、以中后部明显，脉濡。病情减轻，守方继服4剂。

三诊：自觉颈部左侧甲状腺部位疼痛明显减轻，余部位疼痛基本消失，无头昏，纳可，二便正常，舌红，苔薄白，脉弦细。湿热已清，治以益气健脾，理气止痛。

处方：黄芪20g，太子参10g，白术10g，茯苓20g，青蒿20g，藿香10g，茵陈30g，黄连10g，柴胡10g，香附10g，川芎15g，延胡索10g，郁金10g，蔓荆子10g，野菊花20g，甘草5g。7剂，服法同前。

四诊：症状消失，停药观察。一个月后随访，病情稳定，临床治愈。

【按】亚急性甲状腺炎临床不常见，且病情轻重不一，轻者如感冒，重症常反复。西医治疗常给予对症处理，部分患者给予激素治疗。中医辨证为邪热之毒外袭。此患者无发热，但自觉甲状腺部位疼痛，呈胀痛，结合舌苔、脉象，辨为湿热中阻，热毒上扰，始予清热利湿，解毒理气止痛，以蒿芩清胆汤加减；待中焦湿热清后，给予益气健脾、理气止痛之治。治疗遵循"痛者不通"之旨，不通之源乃湿热中阻，气机不畅，气滞血阻，故理气止痛贯彻治疗始终。

消化系统疾病

慢性结肠炎

湿热蕴肠，肝木乘脾案

杨某，男，53岁，工人。2014年3月5日初诊。

腹泻一年，大便不成形，时轻时重，重者1日4~6次，轻者1日2~3次，无黏液及脓血。病情与情志及饮食有关，情志不畅及进食油腻病情加重，且自觉体重下降。2013年11月肠镜示：慢性结肠炎。间断口服中药及灌肠，病情改善不明显。刻下症见：腹泻，每日大便5~6次、质稀呈糊状，便前腹痛，便后痛减，无黏液及脓血。纳食一般，睡眠尚可，体重一年来下降2.5kg左右，舌暗红，苔黄腻，脉弦滑。

西医诊断：慢性结肠炎。

中医诊断：泄泻（湿热蕴肠，肝木乘脾）。

治则：清肠化湿，抑肝扶脾。

处方：柴胡15g，黄芩9g，苦参6g，葛根20g，秦皮15g，地榆15g，败酱草15g，蒲公英20g，白芍30g，升麻12g，云苓30g，白术6g，陈皮15g，防风12g，炒苡仁20g，白蔻仁12g，砂仁6g，诃子12g，石榴皮12g，鸡内金

9g，甘草5g。7剂，水煎，日1剂，早、晚分服。

二诊：腹泻有所减轻，每日大便3～4次、呈糊状，偶尔便前腹痛，纳食可，夜寐安，舌暗红，苔薄黄腻，脉弦滑。守上方7剂。

三诊：腹泻明显，每日1～3次、呈糊状，便前无腹痛，纳食可，夜寐安，舌淡红，苔薄，脉弦滑。

处方：柴胡15g，黄芩9g，苦参6g，葛根20g，秦皮15g，地榆15g，败酱草20g，蒲公英20g，黄芪10g，白术6g，云苓30g，山药10g，砂仁6g，陈皮15g，防风12g，诃子12g，石榴皮12g，甘草5g。7剂，服法同前。

四诊：大便每日大便1～2次、呈糊状，便前无腹痛，纳食可，夜寐安，舌淡红，苔薄白，脉弦。

处方：柴胡15g，黄芩9g，葛根20g，地榆15g，黄芪10g，白术6g，云苓30g，山药10g，砂仁6g，陈皮15g，防风12g，诃子12g，补骨脂20g，肉豆蔻10g，甘草5g。7剂，巩固治疗。嘱注意饮食调节，忌食辛辣油腻之物，忌饮酒。

【按】《杂病源流犀烛·泄泻源流》云："湿盛则飧泄，乃独由于湿耳。"《景岳全书·泄泻》曰："泄泻之本，无不由于脾胃。"张永杰教授认为，泄泻多由湿而起，或因饮食不当，或因情志失调，肝木克土，伤及脾胃，致脾失健运，大小肠传化失常，升降失调，清浊不分，混杂而下，形成泄泻。其病位在脾、胃、肠，治疗多清热化湿，抑肝扶脾。本案泄泻日久，必有脾虚。然泄前腹痛、泄后痛减乃肝郁之象；舌暗红、苔黄腻、脉弦滑乃湿热蕴结肠腑之象。故用痛泻要方抑肝扶脾，调中止泻，加云苓健脾化湿；芍药、甘草缓急止痛；苦参、蒲公英、黄芩、秦皮、地榆、败酱草清热燥湿；诃子、石榴皮收敛止泻。

慢性浅表性胃炎

脾胃湿热，肝气犯胃案

赵某，男，43岁。2014年2月10日初诊。

患者胃脘疼痛五年余，2013年10月胃镜示：慢性浅表性胃炎。间断口服中西药物，但症状改善不明显，病情时轻时重，持续五年。一周前因精神刺激加之饮食不当自觉胃脘疼痛加重。刻下症见：胃脘部疼痛，疼痛无规律，伴胃脘胀满，嗳气，纳差，口干口苦，舌暗红，苔黄腻，脉弦细滑。

西医诊断：慢性浅表性胃炎。

中医诊断：胃脘痛（脾胃湿热，肝气犯胃）。

治则：化湿清热，理气和胃。

处方：柴胡 15g，黄芩 10g，清半夏 10g，茵陈 20g，枳实 20g，川厚朴 20g，当归 15g，木香 10g，陈皮 10g，青皮 10g，延胡索 20g，郁金 12g，苏叶 9g，莱菔子 12g，鸡内金 9g，甘草 6g。7 剂，水煎，日 1 剂，早、晚分服。

二诊：自觉胃脘疼痛明显减轻，稍感胀闷，无嗳气，饮食增加，伴口苦口干，二便正常，舌暗红，苔薄黄，脉弦细。

处方：柴胡 15g，黄芩 10g，清半夏 10g，茵陈 20g，枳实 20g，川厚朴 20g，当归 15g，木香 10g，香附 10g，佛手 10g，延胡索 20g，郁金 12g，莱菔子 12g，鸡内金 9g，炒麦芽 20g，甘草 6g。7 剂，服法同前。

三诊：胃脘疼痛消失，无腹胀及嗳气，饮食基本正常，口干口苦消失，二便正常，舌淡红，苔薄白，脉弦细。嘱平素口服香砂养胃丸善后。

【按】胃脘疼痛病位在胃，但与肝脾关系密切，常因情志失调、饮食不当而使病情加重。《临症指南医案》云："脾喜刚燥，胃喜柔润。""脾宜升则健，胃宜降则和。"本案以胃痛为主，且痛势较急；口干口苦乃肝胆湿热循经上扰于口，正如《黄帝内经》所云："肝气热则胆泄口苦。"故用柴胡、黄芩、苏叶、黄连清泄肝胆湿热。胃脘胀满、嗳气、纳差乃脾虚肝气犯胃，胃气上逆，中焦气机不畅，故加疏肝理气降逆之品。本案尤其加用茵陈，既清肝胆及中焦湿热，又有补益脾胃之功，特别适用于脾气本虚、湿热内阻中焦的本虚标实之证，可谓标本兼治。

反流性食管炎

脾虚肝郁案

陈某，男，22 岁。2013 年 11 月 26 日初诊。

患者一年前无诱因感觉上腹部痞闷不适，纳差，嗳气。胃镜示反流性食管炎，B 超示：肝、胆、脾、胰未见异常。在门诊间断口服奥美拉唑、吗丁啉等药物一年，但效果欠佳。刻下症见：上腹部痞闷不适，纳差，嗳气，时而恶心，无呕吐，全身困倦乏力，二便正常，舌质淡，苔薄白，脉弦细。

西医诊断：反流性食管炎。

中医诊断：痞证（脾虚肝郁）。

治则：疏肝健脾，理气消食。

处方：太子参30g，白术20g，茯苓20g，山药20g，砂仁5g，香附10g，当归20g，柴胡10g，薄荷10g，枳壳10g，川芎10g，炒麦芽20g，炒山楂20g，甘草5g。3剂，水煎，日1剂，早、晚分服。

二诊：症状明显缓解，自觉胃脘部胀闷不适减轻，稍感全神困倦乏力，饮食增加。偶尔嗳气，二便正常，舌质淡，苔薄白，脉弦细。

处方：太子参30g，白术20g，茯苓20g，山药20g，砂仁5g，香附10g，当归20g，柴胡10g，薄荷10g，枳壳10g，川芎10g，炒麦芽20g，炒山楂20g，甘草5g。4剂，服法同前。

三诊：症状消失，自觉无胃脘部胀闷不适，无困倦乏力，舌淡红，苔薄白，脉弦细。守上方4剂巩固治疗。

【按】胃食管反流病是指胃、十二指肠内容物反流食管引起的一种疾病，病理改变以食道中下段黏膜充血、水肿、破损、表面糜烂及小溃疡，或以狭窄为主，中医治疗该病有一定的优势。该患者始以西药治疗，病情时轻时重，持续一年。经中医辨病为痞证，辨为脾虚肝郁，以四君子汤合柴胡疏肝散而治，3剂症状明显缓解，加减治疗10余天，迁延一年之病而获痊愈。

习惯性便秘

气阴两虚，肠燥津亏案

陈某，女，62岁。2013年12月24日初诊。

患者有习惯性便秘病史，时轻时重。刻下症见：便秘、3～5天1次，呈羊矢状，稍感腹胀，且解大便时费力，纳可，小便正常，睡眠可，舌淡红，苔薄白，脉弦细。

西医诊断：习惯性便秘。

中医诊断：便秘（气阴两虚，肠燥津亏）。

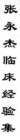

治则：益气养阴，润肠通便。

处方：当归30g，牛膝20g，肉苁蓉30g，白术30g，白芍30g，泽泻10g，枳壳10g，决明子20g，莱菔子10g，火麻仁20g，紫菀20g，生大黄5g，甘草10g。4剂，水煎，日1剂，早、晚分服。

二诊：药后每天大便1次、呈糊状，无腹胀腹痛，舌淡红，苔薄白，脉弦细。

处方：当归30g，牛膝20g，肉苁蓉30g，白术30g，白芍30g，泽泻10g，枳壳10g，决明子20g，莱菔子10g，生大黄5g，火麻仁20g，紫菀20g，甘草10g。7剂，服法同前。

三诊：大便正常，每天1次、易解，无腹胀腹痛，舌淡红，苔薄白，脉弦细。停药观察，1月后电话回访，大便正常。

【按】便秘为临床常见病，尤其见于老年患者。内科辨便秘首辨虚实，但对老年患者，便秘虚证者多，复合证型多见。临床多为气阴两虚，肠燥津亏，肠道失运。治以益气养阴，润肠通便。在此基础上，佐加1~2味宣肺之品，如紫菀、杏仁等，常可收到事半功倍之效。

风湿性疾病

痛风性关节炎

案1. 痰瘀痹阻案

林某，男，45岁，农民。2013年12月26日初诊。

患者有痛风性关节炎病史12年，因无规范治疗，导致全身关节痛风性结石，严重影响生活质量。刻下症见：四肢关节疼痛、活动受限，每天以卧床为主，活动时需人搀扶或拄拐杖，纳可，睡眠一般，舌体胖大，舌淡暗，苔白腻、以舌根部明显，脉弦。全身多处关节痛，结石大者如杏核，按之硬，轻微压痛。

西医诊断：痛风性关节炎。

中医诊断：痹病（痰瘀痹阻）。

治则：祛湿化痰，活血通络，佐以软坚。

处方：土茯苓 30g，萆薢 20g，黄柏 10g，苍术 10g，木瓜 20g，秦艽 10g，川牛膝 20g，桃仁 10g，红花 10g，鸡血藤 20g，海风藤 20g，威灵仙 30g，三棱 10g，昆布 10g，土鳖虫 10g，当归 20g，甘草 5g。15 剂，水煎，日 1 剂，早、晚分服。

二诊：自觉四肢关节疼痛有所减轻，双上肢关节僵硬，活动受限，每天以卧床为主，活动时需人搀扶或拄拐杖，纳可，睡眠一般，舌体胖大，舌淡暗，苔薄白腻、以舌根部明显，脉弦。全身多处关节痛，结石大者如杏核，按之硬，轻微压痛。

处方：土茯苓 40g，萆薢 20g，黄柏 10g，苍术 10g，木瓜 20g，秦艽 10g，川牛膝 20g，桃仁 10g，红花 10g，鸡血藤 20g，海风藤 20g，威灵仙 30g，三棱 10g，昆布 10g，土鳖虫 10g，当归 20g，甘草 5g。15 剂，水煎，日 1 剂，早、晚分服。

三诊：病情无明显变化，继续巩固治疗。15 剂，服法同前。

四诊：自觉四肢关节疼痛明显减轻，痛风性结石减少，双上肢关节活动灵活，下床行走较前灵活，活动时无需人搀扶或拄拐杖，纳可，睡眠一般，舌体胖大，舌淡暗，苔薄白腻、以舌根部明显，脉弦。

处方：土茯苓 40g，萆薢 20g，黄柏 10g，苍术 10g，木瓜 20g，秦艽 10g，川牛膝 20g，桃仁 10g，红花 10g，鸡血藤 20g，海风藤 20g，威灵仙 30g，三棱 10g，昆布 10g，土鳖虫 10g，独活 20g，甘草 5g。15 剂，服法同前。

五诊：病情稳定，继续巩固治疗。15 剂，服法同前。

六诊：症状逐渐改善，已能干家务活，自觉行走轻松，无关节疼痛感。且大的痛风结石有所缩小，纳可，睡眠一般，舌体较前缩小，舌淡暗，苔薄白，脉弦。

上方去独活，加狗脊 20g，15 剂，服法同前。

七诊：病情稳定，痛风结石逐渐缩小变软，能干一般家务活且无不适。

上方加杜仲 20g，继续服用 15 剂，巩固治疗。

【按】皮下痛风结节是因慢性痛风性关节炎未经治疗或治疗不正规所导致。关节炎发作频繁，间歇期缩短，受累关节逐渐增多，因持续的高尿酸血症导致尿酸盐结晶析出而沉积在软骨、关节滑膜、肌腱及多种软组织处，从而形成痛风结节。若病情控制不佳，关节中尿酸盐不断增多，可使关节结构及其周围的软组织受到破坏，引起纤维组织及骨质增生，导致关节畸形和活动障碍，严重影响患者的生活质量，给患者本人、家庭及社会造成沉重负担。

张永杰教授认为，此期患者为长期过食膏粱厚味，加之失治误治，导致脾肾功能失常；进一步脾失健运，升清降浊无权，则湿浊排泄障碍，痰浊内生，久则致瘀；肾失气化，分清泌浊失司，精郁为毒，水郁必浊，浊毒结聚。湿浊瘀毒等病理产物内壅，日久化热蓄于脏腑而成积热瘀毒体质。若遇诱因引动，则湿浊瘀毒积热流注关节，痹阻经络，久则见关节疼痛、屈伸不利等。《证治准绳·痛风》云："痛风因风湿客于肾经，血脉瘀滞所致。"对此期患者，治疗的重点当缓解疼痛，改善关节活动的灵活性，减少急性痛风性关节炎的发作。因本期属疑难杂症，首先应与患者沟通，提高患者的信心和配合力，告知患者疗程长，起效慢，应坚持服药，改变不良生活方式，这样方能取得较好疗效。中医对此期湿浊瘀毒内阻证，先以化瘀泄浊、通络止痛、软坚散结为法，待疼痛缓解、关节活动改善后，再标本兼治，佐以补益肝肾。

案2. 风湿热痹夹瘀案

林某，男，47岁。2014年4月15日初诊。

患者既往有痛风性关节炎10年，饮食不慎常诱发，曾因口服消炎止痛药导致胃出血。两周前因食海鲜病情复发。自觉双膝、双踝关节红肿热痛，在门诊治疗两周，症状无缓解。刻下症见：双膝、双踝关节肿胀疼痛，伴四肢末梢麻木，全身乏力，纳可，睡眠一般，二便正常，舌淡红，舌体胖大，苔黄腻，脉弦滑。患者体形肥胖。血尿酸417μmol/L。

西医诊断：痛风性关节炎急性发作。

中医诊断：痹病（风湿热痹夹瘀）。

治则：清热通络，祛风除湿。

处方1：土茯苓30g，萆薢10g，苍术10g，黄柏10g，威灵仙30g，薏苡仁 20g，独活 20g，秦艽 20g，木瓜 20g，忍冬藤 20g，络石藤 20g，鸡血藤 20g，当归 10g，牛膝 20g，桃仁 10g，红花 10g。3 剂，水煎，日 1 剂，早、晚分服。

处方 2：大黄 30g，苏木 30g，金银花 30g，薄荷 30g，两面针 30g。3 剂，水煎沐足，每天 1 次。

二诊：自觉双膝、双踝关节肿胀疼痛减轻，但仍感四肢末梢麻木，全身乏力，舌淡红，舌体胖大，苔黄腻，脉弦滑。因病情较久，守方内服加外洗 3 剂。

三诊：自觉双膝、双踝关节肿胀疼痛明显减轻，一般活动无不适，局部红肿消失，四肢末梢麻木改善，舌淡红，舌体胖大，苔薄黄，脉弦滑。热邪已清，治以祛风除湿，通络止痛。

处方 1：土茯苓 30g，萆薢 10g，苍术 10g，黄柏 10g，威灵仙 30g，薏苡仁 20g，独活 20g，秦艽 20g，木瓜 20g，络石藤 20g，鸡血藤 20g，当归 10g，牛膝 20g，桃仁 10g，红花 10g，三七粉 5g（冲服）。7 剂，服法同前。

处方 2：大黄 30g，苏木 30g，透骨草 30g，薄荷 30g，桃仁 20g，红花 20g。7 剂，水煎沐足，每天 1 次。

四诊：关节疼痛消失，双下肢麻木缓解。

【按】随着人民生活水平的提高，痛风的发病率明显增加。痛风性关节炎发病急，病情突然，影响患者活动。本病急性期关节红肿热痛，属中医热痹范畴，乃湿热痹阻经络关节，故治以清热除湿，通络止痛。土茯苓、萆薢、苍术、黄柏为临床治疗痛风性关节炎的常用药对，有清热祛湿功效，同时配合局部中药沐足，效果明显。

案 3. 风湿热痹兼瘀案

邱某，男，62 岁。2014 年 6 月 12 日初诊。

患者有痛风性关节炎反复发作病史 10 年，经常发作，因病程较长且控制欠佳导致多处痛风结石。刻下症见：左足左上肢、左肘关节、右下肢膝关节局部红肿疼痛，左上肢掌面、五指肿胀，活动时加重，纳可，睡眠一般，舌淡红，舌体胖大，苔薄黄腻，脉弦滑。患者形体肥胖，血尿酸 542μmol/L。

西医诊断：痛风性关节炎急性发作。

中医诊断：痹病（风湿热痹兼瘀）。

治则：清热通络，祛风除湿。

处方1：土茯苓 20g，萆薢 10g，苍术 10g，黄柏 10g，威灵仙 20g，徐长卿 20g，杜仲 20g，当归 10g，川芎 10g，秦艽 10g，木瓜 20g，鸡血藤 20g，络石藤 20g，海风藤 20g，甘草 5g。6 剂，水煎，日 1 剂，早、晚分服。

处方2：金银花 30g，大黄 20g，两面针 30g，桃仁 20g，红花 20g，苏木 30g，薄荷 20g，透骨草 40g。6 剂，水煎沐足，每天 1 次。

二诊：6 天来症状改善不明显，关节疼痛，活动加重，尤以左上肢红肿疼痛明显，因疼痛较重，期间静滴地塞米松 5mg 两天，同时口服秋水仙碱 0.5mg，每天 1 次，舌淡红，舌体胖大，苔薄黄腻，脉弦滑。

处方1：土茯苓 30g，萆薢 10g，苍术 10g，黄柏 10g，威灵仙 30g，羌活 10g，益母草 30g，当归 20g，赤芍 20g，桃仁 10g，郁金 20g，川芎 20g，鸡血藤 20g，络石藤 20g，海风藤 20g，木瓜 20g。5 剂，服法同前。

处方2：乳香 20g，威灵仙 40g，薄荷 30g，桃仁 20，红花 20g，两面针 30g，大黄 30g。5 剂，水煎沐足，每天 1 次。

三诊：症状有所改善，关节疼痛减轻，活动时无加重，尤其左上肢红肿减轻，但仍肿胀，按之疼痛缓解，舌淡红，舌体胖大，苔薄白，脉弦滑。

处方：土茯苓 50g，萆薢 20g，苍术 10g，黄柏 10g，威灵仙 30g，羌活 10g，益母草 50g，当归 20g，赤芍 20g，桃仁 20g，郁金 20g，川芎 20g，鸡血藤 20g，络石藤 20g，泽泻 20g，土鳖虫 10g。5 剂，服法同前。

四诊：症状逐渐改善，稍感关节疼痛，活动时无加重，尤其左上肢肿胀有所缓解，舌淡红，舌体胖大，苔薄白，脉弦滑。

守方治疗 1 月余，关节疼痛消失，活动正常。以上方 10 剂，做成蜜丸巩固治疗。

【按】痛风性关节炎反复发作，给患者生活及精神带来极大伤害，为使短期内缓解症状，患者常口服激素类药物。部分所谓纯中药制剂，亦加入激素类药物，患者长期使用，会产生激素依赖，导致每次发作必服激素类药物方缓解。此患者病程长，反复发作，治疗过程中因病情加重且伴发热，短期应用地塞米松两天，后经解释后患者坚持不用激素。根据临床特点，本病辨为风湿热痹。考虑病程长，反复发作，"久病入络""久病必瘀"，为络脉瘀阻体质，兼急性发作期风湿热内阻，短期内难以取得明显疗效。对此，应向患者讲明病情，取得配合及信任，坚持服药。经过近二十余天治疗，疼痛方减轻，前后治疗两个月，症状逐渐缓解。

案4. 湿热痹案

符某，男，46岁。2014年3月17日初诊。

患者五年前患痛风性关节炎，2～3月发作1次，每次口服秋水仙碱等药后症状可缓解。五个月前因病情复发，口服秋水仙碱及甾体类消炎止痛类药物导致上消化道出血，经治症状缓解。刻下症见：左下肢膝、踝关节红肿疼痛，以踝关节明显，影响活动，屈伸时疼痛明显，夜晚加重，舌质红，苔薄黄腻，脉濡数。体温38.7℃，脉搏105次/分。血尿酸813μmol/L，血沉54mm/h。

西医诊断：痛风性关节炎急性发作。

中医诊断：痹病（湿热痹）。

治则：化瘀泄浊，清热解毒，通络止痛。

处方1：土茯苓50g，萆薢20g，威灵仙30g，生苡仁30g，黄柏10g，苍术10g，牛膝20g，桃仁10g，红花10g，当归20g，赤芍20g，独活10g，杜仲20g，刺五加20g，泽泻20g，秦艽10g，甘草6g。6剂，水煎，日1剂，早、晚分服。

处方2：生大黄30g，苏木30g，银花30g，薄荷30g，黄柏20g，透骨草30g，两面针20g。6剂，水煎倒入洗浴盆内，待药液温度降至30～32℃时洗浴患处，上、下午各1次，每次20分钟。

二诊：关节红肿热痛消失，活动正常，血尿酸504μmol/L，血沉18mm/h。继以健脾和胃、渗湿祛浊为法。

处方：黄芪15g，白术15g，车前子20g，土茯苓20g，防己10g，薏仁20g，泽泻20g，蚕沙15g，萆薢15g，木瓜12g。10剂，服法同前。

药后复查，关节活动如常，血尿酸235μmol/L。嘱注意生活调理，随访半年未见复发。

【按】急性痛风性关节炎是机体内嘌呤代谢紊乱与尿酸排泄减少，致血尿酸水平升高，尿酸盐结晶沉积于关节，其发病诱因为暴饮酗酒，根据西医学对本病的认识，张永杰教授认为，本病为内因发病，浊毒内伏为病机，病变脏腑涉及脾、肾两脏。病变脏腑为何在脾、肾两脏，张永杰教授认为原因有三。

一是本病常与高血压、冠心病、高脂血症、糖尿病伴发，患者多肥胖，为代谢综合征，相当于中医的痰浊内阻，而脾为生痰之源。二是本病的诱因常与饮食不节、暴饮酗酒或食用某些特定食物有关，导致患者为浊毒内伏体质，与饮食不节相互作用，引起脾胃运化功能缺陷，肾之分清泌浊功能失调。三是西医治疗痛风性关节炎常用秋水仙碱缓解疼痛，但服后副作用明显，患者多腹泻。临床观察显示，腹泻后关节疼痛缓解明显。若服药后未腹泻，则疼痛减轻不明显，提示本病与阳明腑实、肠道积热有关，为中医通腑泄热治疗提供了依据。

痛风性关节炎急性发作期，应以标急为主，临床突然发病，以下肢中小关节红、肿、热、痛为主，部分患者伴发热、心烦口渴、舌红、苔黄，当属中医"热痹"或"痛痹"范畴，为痰瘀湿浊热毒下注，痹阻关节经络，不通则痛。治疗当化痰泄浊，清热解毒，通络止痛。此期治疗，在中药内服的基础上，配合中药外洗方，局部用药，可使药物直达病所，充分发挥药效。这种独特的给药途径避免了药物口服后被各种消化酶分解破坏的弊端，从而提高了药物的利用度。

案5. 脾失健运，湿浊中阻案

林某，男，67岁。2014年9月11日初诊。

患者六年前每当饮食不慎诱发右下肢第一脚趾局部红肿疼痛，活动受限，影响生活，西医诊断为急性痛风性关节炎。每次发作给予秋水仙碱、非甾体类抗炎药和类皮质激素等药物，关节疼痛明显缓解，但稍有不慎，平均4~5月发作1次。现四个月未发作，因担心病情反复而寻求中医预防治疗。询问病情，自述无明显不适。生命体征正常，体形偏胖，舌淡红，舌体胖大，苔薄白腻，脉弦。

西医诊断：痛风性关节炎。

中医诊断：痹病（脾失健运，湿浊中阻）。

治则：益气健脾，化湿泄浊。

处方：黄芪20g，白术10g，茯苓20g，陈皮10g，车前子20g，防己10g，薏苡仁20g，泽泻20g，蚕沙10g，萆薢10g，木瓜10g，当归20g，刺五加15g，地龙20g，甘草5g。

上方服药半月，病情稳定。后2天1剂，再服半月，病情稳定；后改为3天1剂，以中药颗粒剂冲服坚持3个月，痛风性关节炎未再发作。

【按】痛风性关节炎缓解期常无明显症状，可称为无症状期。经检查，血尿酸常高居不下，亦有部分患者血尿酸正常。对此类患者，治疗的目的是近期预防发作；远期干预，减少心脑血管病的发生。因部分患者缓解期无任何不适，给中医辨证带来无证可辨的尴尬。

张永杰教授认为，中医辨证论治应包括四个方面：即辨证论治、辨证与辨体质结合、辨证与辨病结合、辨证与理化检查结合。血尿酸作为体内物质，其量正常乃为人体生理所需，若超过正常范围，当为病。从中医辨证角度看，凡物质过盛积蓄，即为实证，故高尿酸血症可辨为邪实之证。西医学认为，血尿酸水平升高与尿酸的生成和排泄有关。尿酸的生成与脾的运化功能有关，其排泄与肾之气化功能有关。此期病变脏腑仍为脾肾两脏。体内物质，适度则为正、为常，多余则为实、为邪、为浊。故对于过盛之血尿酸，可定性为浊邪，为急性期阶段的"余邪未清，内伏于体内"。既然是浊邪实邪稽留，则遵《黄帝内经》"留者攻之""客者除之"之法，以调节脾肾升清降浊功能治其本，佐以化瘀泄浊渗利治其标。通常经过1~2个月的治疗，血尿酸大多可降至正常。此期治疗乃击鼓再进，继清余邪，使尽而病已。正如徐大椿在《用药如用兵》中所言："病方衰，则必穷其所之，更益精锐，所以捣其穴。"

类风湿性关节炎

案1. 寒湿痹案

余某，男，48岁，渔民。2012年9月11日初诊。

患者长期涉水捕鱼，久居湿地，自2010年起反复出现四肢关节交替性红肿疼痛，伴行走不便。虽经多次就医，但病情日渐加重。两手腕、食指关节亦相继红肿疼痛、变形、僵化，活动严重受限，伸展不开。两膝关节肿大、变形、不能自由屈伸，左腿较重；两踝关节肿大如脱。经医院检查，诊断为类风湿性关节炎。患者不愿服激素，遂寻求中医治疗。刻下症见：两膝、两踝及两手腕、指关节肿大、变形、疼痛、不能自由活动，两髋关节强直僵化、固定成一种位置（大腿与躯干呈120°，不能屈伸），两肩、肘关节亦僵化不能活动，来诊时由人背着。身体畏冷，食欲不振，时而恶心，大便1日1~2次，小便调，舌苔白腻，脉象弦数。

西医诊断：类风湿性关节炎。

中医诊断：尪痹（寒湿痹）。

治则：补肾祛寒祛湿，活血活络。

处方：制附片10g，草乌5g，骨碎补20g，桂枝10g，赤白芍各10g，知母10g，防风10g，威灵仙25g，白术10g，炙山甲10g，蜈蚣10g（冲），乌梢蛇粉10g（冲），生姜10g，甘草10g。7剂，水煎，日1剂，早、晚分服。

二诊：药后诸症均减轻，上方加伸筋草30g，嘱可常服。

三诊：已能自己行走，不用扶杖。两手腕及指关节虽仍变形，但可用力活动，手按之亦无疼痛，膝关节尚肿胀。上方加黄芪30g。

四诊：食欲很好，仅腕、背、踝部有时发胀，偶尔轻痛，腕、指、膝、踝关节虽外观尚变形，但均不影响活动。

处方：制附片10g，骨碎补20g，川续断20g，桂枝5g，赤白芍各10g，知母10g，防风10g，苍白术各10g，威灵仙25g，细辛5g，松节10g，伸筋草20g，炙山甲10g，地龙10g，皂角刺10g，泽泻10g。7剂，服法同前。

药后唯左腕及踝关节尚有轻痛。原方继服，以资巩固。

患者先后共诊18次，服药100多剂，病情稳定。

后随访，已能正常生活，腕、指、左膝关节外形虽未全部恢复正常，但能活动，能劳作，无痛苦。血沉12mm/h，类风湿因子仍（+）。但一直能劳作，并能胜任较繁重的工作。

【按】张永杰教授认为，历节、痹病之病因，大抵为风、寒、湿三气所致，乃虚致邪聚，治宜从肝、脾、肾三脏论之。《金匮要略》论历节病脉症，诊其两手寸关尺之寸脉沉而弱。沉主骨，弱主筋；沉为肾，弱为肝；脉象如此，肝肾之虚可知也。尤在泾亦云："此证若非肝肾先虚，则虽水气，未必便入筋骨，非水湿内侵，则肝肾虽虚，未必便成历节，仲景明其委而先溯其源，以为历节多从虚得之也。"周慎斋在《慎斋遗书·辨证施治》中云："诸病不愈，必寻到脾胃之中，方无一失。何以言之？脾胃一伤，四脏皆无生气，故疾病日多矣。万物从土而生，亦从土而归。补肾不若补脾，此之谓也。"脾主四肢，脾胃乃后天之本，气血生化之源。李杲云："内伤脾胃，百病由生。""正气内存，邪不可干。"如机体正气充沛，脏腑精气健旺，营卫调和，风、寒、湿等六淫邪气则拒之于外，痰浊、瘀血病理产物亦不会形成。肾主骨生髓，脾主四肢肌肉，肝主筋脉。痹病后期常累及先后天之本，导致关节变形，骨质受损。肝肾同源，肝筋失濡养，则肢体僵直挛缩，不能屈伸；重者肢体功能活动受限，生活不能自理。久病沉痼，脏腑气血精液亏虚。因此，治疗上当培补脾肾先后天之本，使肢体、关节渐渐恢复功能。

案 2. 寒湿痹案

余某，女，48 岁。2012 年 11 月 22 日初诊。

患者六年前开始反复出现双下肢踝关节交替性红肿疼痛，起初未以重视，服用醋氯芬酸肠溶片、依托考昔等止痛药，热水沐足后症状可缓解。一年前病情加重，两手腕、食指关节相继疼痛、肿胀变形，展伸不开，活动受限。曾多次寻求西医治疗。近 3 个月来关节疼痛反复发作，遇冷加剧，给予消炎止痛、激素类药物后症状减轻不明显。刻下症见：双踝关节肿大，疼痛拒按。两手腕、食指关节僵硬、略有畸形。平素怕冷，纳食欠佳，夜寐一般，大便 1 日 1～2 次，小便调，舌质暗，苔白腻，脉沉。血沉 36mm/h，RF（＋），补体 C_3 74g/L，免疫球蛋白 M 0.46g/L。X 线见软组织肿胀、关节间隙变窄、关节周围骨质疏松。

西医诊断：类风湿性关节炎。

中医诊断：痹病（寒湿痹）。

治则：祛风除湿，通阳散寒，佐以清热。

处方：制附片 10g，草乌 5g，骨碎补 25g，桂枝 12g，白芍 9g，知母 12g，徐长卿 15g，白术 15g，防风 12g，蜈蚣粉 10g（冲服），乌梢蛇粉 10g（冲服），甘草 10g。7 剂，水煎，日 1 剂，早、晚分服。

熏洗方：制川乌 20g，草乌 20g，桂枝 15g，桃仁 30g，红花 20g，苏木 30g，细辛 30g，大黄 20g，威灵仙 30g，伸筋草 30g，鸡血藤 30g。7 剂，水煎外洗，布包药渣外敷患处。

二诊：患者无舌尖麻木、肢体麻木、蚁走感，以及头晕、视力模糊、恶心、呕吐等中毒症状，疼痛明显减轻。上方加鸡血藤 25g 活血通络。10 剂。继续熏洗方外用。

三诊：怕冷减轻，行走较前明显利索。两手腕及指关节虽仍变形，但可用力活动，手按之亦无疼痛，踝关节尚肿胀。

上方加黄芪 30g，黄精 20g。10 剂，配合熏洗方。

四诊：饮食、睡眠佳，腕、踝关节时而肿胀，按压疼痛不显，四肢关节外观仍变形，但活动尚可，能劳作。

处方：制附片 5g，骨碎补 20g，补骨脂 20g，桂枝 5g，白芍 12g，防风 12g，白术 15g，黄精 20g，松节 10g，鸡血藤 25g，地龙 10g，茯苓 12g，知母 12g，甘草 10g。水煎服，日 1 剂。配合外洗方。嘱避风寒，注意保暖。

先后共诊 12 次，服药 80 多剂，配合中药熏洗，病情平稳，嘱继续服药以资巩固。年后随访未见复发。

【按】桂枝芍药知母汤出自仲景《金匮要略·中风历节篇》。云："诸肢节疼痛，身体尪羸，脚肿如脱，头眩短气，温温欲吐，桂枝芍药知母汤主之。"桂枝芍药知母汤由桂枝、芍药、知母、防风、麻黄、附子、白术、甘草、生姜等 9 味药组成。方中桂枝、麻黄、附子祛风散寒，温经止痛；白术、防风除湿宣痹；芍药和营；生姜止呕；知母滋阴清热消肿；甘草调和诸药。全方共奏温经通阳、祛风除湿、和营止痛之效。

本病内因为肝肾精血不足，外因为感受风寒湿邪所致。"痹"者，痹阻不通也，本方恰能辛温散寒通络而止痛。临床上凡属风、寒、湿邪所致肢体关节疼痛、麻木、活动不便等，使用本方能收到较好效果。

系统性红斑狼疮

湿热瘀阻案

王某，女，32岁。2014年8月2日初诊。

患者患系统性红斑狼疮多年，间断在西医院和我院门诊治疗，曾服激素治疗。刻下症见：精神疲倦，头发稀疏，颜面部对称性红斑，晒太阳后尤甚，全身多关节疼痛、活动受限，以小关节为主，呈游走性，右肘关节明显，发热，稍恶寒，右眼疼痛发红，轻度瘙痒，双下肢间断浮肿，四肢末端时而麻木疼痛，脱发，大便1日3~4次，口干苦，胃纳差，睡眠差。

海医附院2013年12月29日心电图示：心脏沿长轴逆钟向转位；2014年1月2日查抗SSA（+++）；抗RO52抗体弱阳性；抗核糖体P蛋白（+++）；抗核抗体胞浆型、颗粒型阳性；抗CCP抗体阴性；类风湿因子IgG阳性。5月5日农垦医院门诊查肾功能基本正常，类风湿因子（−），肝功能示：球蛋白46.1g/L，A/G 0.82，CRP 152mg/L；免疫全项示IgG 321g/L，IgA 5.35g/L，C_3 0.44g/L；血常规示WBC $3.87×10^9$/L，N 72.9%，HGB、PLT正常；尿常规示：潜血（+），蛋白（−）。胸片及右肘关节未见异常；血中未找到狼疮细胞。

西医诊断：系统性红斑狼疮。

中医诊断：阴阳毒（湿热瘀阻）。

治则：清热祛湿活血。

处方：桂枝10g，白芍15g，石膏15g，知母10g，甘草10g，秦皮10g，鸡血藤15g，海风藤15g，防风10g，薏苡仁15g，茯苓15g，雷公藤10g。7剂，水煎，日1剂，早、晚分服。

二诊：药后精神尚可，关节疼痛较前减轻，可稍活动受限，时低热，右眼疼痛、发红改善，双下肢间断浮肿减轻，四肢末端时而麻木疼痛，脱发，颜面部对称性发红，大便1日1次，无口干口苦，纳、眠欠佳。舌红，苔薄黄微腻，脉细。

处方：桂枝10g，白芍15g，石膏15g，知母10g，甘草10g，秦皮10g，鸡血藤15g，海风藤15g，茯苓15g，雷公藤10g，酸枣仁30g（捣碎），合欢皮 20g，夜交藤 15g。7 剂，服法同前。

三诊：上方加减服 20 余剂，精神可，全身无疼痛，活动无受限，无发热稍恶寒，无右眼疼痛发红、瘙痒，双下肢无浮肿，咽部无充血，二便基本正常，胃纳可，睡眠欠佳。血压、心率正常。

原方去石膏，继服 10 余剂。关节疼痛消失，体温正常，病情稳定。

【按】患者以"关节疼痛、面部红斑伴发热"入院，属中医"阴阳毒"范畴。关节疼痛、活动受限为湿瘀互阻脉络、经络不通之象；发热、口干苦为热邪内蕴之征；双下肢浮肿为湿邪内蕴、泛溢肌肤表现；胃纳差为湿邪中阻、升降失常之征；舌红、苔薄黄微腻、脉细为湿热瘀阻之征。四诊合参，本病病位在肾、脾，病性以标实为主，病机为湿热瘀阻。久病正气渐虚，治疗不可单攻邪气，宜在祛邪同时施以扶正之品。药用桂枝芍药知母汤，既可养阴气，又能助阳气。考虑湿热之象较重，故二诊去麻、附、姜温热之品，加石膏清热，鸡血藤、海风藤活血通络止痛；薏苡仁、茯苓祛湿；雷公藤祛风除湿，通络止痛，消肿止痛。现代研究证实，雷公藤具有免疫调节作用。红斑狼疮是一种自身免疫性疾病，雷公藤治疗常能收到明显效果。随着红斑狼疮病情的好转，血液中原存在的免疫学异常都能有不同程度的改善。体外试验也证实，雷公藤生物碱能抑制抗体形成，改善微循环，使血管扩张，增加血流量，从而降低血液黏度，改善血小板的异常聚集和黏附，使血瘀之象得以改善。因其有大毒，应用时须谨慎。

神经系统疾病

植物神经功能失调

案 1. 肝郁血虚，心神失养案

林某，女，35 岁。2009 年 4 月 16 日就诊。

患者十年来严重失眠，每天睡眠 3 小时左右，曾服安定 3 片/次，但效果欠佳，间断服用中药，症状改善亦不明显，患者失去信心，此次经他人介绍求诊。刻下症见：失眠，偶有烦躁，但第二天精神好，饮食正常，月经易正常，伴便秘，大便呈羊矢状，舌尖红，苔薄黄，脉弦细。

西医诊断：植物神经功能失调。

中医诊断：失眠（肝郁血虚，心神失养）。

治则：疏肝解郁，健脾和营，养心安神。

处方：当归20g，白芍15g，柴胡10g，茯神15g，薄荷12g，牡丹皮12g，焦栀子12g，百合15g，知母12g，酸枣仁30g，柏子仁12g，泽泻15g，远志10g，生大黄10g，甘草4g。3剂，水煎，日1剂，早、晚分服。

二诊：自述服上药3剂后，睡眠稍有改善，每晚能睡3～4小时，但大便每天1次，呈糊状，且白天有困意，舌质红，苔薄黄，脉弦细。上方加龙骨20g（先煎），牡蛎20g（先煎），镇静安神。7剂，水煎，服法同前。

三诊：药后睡眠每天达6小时左右，且入睡容易，但入睡后易惊醒，大便正常。上方减大黄，加磁石20g。继服7剂。

四诊：每天睡6～7小时，大便正常而停药，后多次电话随访睡眠基本正常。

【按】失眠为常见病，表现为入睡困难，断断续续不连贯，或过早地醒来，醒后无法继续睡，有睡眠不足、全身乏力、倦怠的感觉，中医对失眠有非常深入的研究。张永杰教授对失眠的辨证施治提出了一些新的思路。

（1）调理五脏　有学者认为，失眠主要表现在肝，波及五脏，提出"五脏皆有不寐"的整体观，确立了从肝论治、兼顾他脏、辨证加减的证治体系，并制定了失眠证治方案。

（2）调节情志　精神情志与不寐关系密切，由此可将不寐分成烦恼型、多疑型、紧张型、抑郁型，分别选用清热泻火、疏肝降逆法，滋阴清热、理气解郁法，清心宁神和调和肝脾法等治之效果良好。

（3）调理肝脾　中医学认为，导致失眠产生的诸多病因均与肝脾失调有关，治疗失眠应在辨证论治的基础上，注重调理肝脾。

（4）遵循昼夜节律　人体的睡眠是一种具有昼夜节律性的生理活动，失眠是正常睡眠－觉醒节律紊乱的结果，可选用逍遥散加减，疏肝解郁，养心

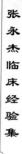
安神。

案2. 营卫不和，阳气虚弱案

张某，男，54 岁。2013 年 12 月 5 日初诊。

自汗三年，时轻时重，现自汗，动者汗出如洗，恶寒，常觉后背部有冷风吹感觉，伴全身困倦乏力，易感冒，纳可，睡眠佳，舌淡红，苔薄白，脉沉细。

西医诊断：植物神经功能失调。

中医诊断：汗证（营卫不和，阳气虚弱）。

治则：调和营卫，温补阳气。

处方：桂枝 15g，白芍 20g，大枣 20g，附子 10g（先煎），仙灵脾 10g，黄芪 10g，白术 10g，防风 10g，仙鹤草 30g，浮小麦 30g，苍耳子 20g，生姜 10g，甘草 5g。3 剂，水煎，日 1 剂，早、晚分服。

二诊：仍自汗，动者汗出如洗，恶寒，常觉后背部有冷风吹感觉，伴全身困倦乏力，纳可，睡眠佳，舌淡红，苔薄白，脉沉细。症状无改善，考虑病程较长，辨证无误。

上方附子加至 20g。6 剂，服法同前。

三诊：汗出减少，恶寒减轻，尤其后背部冷风吹感觉明显缓解，精神佳，纳可，睡眠佳，舌淡红，苔薄白，脉沉细。

附子加至 25g。继服 6 剂，服法同前。

四诊：汗出消失，无恶寒，尤其后背部无冷风吹感觉，精神佳，纳可，睡眠佳，舌淡红，苔薄白，脉沉细。

上方 6 剂，水煎服，日 1 剂，巩固治疗。

【按】《伤寒论》云："太阳病，发汗，遂漏不止，其人恶风，小便难，四肢拘急，难以屈伸者，桂枝加附子汤主治。"气随津泄，损伤阳气，阳气虚弱，不能固津，汗出如洗，形成恶性循环。患者汗出，动者更甚，恶寒，常觉后背部有冷风吹感觉，辨证不难，治以调和营卫，佐以温补阳气。因方药对症，故而取效。然取效的关键是附子量的应用。附子温阳，温通上下十二经脉，但本药有毒，临床用量要循序渐进，在保证安全的前提下，逐渐增加附子的用量。医之不传之秘在于药量，信否。

案 3. 寒热错杂案

林某，女，64 岁。2014 年 1 月 9 日初诊。

患者汗出两年，时轻时重，现白昼汗出，动者更甚，恶寒怕风，平素易感冒，夜晚盗汗，出汗前阵发性潮热后汗出，甚者汗出如洗，汗出后自觉热退，纳可，伴全身困倦，便秘、2～3 天 1 次，小便正常，睡眠稍差，舌淡红，苔薄黄少津，脉沉细。

西医诊断：植物神经功能失调。

中医诊断：汗证（寒热错杂）。

治则：调其寒热，收敛止汗。

处方：乌梅 20g，黄连 10g，黄柏 5g，附子 10g（先煎），细辛 5g，干姜 5g，桂枝 10g，黄芪 20g，当归 10g，白芍 10g，浮小麦 30g，仙鹤草 40g，防风 10g，甘草 5g。3 剂，水煎，日 1 剂，早、晚分服。

二诊：汗出无明显变化，恶寒怕风症状稍改善，且无明显不适，纳可，伴全身困倦，便秘、2～3 天 1 次，小便正常，睡眠稍差，舌淡红，苔薄黄少津，脉沉细。此患者症状比较复杂，初辨为寒热错杂，且选乌梅汤加减，只是试探用药，因患者服后无不适，心稍安，守上方 7 剂。

三诊：自汗明显减少，恶寒怕风消失，阵发性发热亦明显减轻，但盗汗稍改善，大便稍干硬难解，舌淡红，苔薄黄少津，脉弦细。

处方：乌梅 30g，黄连 10g，黄柏 5g，附子 10g（先煎），细辛 5g，干姜 5g，桂枝 10g，黄芪 20g，当归 20g，白芍 10g，浮小麦 30g，仙鹤草 60g，防风 10g，知母 20g，地骨皮 20g，甘草 5g。7 剂，服法同前。

四诊：汗出消失，无恶寒怕风，无阵发性发热，大便正常，舌淡红，苔薄白，脉弦细。守方 7 剂，巩固治疗。

【按】自汗者气（阳）虚，盗汗者阴虚，乃医道之长。此患者白昼汗出，恶寒怕风，乃气（阳）虚，摄津无力；夜晚盗汗，出汗前阵发性潮热后汗出，阴虚盗汗无疑。患者既有气虚自汗，又有阴虚盗汗，故辨为寒热错杂。乌梅丸为医圣张仲景治疗蛔厥之名方，但历代医家根据其组成，认为是治疗寒热错杂之方。其寒热错杂者，既有上热下寒，又有里热表寒，同时包括昼寒夜热之证，故试用乌梅丸原方，稍事加减，竟获全效。熟读王叔和，不如临证多。读经典，做临床，确是临床提高辨证能力根本。

案4. 食滞中阻，胃中不和案

杨某，男，54岁，工人。2012年3月5日初诊。

患者平素身体健康，失眠反复两年，严重时整夜难眠，曾间断口服中西药物，但失眠时轻时重。刻下症见：失眠，每天睡3小时左右，伴头部昏沉，纳食一般，口淡无味，时腹胀，余无不适，舌质淡，苔薄白腻，脉弦。

西医诊断：植物神经功能失调。

中医诊断：不寐（食滞中阻，胃中不和）。

治则：化食健脾，和中安神。

处方：橘红12g，半夏10g，茯苓15g，枳实10g，竹茹12g，生薏仁20g，神曲15g，莱菔子12g，炒山楂20g，酸枣仁20g，合欢皮15g，生龙牡各20g（先煎），甘草4g。3剂，水煎，日1剂，早、晚分服。

二诊：药后每天睡5~6小时，纳香，头昏、腹胀消失，舌质淡，苔薄白腻，脉弦。

上方加苍术10g。7剂，服法同前。

三诊：每天睡6~7小时，余症消失而停药。

【按】中医学认为，"胃不和则卧不安"。宿食停滞，脾胃受损，酿痰生热，上扰心神而不寐，临床以心烦不寐、胸闷脘痞、泛恶嗳气、口苦、头重、舌红、苔黄腻为特点。此患者以不寐、头部昏沉、口淡无味、时腹胀、舌质淡、苔薄白腻、脉弦为特征，辨为食滞中阻。患者并无热象，何用温胆汤有效？张永杰教授认为，关键在于对温胆汤的理解。

温胆汤所治，"大病后，虚烦不得眠，此胆寒故也"。胆寒者，实际是胆虚。胆虚，少阳之气就虚、就寒。胆气不得升，相火郁在里面，胆的生理功能就会发生障碍。尽管古代医家尚不知胆管开口于十二指肠，胆汁可帮助消化，但已知道腐熟水谷与少阳之气有关。胆内藏相火，使少阳具升发之气，助脾胃腐熟水谷。胆为奇恒之腑、清净之腑，中藏清汁。胆的特点是既不宜热，亦不宜寒，只有保持常温，少阳之气才能正常升发，才能帮助脾胃消化。故温胆汤不是去清痰热，而是通过治疗恢复胆的温化功能，使少阳之气正常升发，助脾胃运化。中焦升降之气机顺畅，气顺则痰消。温胆汤所治"胃不和则卧不安"，前提是肝胆少阳之气郁而不升，致脾胃运化吸收不行而产生痰饮，且郁而化热的程度较轻。若郁热明显，可用黄连、柴芩、丹栀温胆汤。但个中玄机，非多年临床并细心体悟者，难明其理。

案5. 营卫不合，阴血不足案

洪某，男，21岁，工人。2012年11月29日初诊。

患者平素身体健康，失眠反复一年，严重时每晚睡眠不到1小时，曾间断口服中西药物，但失眠时轻时重。现症见：每晚睡眠不到1小时，伴头晕，头部昏沉，全身困倦乏力，手足心汗出，纳差，体重减轻，舌淡红，苔薄白，脉弦。

西医诊断：植物神经功能失调。

中医诊断：不寐（营卫不和，阴血不足）。

治则：调和营卫，滋阴养血安神。

处方：桂枝10g，白芍10g，大枣10g，酸枣仁30g，知母10g，茯苓20g，远志10g，合欢皮30g，夜交藤30g，菊花20g，生龙骨20g（先煎），生牡蛎20g（先煎），浮小麦30g，甘草10g，生姜10g。3剂，水煎，日1剂，早、晚分服。

二诊：现每晚睡2小时左右，但多梦、头晕，头部昏沉减轻，饮食增加，仍感全身困倦乏力，手足心汗出，舌淡红，苔薄白，脉弦。

处方：桂枝10g，白芍10g，大枣10g，酸枣仁30g，知母10g，茯苓20g，远志10g，合欢皮30g，夜交藤30g，菊花20g，钩藤10g，生龙骨20g（先煎），生牡蛎20g（先煎），浮小麦30g，仙灵脾10g，甘草10g，生姜10g。4剂，服法同前。

三诊：症状明显改善，每晚睡6小时左右，但易醒、多梦，自觉头晕，头部昏沉消失，饮食基本正常，手足心汗出无明显缓解，舌淡红，苔薄白，脉弦。

处方：桂枝 10g，白芍 10g，大枣 10g，酸枣仁 30g，知母 10g，茯苓 20g，远志 10g，合欢皮 30g，夜交藤 30g，菊花 20g，钩藤 10g，生龙骨 20g（先煎），生牡蛎 20g（先煎），浮小麦 50g，仙灵脾 10g，黄柏 10g，甘草 10g，生姜 10g。4 剂，服法同前。

四诊：自述现每晚睡 6 小时左右，且自感睡眠质量好，无头晕及头部昏沉，无手足心汗出，纳可而停药。

【按】失眠为临床常见病、多发病，尽管不会导致严重后果，但可影响患者的生活质量。本案为年轻男性，根据临床症状及舌脉特点，辨为营卫不合，肝心阴血不足，治以桂枝汤合酸枣仁汤加减。桂枝汤为调和营卫第一方，亦称经方之首。失眠的病机为阴阳失调，阴阳者亦指营卫也，调和营卫即是调和阴阳。同时加入滋阴安神之酸枣仁汤，故临床能获佳效。

案 6. 瘀血内阻，心神被扰案

林某，男，56 岁，退休工人。2012 年 12 月 9 日初诊。

患者失眠三年，平素就寝时周身燥热，酸胀不适，无法入睡，但体温不高，唯两手心相对，快速搓擦至掌心灼热方可入睡。睡中醒来，需再次两手搓擦方能入睡。病之初一夜间相搓两三次，近半年，入睡片刻即醒，一夜两手相搓十余次，严重影响睡眠，多方求医无效。刻下症见：失眠，每晚不到两小时，伴周身酸胀不适，心烦，精神萎靡，面色黯红，形体略瘦，舌暗红，舌尖有瘀点，苔薄黄，脉沉涩。

西医诊断：植物神经功能失调。

中医诊断：不寐（瘀血内阻，心神被扰）。

治则：活血化瘀，清热安神。

处方：当归 30g，生地黄 20g，桃仁 15g，红花 15g，牛膝 25g，川芎 20g，枳壳 15g，赤芍 15g，丹皮 20g，柴胡 10g，水牛角 15g，酸枣仁 25g，夜交藤 30g，远志 15g。5 剂，水煎，日 1 剂，早、晚分服。

二诊：药后自觉症状明显减轻，不用搓手，一夜能睡 6~7 小时，盖衣被如常人，周身燥热及酸胀感消失，精神转佳，面色光亮红润，唯心烦无明显改善。舌暗红，苔薄黄，脉沉涩。

上方加竹茹 15g，继服 5 剂。诸症消失，随访 1 年未复发。

【按】中医学认为，"阳气自动而之静，则寐；阴气自静而之动，则寤。不寐者，病在阳不交阴也"。本案为瘀血阻滞，经脉不畅，郁久生热，复因平素体瘦阳盛，致阳亢于外，阳不入阴，故周身燥热、酸胀，不盖衣被，入睡困难，两手相搓，致掌心灼热，使热有所出，可小寐片刻。舌质暗红、苔薄黄、脉沉涩乃血瘀有热之征。治以血府逐瘀汤为主，活血行气，加丹皮、水牛角清热凉血，加远志、酸枣仁、夜交藤交通心肾，养血安神，使气血通畅，内热得清，阴阳平和，故获显效。

神经性头痛

肝胃虚寒，浊阴上逆案

戴某，男，41 岁，工人。2013 年 7 月 18 日初诊。

患者自述颠顶头痛一年余，服多种药物治疗无明显效果，头部 CT 及核磁共振检查无异常。几天来头痛持续不休，并经常胃脘隐痛伴紧缩之感。刻下症见：颠顶头痛，头痛呈持续性，胃脘隐痛伴紧缩之感，泛恶，呕吐痰涎，舌淡红，苔薄白而水滑，脉沉弦。

西医诊断：神经性头痛。

中医诊断：头痛（肝胃虚寒，浊阴上逆）。

治则：温肝暖胃，祛寒降逆。

处方：吴茱萸 10g，党参 10g，生姜 20g，大枣 6 枚。3 剂，水煎，日 1 剂，分 3 次服。

二诊：药后颠顶头痛减去大半，胃脘亦感舒适，唯仍时发泛恶、干呕。

上方加砂仁 6g 以和胃。3 剂，水煎，日 1 剂，分 3 次服。

三诊：药后头痛消失，泛恶、干呕偶发，苔已无水滑。

上方加公丁香 6g，清半夏、生白术各 10g，连服 3 剂，诸症消失而愈。

【按】本案即《伤寒论》"干呕，吐涎沫头痛者，吴茱萸汤主之"一症。因足厥阴肝经与督脉会于头顶，肝胃虚寒，饮停于内，循经上逆而诸症频作，故取吴茱萸汤原方重用生姜施治收效。"经方治病，效若桴鼓"，但要真正做到善用经方治病，非轻而易举的之事，只有勤学苦读，临床反复体悟，才能灵活运用，药到病除。

血管神经性头痛

案1. 肝郁气滞，痰瘀阻络案

林某，女，26岁。2013年3月1日初诊。

患者三年前因失恋导致情绪不宁，忧郁恼怒，纳寐不佳，逐渐消瘦而出现头痛，呈发作性掣样痛，以双颞、前额为甚，痛甚则恶心思睡，每次月经前后头痛加剧，曾服益气益阴药未见明显效果。刻下症见：自觉头痛，呈发作性掣样痛，以双颞、前额为甚，痛甚则恶心思睡，兼头晕、目干涩、口干口苦、多梦、心烦易怒、纳呆，舌暗红，苔薄白，脉弦滑。既往性情喜静，多愁善感，月经色暗、量少、有血块。心率78次/分，血压98/68mmHg。颈椎X线未见异常。头颅CT未见异常。经颅多普勒超声：双侧大脑中动脉、前动脉血流增快，血管痉挛。

西医诊断：血管神经性头痛。

中医诊断：头痛（肝郁气滞，痰瘀阻络）。

治则：疏肝清热，化痰祛瘀。

处方：桑叶12g，菊花15g，荷叶15g，合欢皮30g，浮小麦30g，郁金15g，天麻15g，丹参20g，白芍15g，石菖蒲9g，柴胡10g，甘草6g。7剂，水煎，日1剂，早、晚分服。

二诊：头痛锐减，自觉头部清爽，目干涩、口干、多梦减轻，唯晨起头晕、肌肉酸痛，舌暗红苔少津，脉滑，肝经郁热渐消，脾弱气虚渐显，治以疏肝健脾，理气通络。

处方：菊花15g，合欢皮30g，浮小麦30g，郁金15g，天麻15g，丹参20g，白芍15g，柴胡10g，党参20g，女贞子20g，蜂房6g，知母20g，甘草5g。7剂，服法同前。

三诊：头痛基本消失，头晕、口干改善，纳食增进，精神亦振，颅多普勒超声未见血管痉挛。半年后随访，无头痛发作，守上方7剂巩固治疗。

【按】"从肝论治"是中医治疗偏头痛的重要治法。《素问·至真要大论》曰："诸风掉眩皆属于肝。"肝阳上亢，水不涵木，风阳上扰，阻遏清阳，是

214

偏头痛发生的根本病理基础。患者性情多愁善感，"怒伤肝""忧伤脾"，情志失调可引起脏腑功能失调，阴阳偏颇，气血失和，脉络瘀滞，不通则痛，症见头痛且胀。肝胆失疏，肝郁气滞，横逆犯胃，症见心烦易怒，纳呆、口苦等。"肝气"转化，"气有余便是火"，火热灼津，肝阴不足，症见目干涩、口干、多梦、舌暗红、苔薄白、脉弦滑为肝郁气滞、痰瘀交阻之象。

中医治疗偏头痛多"从肝论治"，其次"从瘀论治"。"不通则痛，久病入络"。结合现代研究，偏头痛患者的血小板凝集性多升高，其刺激 5－HT 释放，从而引起血管张力性收缩，脑血流量减少。其亦支持了血瘀之论，故脑络瘀滞是局部病机。此外，百病皆由痰作祟。薛立斋谓："头痛久发，多生于痰。"强调痰瘀同治。故平肝息风、活血涤痰、通络止痛是中医治疗偏头痛的基本方法。

案2. 痰湿中阻，蒙蔽脑络案

蒙某，男，52 岁。2012 年 11 月 23 日初诊。

患者头痛反复发作十余年，饮酒及精神刺激时发作或加重，长期口服布洛芬止痛，曾住院治疗，头部 CT 及核磁共振检查未见异常，颈椎核磁共振示颈椎骨质增生，未见椎体膨出。刻下症见：头痛，满头痛，伴全身困倦乏力，余无不适，纳可，睡眠佳，二便正常，舌体胖大，舌淡红，苔黄厚腻，脉弦细。患者体形肥胖。

西医诊断：血管神经性头痛。

中医诊断：头痛（痰湿中阻，蒙蔽脑络）。

治则：燥湿化痰，活血通络。

处方：橘红 10g，半夏 10g，茯苓 20g，枳实 10g，竹茹 10g，黄连 10g，瓜蒌仁 20g，薤白 10g，丹参 20g，当归 20g，川芎 20g，蔓荆子 10g，细辛 10g，全蝎 10g，甘草 5g。3 剂，水煎，日 1 剂，早、晚分服。

二诊：头痛仍作，发作时满头痛，伴全身困倦乏力，余无不适，纳可，睡眠佳，二便正常，舌体胖大，舌淡红，苔黄厚腻，脉弦细。

守原方 7 剂，服法同前。

三诊：头疼消失，未口服布洛芬止痛，余无不适，纳可，睡眠佳，二便正常，舌体胖大，舌淡红，苔薄黄，脉弦细。

处方：橘红 10g，半夏 10g，茯苓 20g，枳实 10g，竹茹 10g，黄连 10g，瓜蒌仁 20g，柴胡 10g，黄芩 10g，桃仁 10g，川芎 20g，蔓荆子 10g，细辛 10g，全蝎 10g，红花 10g，甘草 5g。7 剂，服法同前。

四诊：头痛未作，近期少量饮酒，亦未头痛，暂停药观察。后电话回访 3 个月，病情稳定，头痛无发作。

【按】温胆汤是唐·孙思邈《备急千金要方》的名方。药物由竹茹、枳实、半夏、陈皮、生姜、甘草组成，主治"大病后虚烦不得眠"。宋·陈无择《三因极一病证方论》在原方中加茯苓、大枣。临床用于胆郁痰扰证。症见头晕心悸，心烦不眠，夜多异梦；或呕恶呃逆，眩晕，癫痫，苔白腻，脉弦滑。张永杰教授认为，胆为奇恒之腑、清净之腑，中藏清汁。胆的特点是既不宜热，也不宜寒，只有保持常温，少阳之气才能正常升发，有助于脾胃的受纳和运化。若脾胃运化功能失常，水谷不能化生精微而酿生痰湿，痰湿中阻，中焦气机不畅，升清降浊功能障碍，则变生诸症。痰浊中阻，上壅于胸，痹阻胸阳，扰乱心神，则见胸闷心悸；清阳不升，脑窍失养，脑络瘀阻，症见头蒙头痛、眩晕。本例患者胆郁痰扰之症典型，张永杰教授采用温胆汤治之。温胆汤的适应证一是形体肥胖，痰湿体质；二是平素胃纳佳，常脾运亢进；三是舌体肥大，边有齿痕，平素苔白腻，脉弦滑或濡。有这三点，无论以何症为主要表现，均可以温胆汤随症加减。

妇科疾病

更年期综合征

案 1. 气血亏虚案

杨某，女，48 岁。2013 年 4 月 12 日初诊。

患者近一年来月经不调，忽前忽后，或多或少，考虑为绝经前的月经紊乱，未引起注意。刻下症见：本次月经二十余日、量多夹血块，伴腰酸背痛，头晕心慌，肢软无力，纳差，二便尚调，舌淡红，苔薄白，脉细弱。B 超（子宫附件）未见明显异常。

西医诊断：更年期综合征。

中医诊断：崩漏（气血亏虚）。

治则：补气养血，滋肾固摄。

处方：黄芪 20g，当归 10g，党参 30g，白术 15g，远志 15g，赤芍 15g，柏子仁 15g，茱萸炭 15g，续断 15g，杜仲 15g，五味子 15g，熟地黄 15g，生地黄 15g，鹿角胶 25g，砂仁 10g，炙甘草 10g。4 剂，水煎，日 1 剂，早、晚分服。

二诊：自觉精神好转，头晕、心慌明显改善，血已减少，时有少量血块。舌淡红，苔薄白，脉细弱。

处方：黄芪 20g，当归 10g，党参 30g，白术 10g，鹿角胶 25g，阿胶 15g，远志 15g，杜仲 15g，赤芍 15g，熟地黄 15g，柏子仁 15g，茱萸炭 15g，五味子 15g，炙甘草 10g。4 剂，服法同前。

三诊：精神好转，眠纳可，二便调，头晕、心慌消失，出血已停。

上方 4 剂善后，嘱下个月经周期前 1 周来诊。

【按】《素问·上古天真论》云："女子五七，阳明脉衰……六七三阳脉衰于上，七七任脉衰。"患者时届更年期，月经不调本不足为虑。但崩下日久则气血大伤，血不达于四肢则肢软无力，上不荣于头则头晕，心血不足则心慌，肝不藏血，脾不统血，故致崩下反复一年有余。心、肝、脾为掌管阴血之脏，故张永杰教授从此三脏论治而获良效。

案 2. 肝气郁结，气滞胃逆案

崔某，女，50 岁。2014 年 1 月 28 日初诊。

患者两年前每当情绪波动自觉阵发性胸闷不适，无胸痛，伴烦躁易怒，善叹息，时而嗳气，腰酸腿软，曾在三甲医院检查，心电图、24 小时动态心电图、心脏彩超、胸片均未见异常，服中药半月，症状改善不明显而停药。刻下症见：阵发性胸闷不适，伴烦躁易怒，善叹息，时有嗳气，腰酸腿软，

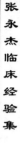

纳可，睡眠一般，大便干硬难解。小便正常，舌质红，舌尖有瘀点，苔薄黄，脉弦细。

西医诊断：更年期综合征。

中医诊断：郁证（肝气郁结，气滞胃逆）。

治则：疏肝理气，和胃降逆，佐以滋肾。

处方：当归20g，白芍10g，柴胡10g，茯苓20g，薄荷10g，牡丹皮10g，生栀子10g，生地黄20g，山药10g，山茱萸10g，郁金10g，佛手10g，瓜蒌仁20g，杏仁10g，枳壳10g，甘草5g。6剂，水煎，日1剂，早、晚分服。

二诊：自觉胸闷不适减轻，仍时有烦躁易怒，善叹息，嗳气消失，大小便正常，舌淡红，舌尖有瘀点，苔薄黄，脉弦细。

上方加莲子心20g，清心火。续服6剂。

三诊：自觉胸闷不适消失，无烦躁易怒，善叹息，嗳气消失，纳可，睡眠佳，二便正常，舌淡红，苔薄黄，脉弦细。续服6剂。

四诊：病情稳定，自觉症状消失。守上方6剂，巩固治疗。

【按】更年期综合征为临床常见病，乃女性从中年到老年的生理反应，但部分患者生理反应较重，常误诊为其他疾病。该患者平素情志不畅，肝气郁结，久而暗耗肝阴。同时，女性患者随年龄增大，肾气渐衰，肾阴渐亏，导致肝阴更亏。气机不畅，郁而化火而见胸闷不适，善叹息，烦躁易怒；肝气横逆犯胃，胃气上逆，故嗳气频作。疏肝理气，和胃降逆乃治疗常法，因患者肾阴渐亏，加重了肝阴不足，故在疏肝理气的前提下，给予补益肝肾之品，同时佐以宽胸宣肺瓜蒌仁、杏仁、枳壳而收佳效。

闭　经

案1. 气滞血瘀案

曾某，女，18岁。2013年8月8日初诊。

患者平素月经正常，今年一月份月经量较平常少，此后至今尚未月经，因备战高考而未就诊。刻下症见：停经半年，自觉腰背酸痛，纳可，头晕，体重减轻，睡眠稍差，二便尚调，舌质暗，苔薄白，脉沉细涩。B超示子宫附件未见异常。

西医诊断：功能性闭经。

中医诊断：闭经（气滞血瘀）。

治则：疏肝理气，活血化瘀。

处方：柴胡 10g，当归 15g，川芎 10g，白芍 15g，熟地黄 15g，益母草 15g，丹参 15g，炒丹皮 10g，赤芍 10g，佛手 10g，泽兰 10g，炙甘草 10g。3 剂，水煎，日 1 剂，早、晚分服。

二诊：自觉腰背酸痛减轻，食欲好转，但月经仍未来潮。头晕、睡眠改善，二便尚调，舌质暗，苔薄白，脉弦细涩。

上方加桂枝 5g、细辛 3g 温通。6 剂，服法同前。

三诊：服至第 4 剂时，来院告知月经来潮，但量少色暗，伴小腹痛。

嘱其继续服完余药，并以热水袋热敷小腹。

四诊：自述此次月经 4 天净、量较少、色暗，经净后稍感疲倦、腰酸，纳可，睡眠佳，舌淡红，苔薄白，脉弦细。

嘱其调畅情志，下次月经前两周开始再服中药，以巩固疗效。

【按】闭经之因甚多，故不可妄用破血活血之剂。本案因高考压力，致情志不舒，导致气结血瘀，治宜疏肝活血。张永杰教授以柴胡四物汤为主方，加益母草、泽兰、佛手等理气活血养血之品，仅服 7 剂就月经来潮，可见理法方药之正确。闭经治疗需采取周期疗法，以巩固疗效。同时，需配合心理治疗。尤其对年轻患者，因对缺乏医学知识，心理压力大，常影响药物疗效。因此，在积极进行药物治疗的同时，配合心理疏导，常可收事半功倍之效。

案 2. 气血亏虚案

孙某，女，25 岁。2013 年 11 月 12 日初诊。

患者自述至发育年龄后，月经一直未来潮。开始家人认为结婚后或许能来潮受孕，未引起注意。患者 23 岁结婚，但两年来仍未来潮，亦未受孕，特来求诊。自述平素食欲欠佳，四肢困乏无力。刻下症见：头晕，心慌，面色无华，口唇淡白，睡眠差，舌淡红，苔薄白，脉细弱。

西医诊断：原发性闭经。

中医诊断：闭经（气血亏虚）。

治则：补气养血，佐以活血。

处方：党参 15g，黄芪 15g，白术 20g，茯苓 20g，当归 20g，白芍 10g，熟地黄 15g，川芎 10g，首乌 20g，淫羊藿 20g，茜草 20g，甘草 5g。5 剂，水煎，日 1 剂，早、晚分服。

二诊：月经仍未来潮，但四肢困乏无力减轻，头晕、心慌缓解，纳食稍增，睡眠改善，舌淡红，苔薄白，脉细弱。

处方：党参 15g，黄芪 15g，白术 20g，茯苓 20g，当归 20g，白芍 10g，熟地黄 15g，川芎 10g，首乌 20g，淫羊藿 20g，茜草 20g，甘草 5g。5 剂，服法同前。

三诊：月经仍未来潮，但四肢困乏无力明显减轻，无头晕、心慌，饮食明显增加，自感小腹部胀闷不适，乳房发胀，睡眠改善，舌淡红，苔薄白，脉弦细。上方合四逆散加减。

处方：党参 15g，黄芪 15g，白术 20g，茯苓 20g，当归 20g，白芍 10g，熟地黄 15g，川芎 10g，首乌 20g，淫羊藿 20g，茜草 20g，柴胡 10g，赤芍 10g，香附 10g，红花 10g，甘草 5g。5 剂，服法同前。

四诊：自述服上方第 3 剂后，月经来潮、量少、色暗有块，持续 4 天即净。经后小腹部胀闷不适，乳房发胀消失。

守上方连服两月，每次月经前 10 天服药，每月均能来潮。后停药观察半年余，月经正常，但尚未受孕。

【按】临床闭经有虚实之分。实证为肝气郁结，气滞血瘀，治疗多从疏肝理气、活血化瘀入手。虚者多见气血两亏，肝肾阴虚，肾经不足。本患者发育尚可，但青春期后始终未见月经来潮，辨为先天禀赋不足，肾精亏虚。患者平素饮食欠佳，四肢困乏无力，头晕心慌，面色无华，口唇淡白均提示气血两亏，给予补气养血，佐以活血，守方治疗而收效。

五官科疾病

神经性耳聋

肝肾阴虚，耳部失聪案

杨某，女，74 岁。2013 年 12 月 18 日初诊。

患者既往有 2 型糖尿病病史，现口服二甲双呱和格列苯脲，血糖控制尚可。两年前无明显诱因出现右耳耳聋、呈进行性加重，伴左耳耳鸣，右侧头部亦有风声，曾到耳鼻喉科检查，未发现器质性病变，诊为神经性耳聋，经中西药治疗，症状改善不明显。刻下症见：右耳耳聋，伴左耳耳鸣，耳部发胀，右侧头部亦有风声，全身困倦乏力，口干，失眠，纳可，二便正常，舌淡红，苔薄白少津，脉沉细。

西医诊断：神经性耳聋。

中医诊断：耳聋（肝肾阴虚，耳部失聪）。

治则：补益肝肾，平肝息风。

处方：生地黄 20g，山药 20g，山茱萸 10g，茯苓 20g，茯神 20g，菊花 10g，天麻 10g，五味子 10g，女贞子 20g，旱莲草 20g，磁石 20g，黄芪 10g，麦冬 20g，甘草 5g。3 剂，水煎，日 1 剂，早、晚分服。

二诊：药后自觉症状无明显改善，但亦无不适，舌脉如前。考虑病程较长，继守方 7 剂。

三诊：自觉症状明显改善，耳鸣减轻，头部风响消失，无口干，稍感全身困倦乏力，睡眠差，纳可，二便正常，舌淡红，苔薄白少津，脉沉细。头部风响消失，故减防风；睡眠差，故加养血安神之剂。

处方：生地黄 20g，山药 20g，山茱萸 10g，茯苓 20g，茯神 20g，太子参 20g，天麻 10g，五味子 10g，女贞子 20g，旱莲草 20g，磁石 20g，黄芪 20g，酸枣仁 30g，远志 10g，夜交藤 30g，甘草 5g。7 剂，服法同前。

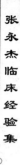

四诊：自觉症状基本消失，无耳鸣，头部风响消失，无口干，稍感全身困倦乏力，睡眠明显改善，每天睡6小时左右，二便正常，舌淡红，苔薄白，脉弦细。

守上方7剂善后。

【按】《景岳全书》云："耳为肾窍，乃宗脉之所聚，人于中年，每多耳鸣，如风雨、如蝉鸣、如潮声，皆是阴衰肾亏而然。"中老年耳鸣多责之于肾。本患者为高龄老人，且有糖尿病史，形体消瘦，舌淡红，苔薄白少津，脉弦细。此乃肝肾阴虚、肾精不足、内风上扰清窍所致，方以六味地黄丸加减。耳鸣，头部有风响乃肝阴不足、阴虚风动、内风上扰所致，故加菊花、天麻之品。经积极治疗，耳鸣改善，但睡眠差，故三诊加养血安神之剂。

牙根炎

肝郁化火，肝火上炎案

毛某，女，52岁。2013年12月10日初诊。

患者近半月来因家事导致心情不畅，牙痛。7天前因牙痛加重在某医院门诊治疗7天，牙痛症状无明显缓解。刻下症见：自觉全身不适，难以名状，牙龈疼痛，伴失眠多梦，心烦头晕，头部昏沉，舌质红，苔薄黄，脉弦细。

西医诊断：牙根炎。

中医诊断：牙痛（肝郁化火，肝火上炎）。

治则：疏肝解郁，清泄肝火。

处方：当归20g，白芍10g，柴胡10g，茯苓20g，薄荷10g，牡丹皮10g，焦栀子10g，龙胆草20g，黄芩10g，泽泻20g，黄连10g，升麻3g，生地黄30g，川牛膝30g，甘草5g。3剂，水煎，日1剂，早、晚分服。

二诊：自述牙痛有所减轻，继服上方4剂。

三诊：昨天吃火锅后牙痛加重，且自觉眼部分泌物增多，时烦闷，善叹息，舌质红，苔薄黄，脉弦细。

处方：当归20g，白芍10g，柴胡10g，茯苓20g，薄荷10g，牡丹皮10g，焦栀子10g，龙胆草20g，黄芩10g，黄柏10g，黄连10g，升麻3g，生地黄30g，川牛膝30g，香附10g，枳壳10g，甘草5g。5剂，服法同前。

四诊：牙痛消失，余症缓解而停药。

【按】牙痛为临床常见病。俗话说："牙痛不是病，痛起来要命。"牙痛常使患者痛苦而难以名状。本患者因家事导致心情不畅所引起，有明显肝气郁结的诱因。肝气郁结，郁而化火，肝火上炎而见诸症，故以丹栀逍遥散加减而获效。

复发性口腔溃疡

湿热中阻案

张某，男，38岁。2014年3月12日初诊。

患者两年前无明显诱因口腔出现溃疡，自服维生素 B_2、黄连上清片症状好转。1个月后因食辛辣刺激之品，口腔溃疡复发，口服维生素 B_2、三黄片、牛黄清胃丸，持续1周左右症状消失。但之后稍进辛辣或无诱因每一两个月口腔溃疡便复发1次。半月前无明显诱因口腔溃疡复发，服上药1周及中药5剂，症状改善不明显。刻下症见：口腔两颊部有3处溃疡，溃疡周围发红，自觉满口疼痛，吞咽食物加重，因疼痛影响饮食，口中异味，伴胃脘部胀满，时有烧灼感，小便黄，大便正常，睡眠一般，舌质红，苔黄腻，脉滑数。

西医诊断：复发性口腔溃疡。

中医诊断：口疮（湿热中阻）。

治则：清胃降火，理气化湿。

处方：当归9g，黄连5g，黄芩9g，生石膏20g，赤芍15g，柴胡12g，苦参6g，蒲公英15g，白芷12g，白蔻仁12g，砂仁6g，大腹皮15g，莱菔子12g，鸡内金9g，肉桂3g，甘草5g。7剂，水煎，日1剂，早、晚分服。

二诊：口腔溃疡疼痛减轻，溃疡周围红晕变淡，胃脘部胀闷亦好转，烧灼感减轻，饮食增加，进食时疼痛减轻，小便黄，大便可，睡眠佳，舌质红，苔薄黄，脉滑数。

处方：当归9g，黄连5g，黄芩9g，红藤20g，赤芍15g，苦参6g，蒲公英15g，牡蛎20g（先煎），白芷12g，白豆蔻12g，砂仁6g，白花蛇舌草12g，大腹皮15g，莱菔子12g，鸡内金9g，甘草5g。7剂，服法同前。

三诊：口腔溃疡消失，稍感胃脘部胀闷，无灼热感，纳可，稍感口干，小便变淡，大便可，舌淡红，苔薄少津，脉弦细。

处方：当归9g，黄连5g，黄芩9g，生地黄20g，沙参10g，麦冬12g，赤芍15g，蒲公英15g，牡蛎20g（先煎），砂仁6g，佛手10g，炒麦芽20g，木香10g，莱菔子12g，鸡内金9g，甘草5g。续服5剂巩固。

【按】中医学认为，本病多因湿热蕴结胃中，致胃火炽盛上攻所致。治疗上多以清胃降火、理气化湿为主，但在清胃火的同时，稍佐少量肉桂，可引火下行，利于口腔溃疡的愈合。清热药多苦寒，理气药多温燥，久则易伤胃阴，故治疗后期应顾护胃阴，谨防伤及胃阴太过。

舌 炎

心胃阴虚，心火旺盛案

唐某，男，22岁。2013年6月3日初诊。

患者半年前每当食辛辣厚味，稍进食热食物即感舌体前1/3疼痛、麻木、有灼热感，纳可，睡眠佳，小便正常，大便稍硬，每天1次。曾到省人民医院治疗，诊为舌炎，给予B族维生素治疗，亦间断口服中药，但症状改善不明显，持续半年。刻下症见：食稍热食物既感舌体前1/3疼痛、麻木、有灼热感，纳可，大便稍硬，每天1次。舌质红，舌体前1/3光滑无苔、后2/3薄白，脉弦细。

西医诊断：舌炎。

中医诊断：地图舌（心胃阴虚，心火旺盛）。

治则：滋阴益胃，兼清心火。

处方：沙参20g，麦冬10g，玉竹10g，黄精10g，山药20g，砂仁10g，黄芩10g，知母20g，淡竹叶20g，黄柏10g，栀子10g，肉桂5g，麦芽20g，甘草5g。6剂，水煎，日1剂，早、晚分服。

二诊：自述食稍热食物舌体前1/3疼痛、麻木明显好转，但尚未食辛辣厚味，纳可，睡眠佳，二便正常，舌淡红，舌体前1/3光滑无苔、后2/3薄白，脉弦细。

处方：沙参20g，麦冬10g，玉竹10g，黄精10g，山药20g，砂仁10g，黄芩10g，知母20g，黄柏10g，栀子10g，肉桂5g，麦芽20g，生地黄10g，熟地黄 10g，甘草 5g。6 剂，服法同前。

三诊：食辛辣厚味及热食物后舌体前 1/3 疼痛消失、无麻木感，纳可，睡眠佳，二便正常，舌淡红，舌体前 1/3 苔薄白稍嫩、后 2/3 薄白，脉弦细。

处方：沙参 20g，麦冬 10g，玉竹 10g，黄精 10g，山药 20g，砂仁 10g，黄芩 10g，知母 20g，黄柏 10g，栀子 10g，肉桂 5g，麦芽 20g，生地黄 10g，熟地黄 10g，甘草 5g。续服 4 剂，以巩固治疗。

【按】患者舌体疼痛半年，曾经中西医治疗，但疗效欠佳，属疑难杂症。《黄帝内经》云："诸痛痒疮，皆属于火。"患者舌体疼痛，病机当属"内火"无疑，且心开窍于舌，病位在心。但火有虚实之分，舌体疼痛、有灼热感、大便稍硬，当属心胃实火；舌体前 1/3 光滑无苔，又兼阴虚虚火，故辨为心胃阴虚，心火旺盛，治疗谨守病机，给予滋阴益胃，兼清心火而告愈。

面神经炎

气阴两虚，风邪阻络案

冯某，男，78 岁。2013 年 10 月 21 日初诊。

患者于 10 月 21 日晚吹电扇后晨起发现口角㖞斜，右眼睑不能闭合。空腹血糖 6.4mmol/L，血压 130/70mmHg。刻下症见：口角㖞斜，右眼睑不能闭合，右侧额皱纹消失，咀嚼食物时食物堵塞右侧面部，舌质淡暗，苔薄白，脉弦细。

西医诊断：面神经炎。

中医诊断：中风（气阴两虚，风邪阻络）。

治则：补气养阴，祛风通络。

处方：生地黄 10g，黄芪 20g，当归 20g，山药 20g，山茱萸 20g，茯苓 20g，泽泻 10g，防风 10g，白附子 10g，僵蚕 10g，全蝎 10g，白芷 10g，秦艽 10g，甘草 5g。3 剂，水煎，日 1 剂，早、晚分服。

二诊：症状无明显变化，守上方 7 剂。

三诊：自觉口角㖞斜减轻，右眼睑闭合改善，但仍不能完全闭合，右侧额皱纹出现，咀嚼食物时无食物堵塞右侧面部，舌质淡暗，苔薄白，脉弦细。

上方加葛根 20g，红花 10g，苏木 15g。续服 7 剂。

四诊：症状明显缓解，口角㖞斜基本恢复，右眼睑能完全闭合，右侧额皱纹正常出现，饮食正常，舌质淡暗，苔薄白，脉弦细。

守上方 6 剂，巩固治疗，出院。嘱患者慎养生，定期监测血糖、血压。

【按】面神经炎俗称面瘫。西医学认为是人体颈乳突孔内面神经的急性非化脓性炎症所致的急性周围性面瘫。本病为常见病，中医学认为是由于人体气血不足，面部、耳部遭受风寒侵袭，气血痹阻于经络所致。本患者为高龄老人，素体多病，存在气阴两虚、脉络空虚的病机。因生活失于调摄，感受外风，闭阻脉络，脉络失养，筋脉拘急而发病。治疗当补益气血，鼓舞正气，佐以祛风通络，方以传统名方牵正散。该方祛邪力强，但补益正气不足，故加参芪地黄汤补气养阴，加葛根、红花、苏木活血通络。因治疗及时，短期而收显效。

口苦症

肝郁内热案

王某，女，78 岁。2013 年 11 月 18 日初诊。

患者自述半年来口苦，曾住院检查肝、肾功能，血脂、血糖、甲状腺功能均正常，心电图、腹部 B 超均在正常范围。刻下症见：口苦，胸部发热，右胁部不适，难以名状，纳可，睡眠一般，二便正常，舌淡红，苔薄白，脉弦细。

西医诊断：口苦待查。

中医诊断：口苦（肝郁内热）。

治则：疏肝解郁，清泄内热。

处方：柴胡 10g，半夏 10g，黄芩 10g，龙胆草 10g，葛根 30g，牡蛎 30g，甘草 6g。3 剂，水煎，日 1 剂，早、晚分服。

二诊：药后口苦缓解，右胁部不适明显减轻，症状改善，信心大增。

守上方续服 3 剂。

三诊：自觉口苦明显缓解，右胁部不适消失，但仍口干，胸部发热，纳可，睡眠一般，二便正常，舌淡红，苔薄白，脉弦细。

处方：柴胡 10g，半夏 10g，黄芩 10g，龙胆草 10g，葛根 30g，牡蛎 30g（先煎），淡豆豉 10g，甘草 6g。3 剂，服法同前。

四诊：自述口干苦症状消失，无胸部发热，右胁不适缓解，纳可，睡眠一般，二便正常，舌淡红，苔薄白，脉弦细。

守上方 3 剂巩固治疗。

【按】口苦为临床常见病，常伴随其他疾病的过程中，故单一口苦为主症者较少就诊。该患者口苦半年，为高龄老人，病情反复，逐渐加重，且在海口市各大医院门诊治疗疗效不显，很是痛苦，故心理负担较重。初诊辨为肝胆内热，治以清降胆火，疏肝达郁。方选余国俊《中医师承录》治口苦专方柴胆牡蛎汤。方中柴胡苦平，升发肝气，疏肝达郁；胆喜宁谧而宜降，胆草苦寒，沉阴下达，清降胆火；生牡蛎咸寒，滋水涵木，敛戢肝火。三药合用，清降胆火，疏肝达郁。胆火清，肝气疏，则口苦消，半年痛苦解除。

口干症

肝肾阴虚案

姚某，女，75 岁。2013 年 11 月 25 日初诊。

患者三年前无诱因自觉口干，但饮水一般，曾检查血糖、甲状腺功能等，未发现异常，间断在各地口服中药，症状时轻时重，持续三年。近一个月来自觉口干加重，尤以夜晚睡醒后口干明显，饮水一般，外周口唇干裂。刻下症见：口干，但饮水一般，口唇干裂，纳食正常，无腹胀，稍感头晕、头部昏沉，无心慌，二便正常，舌质红，无苔，脉结代。

西医诊断：口干待查。

中医诊断：口干症（肝肾阴虚）。

治则：补益肝肾。

处方：生地黄 20g，熟地黄 10g，山药 10g，山茱萸 10g，茯苓 20g，泽泻 20g，女贞子 20g，旱莲草 20g，麦冬 20g，仙灵脾 10g，砂仁 5g，沙参 20g，山楂 20g，麦芽 20g，甘草 5g。6 剂，水煎，日 1 剂，早、晚分服。

二诊：仍觉口干，饮水不多，口唇干裂，夜晚时有五心烦热，纳食一般，无腹胀，二便正常，舌质红，无苔，脉结代。

处方：生地黄 20g，熟地黄 10g，山药 10g，山茱萸 10g，茯苓 20g，泽泻 20g，黄柏 10g，知母 10g，女贞子 20g，旱莲草 20g，麦冬 20g，仙灵脾 10g，肉桂 5g，玄参 20g，沙参 20g，麦芽 20g，甘草 5g。4 剂，服法同前。

三诊：自觉口干改善，口唇干裂减轻，夜晚时有五心烦热，纳食一般，无腹胀，二便正常，舌质红，无苔，脉结代。

处方：生地黄20g，熟地黄10g，山药10g，山茱萸10g，茯苓20g，泽泻20g，黄柏10g，知母10g，女贞子20g，旱莲草20g，麦冬20g，仙灵脾10g，升麻5g，砂仁5g，麦芽20g，甘草5g。7剂，服法同前。

四诊：自觉口干改善明显，口唇稍干裂减，但仍感五心烦热，尤以双下肢脚心烦热明显，纳食一般，无腹胀，二便正常，舌质红，无苔，脉结代。

处方：生地黄20g，熟地黄10g，山药10g，山茱萸10g，茯苓20g，泽泻20g，黄柏10g，知母10g，女贞子20g，旱莲草20g，牡丹皮20g，赤芍10g，银柴胡10g，秦艽10g，水牛角20g，仙灵脾10g，甘草5g。5剂，服法同前。

五诊：稍感口干，无口唇干裂，五心烦热消失，纳食一般，无腹胀，二便正常，舌质红，仍无苔，脉促。

守上方7剂，巩固治疗。

【按】口干临床以老年人多见，尤以夜晚明显。临床虚实均见，但老年虚证较多见。尽管脾开窍于口，但该患者除口干外，尚伴头晕，头部昏沉，五心烦热，且舌红，无苔。辨为肝肾阴虚，虚热内生。始以补益肝肾治疗，但疗效欠佳；后在补益肝肾的基础上，加入清虚热之品，并佐以入血分之剂而显效。说明患者阴虚兼血分有热，单纯滋阴，则虚热不清；阴虚难滋，则虚热更甚，故在滋阴的基础上，佐以入血分的凉血药而显效。患者舌苔未恢复，可能与病程较长，需较长时间调理有关。

其他疾病

痤　疮

案1. 肝肺郁热内阻案

陶某，女，27岁。2014年6月17日初诊。

患者自述以前从未起过粉刺，生育后因夫妻感情不和，近三个月来反复面部两颊及鼻翼两侧出现痤疮，以月经前后明显，伴月经色暗，经量及周期尚正常，纳可，饮食清淡，睡眠佳，舌质红，苔薄黄，脉弦细。曾在皮肤科治疗一个月，症状改善不明显。刻下症见：面部两颊及鼻翼两侧痤疮，中心有白头，消失后遗暗褐色沉着，伴心烦，纳可，睡眠尚佳，舌质红，苔薄黄，脉弦细。

西医诊断：粉刺。

中医诊断：痤疮（肝肺郁热内阻）。

治则：疏肝解郁，宣肺解毒。

处方：当归20g，白芍10g，柴胡6g，茯苓20g，薄荷10g，栀子10g，牡丹皮20g，玄参20g，白芷10g，桑白皮10g，麦芽20g，女贞子20g，旱莲草20g，甘草5g。4剂，水煎，日1剂，早、晚分服。

二诊：药后右侧面颊部粉刺颜色变淡，左面颊及鼻翼左侧新发痤疮两个、中心有白头，伴心烦，纳可，睡眠尚佳，舌质红，苔薄黄，脉弦细。

处方：当归20g，白芍10g，赤芍10g，柴胡6g，茯苓20g，薄荷10g，栀子10g，野菊花10g，白芷10g，桑白皮10g，连翘10g，黄连10g，生地黄20g，升麻5g，甘草5g。7剂，服法同前。

三诊：右侧面颊部粉刺消失，左面颊及鼻翼左侧无新发痤疮，原粉刺颜色变淡，纳可，睡眠尚佳，舌质红，苔薄黄，脉弦细。

守上方7剂，嘱月经期间停服。

四诊：6月28日月经来潮，无新粉刺出现，且自觉月经期间舒畅，现面部粉刺基本消失，无色素沉着。

【按】面部痤疮临床常见，以年轻女性为多。随着现代生活压力的增加，以及人际关系的复杂，家庭不和、饮食不节为该病发生的病因。患者因工作繁忙，加之夫妻关系不和谐，导致肝气郁结。久而气机不畅，郁而化火，肝肺郁热，循经上扰，而见面部两颊及鼻翼两侧痤疮。治以疏肝解郁，宣肺解毒。方以丹栀逍遥散加减，佐以清泄肺热之桑白皮等，同时配合情绪和饮食调节。前后治疗20余天，疗效明显。本病治愈后，告知患者要调畅情志，心情豁达，饮食清淡，生活规律，否则本病易反复。

案2. 肝肾阴虚，肠胃湿热案

林某，男，28岁。2013年6月4日初诊。

患者面部及前胸起粉刺3年，时轻时重，病情加重与饮食和遗精有关。曾间断口服中药及面部美容护理，但病情常反复。1周来遗精后上述部位又起粉刺。刻下症见：颜面前额、面颊、前胸及后背散发粉刺，局部发红，伴腰膝酸软，烦躁易怒，睡眠欠佳，纳可，大便干，舌红，苔薄黄，脉弦细。

西医诊断：粉刺。

中医诊断：痤疮（肝肾阴虚，肠胃湿热）。

治则：滋阴清热、化湿和胃。

处方：生地黄30g，山药20g，山茱萸10g，女贞子20g，旱莲草20g，牡丹皮20g，白鲜皮20g，地肤子20g，苦参10g，知母10g，黄柏10g，蝉蜕10g，升麻5g，栀子10g，黄芩10g，甘草5g。3剂，水煎，日1剂，早、晚分服。

二诊：患者服中药3剂后，自觉面部及前胸、后背部位粉刺无明显变化，但心烦易怒减轻，睡眠改善，大便顺畅，每日1次，仍感腰膝酸软，纳可，舌质红，苔薄黄，脉弦细。

处方：生地黄30g，山药20g，山茱萸10g，女贞子20g，旱莲草20g，牡丹皮20g，白鲜皮20g，地肤子20g，苦参10g，知母10g，黄柏10g，蝉蜕10g，牛膝20g，栀子10g，黄芩10g，甘草5g。续服7剂。

三诊：面部及胸部粉刺明显减轻，未再有新粉刺长出，心烦易怒消失，睡眠改善，大便顺畅、每日1次，稍感腰膝酸软，纳可，舌淡红，苔薄白，脉弦细。郁热已清，治以滋补肝肾，佐以健脾和胃。

处方：生地黄30g，山药20g，山茱萸10g，女贞子20g，旱莲草20g，牡丹皮20g，狗脊10g，桑寄生20g，白鲜皮20g，地肤子20g，苦参10g，薏苡仁20g，木香10g，牛膝20g，麦芽20g，甘草5g。7剂，服法同前。

四诊：病情稳定，粉刺消退，精神佳，无腰膝酸弱，睡眠佳，纳可，二便正常，舌淡红，苔薄白，脉弦细。

上方去白鲜皮、地肤子，加补骨脂20g，7剂，巩固治疗，连续随访三个月，病情未再复发。

【按】粉刺临床实证多见，尤其年轻患者为多。病因多为肺肝郁热、胃肠湿热、肝郁化火等。此患者病情反复三年，且病情复发与遗精有关，伴腰膝酸软。此乃素体肝肾阴虚，肾水亏虚，相火妄动，加之饮食不节，过食辛辣厚味，致湿热壅滞胃肠，郁于皮肤而发本病。治疗上标本兼顾，初诊滋补肝肾，养阴清热，化湿和胃；待湿热清、郁热散后，加大滋补肝肾之品，以减轻余热，防死灰复燃。

脱　发

心脾两虚案

左某，女，28岁。2014年6月17日初诊。

患者为白领，三个月前流产1次，后月经正常，自述无明显不适，饮食、睡眠可。近三个月发现，洗头后脱发明显，持续三个月，曾到妇产科检查，无器质性病变，建议吃中药调理。现每次洗头及梳头时发现掉发较前明显增多，头发较前稀疏，洗发液、护发素均与以前无变化，近三个月来工作压力稍大，其他无不适。刻下症见：脱发，洗头后及梳头时明显，精神佳，饮食正常，睡眠佳，大便正常，舌质淡白，苔薄白，脉弦细。

西医诊断：脱发。

中医诊断：脱发（心脾两虚）。

治则：补益心脾，佐以疏肝养肝。

处方：黄芪10g，当归10g，木香10g，远志10g，酸枣仁20g，龙眼肉20g，太子参20g，女贞子20g，旱莲草20g，柴胡10g，香附10g，何首乌20g，生地黄10g，牡丹皮20g，甘草5g。3剂，水煎，日1剂，早、晚分服。

二诊：药后自述脱发无明显改善，但亦无不适感觉。守方7剂。

三诊：药后自觉洗头及梳头时掉头发较前减少，睡眠改善、质量佳，舌淡红，苔薄白，脉弦细。

处方：黄芪20g，当归20g，木香10g，远志10g，酸枣仁30g，龙眼肉30g，太子参20g，女贞子20g，旱莲草20g，柴胡10g，香附10g，何首乌20g，生地黄10g，山药20g，茯苓20g，甘草5g。7剂，服法同前。

四诊：症状明显改善，脱发基本消失，余无不适，舌脉如前。

上方 7 剂，巩固治疗。服药前后月余，临床基本治愈。

【按】本患者脱发，症状简单。除掉头发较前增多外，余无明显兼症。详问病史，患者三个月前有流产史，此为辨证的关键。流产耗气伤血，自认为年轻无大碍，生活不注意调养。加之工作压力大，劳心耗伤心脾，故初诊为心脾两虚，兼有肝郁。脱发三个月逐渐加重，导致思想负担加重，肝郁不畅，久而损伤肝阴。故治疗始以归脾汤为主，佐以四逆散，因把握不大，仅予 3 剂，试探性治疗。患者服后无不适感觉，则知辨证无误。二诊加大剂量，7 剂后症状改善。肝郁缓解后，予补脾肾的山药、茯苓而收功。

膈肌痉挛

胃虚气滞案

秦某，女，36 岁。2012 年 11 月 3 日初诊。

患者两个月前因发热用抗生素后而呃逆频频，予肌注阿托品或针灸内关等可暂时缓解，但无明显诱因而突然发作，时轻时重，每天发作 5 ~ 6 次。胃镜示慢性胃炎。刻下症见：呃逆频发，声音低缓，伴纳差，脘腹胀闷，大便 1 日 2 ~ 3 次，夜眠欠佳，舌淡红，苔薄白，脉弦细。

西医诊断：膈肌痉挛。

中医诊断：呃逆（胃虚气滞）。

治则：降逆和中顺气。

处方：丁香 5g，柿蒂 10g，代赭石 10g（包煎），旋覆花 6g（包煎），陈皮 12g，法半夏 12g，枳壳 10g，茯苓 15g，党参 30g，厚朴 10g，麦芽 15g，甘草 10g。3 剂，水煎，日 1 剂，早、晚分服。

二诊：药后呃逆减轻，偶尔发作，持续时间缩短，饮食增加，时感脘腹不舒，大便正常，睡眠改善，舌淡红，苔薄白，脉弦细。

守上方 3 剂，水煎服，日 1 剂。

三诊：呃逆消失，饮食明显增加，稍感脘腹不舒，大便正常，睡眠佳，舌淡红，苔薄白，脉弦细。以二陈汤加砂仁健脾理气善后。

处方：陈皮 12g，党参 30g，砂仁 5g（后下），麦芽 15g，甘草 10g。3 剂，服法同前。

232

【按】呃逆以寒热错综表现多见，治疗宜寒热兼顾。患者素来纳差，便溏，乃脾虚运化失职所致。因感冒，静滴抗生素。然抗生素"性寒"，更伤脾气（阳）。故患者伴见纳差，脘腹满闷，大便时溏，呈脾胃气虚、胃气上逆之象。胃虚气逆，气机出入升降失调终致呃逆，治宜降逆和中顺气，以丁香柿蒂汤合旋覆代赭汤加减，再予二陈汤加砂仁健脾理气，巩固疗效。

特发性水肿

脾肾阳虚，水湿内停，瘀水内阻案

闫某，女，68 岁。2014 年 8 月 2 日初诊。

患者自述 20 年前无明显诱因出现全身水肿，经治症状消失。20 年来未复发。半年前无明显诱因出现全身浮肿、以右半身明显。曾到省人民医院和海南农垦总医院住院检查，排除肝源性、肾源性、心源性及甲状腺疾病等，且四肢血管检查未见血管病变。给予利尿剂可缓解，但停药又复发，持续半年。因症状时轻时重，给患者心理造成极大负担，自以为患了不治之症。刻下症见：全身浮肿、以右半身明显，四肢僵硬，无疼痛，怕冷，全身困倦乏力，舌质淡暗，苔薄白，脉沉细。血压正常，形体肥胖。

西医诊断：特发性水肿。

中医诊断：水肿（阴水；脾肾阳虚，水湿内停，瘀水内阻）。

治则：温肾化气，活血利水。

处方：附子 20g（先煎 1 小时），茯苓 20g，白术 20g，桂枝 15g，泽泻 30g，牛膝 20g，丹参 20g，蝉蜕 10g，防风 10g，苍术 10g，甘草 5g。3 剂，水煎，日 1 剂。并给予心理疏导，增强对医生的信任，嘱治疗前后称体重，以观察治疗效果。

二诊：药后自觉全身浮肿明显减轻，精神好转，全身轻松，尿量增加，怕冷好转，但稍感腹胀，大便正常，舌质淡暗，苔薄白，脉沉细。体重减轻 2.5kg 左右，信心大增。

处方：附子 20g（先煎 1 小时），茯苓 30g，白术 20g，桂枝 15g，泽泻 30g，猪苓 20g，益母草 50g，泽兰 20g，牛膝 20g，丹参 20g，蝉蜕 10g，防风 10g，苍术 10g，莱菔子 10g，茵陈 20g，甘草 5g。10 剂，水煎，日 1 剂。

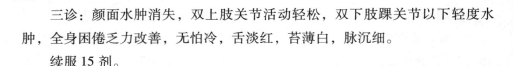

三诊：颜面水肿消失，双上肢关节活动轻松，双下肢踝关节以下轻度水肿，全身困倦乏力改善，无怕冷，舌淡红，苔薄白，脉沉细。

续服 15 剂。

【按】水肿治疗方法颇多，古今方剂多得不胜枚举。古人有发汗、利尿、泻下三大法。如《素问·汤液醪醴论》云："平治于权衡，去菀陈莝，开鬼门，洁净腑。"这可看作是治疗水肿的 3 种主要方法。汉代医圣张仲景在《金匮要略·水气病篇》中指出："诸有水者，腰以下肿，当利小便。腰以上肿，当发汗乃愈。病水腹大，小便不利，其脉沉涩者，有水可下之。"这是张仲景对"去菀陈莝、开鬼门、洁净腑"三大治法的具体应用，并补充了适应证。后世医家多有发展。如朱丹溪将水肿分为阴水、阳水。叶天士说："通表利小便，乃宣经气，利腑气是阳病治法，暖水脏，温脾肾，疗后方以驱水是阴病治法。"唐容川认为："须知水之壅便瘀，由瘀血使然，但祛血则瘀水自消。"张景岳说："凡治水肿者，必先涩水，治水者必先治气。"先贤还有正确处理"利"与"补"之间关系的经验，这使治疗水肿的方法日臻完善。该患者全身浮肿，困倦乏力，平素怕冷，结合舌淡暗、苔薄白、脉沉细，考虑为阴水，属脾肾阳虚，水湿内停，瘀水内阻之证，治以温肾化气、活血利水为法，方选真武汤加减。同时配合健脾、祛湿、活血之品。症情相符，故而获效。

血栓性静脉炎

气虚瘀水内阻案

吴某，女，46 岁，农民。2014 年 2 月 24 日初诊。

患者两个月前无诱因自觉左下肢大腿以下肿胀，时到省人民医院行左下肢彩超示：深静脉血栓形成。海口各大西医院给予对症治疗两个月，具体用药欠详，症状有所改善，但遗留左下肢膝关节以下肿胀。刻下症见：左下肢膝关节以下肿胀，以下午活动时明显，伴左下肢麻木，纳可，睡眠佳，舌淡暗，苔薄白，脉弦细。

西医诊断：左下肢深静脉血栓。

中医诊断：水肿，阴水（气虚瘀水内阻）。

治则：益气温阳，活血利水。

处方1：黄芪40g，桃仁10g，红花10g，当归20g，赤芍20g，白芍10g，川芎10g，川牛膝30g，地龙20g，益母草50g，泽兰20g，茯苓40g，三七粉5g，独活20g，桂枝10g，细辛10g。7剂，水煎，日1剂。

处方2：乳香20g，没药20g，威灵仙40g，桃仁20g，红花20g，银花藤40g，透骨草40g，两面针40g，薄荷30g。4剂，水煎外洗，2天1剂。

二诊：患者自觉左下肢膝关节以下肿胀减轻，但下午仍肿胀较甚，左下肢麻木明显缓解，纳可，睡眠佳，舌质淡暗，苔薄白，脉弦细。

症状有所改善，治则不变。上方去独活，加仙灵脾10g，黄芪加至60g。继服7剂，配合中药外洗。

三诊：自觉左下肢膝关节以下肿胀基本消失，晚上稍感肿胀，左下肢麻木消失，纳可，睡眠佳，舌淡红，苔薄白，脉弦细。

处方：黄芪40g，桃仁10g，红花10g，当归20g，赤芍20g，地龙20g，川芎10g，川牛膝30g，益母草50g，泽兰20g，猪苓10g，三七粉5g（冲服），仙灵脾10g，太子参20g，细辛10g。

守上方治疗半个月，水肿消失，后随访病情巩固。

【按】深静脉血栓形成为临床疑难杂症，该患者在西医医院治疗两个月，症状虽有改善，但遗留左膝关节以下肿胀，活动时加重。中医辨证属瘀水内阻。患者病程两个月，久则耗气伤阳，故治疗在活血利水的同时，加入大剂量黄芪及温通经络药物如仙灵脾、细辛、桂枝等，活血利水治其标，温阳益气治其本，同时配合中药外洗，局部用药而收佳效。

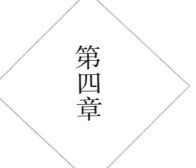

第四章

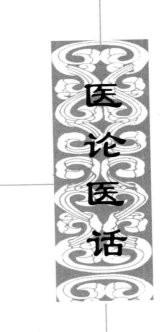

医论医话

桂枝汤方解浅析

桂枝汤出自《伤寒论》，为群方之魁，由桂枝、白芍、生姜、大枣、炙甘草组成，为调和营卫、滋阴和阳、解肌发汗、调补气血第一方。其方配伍严谨，用药精良，如辨证准确，用该方加味，应用于临床，则有桴鼓之效。

桂枝汤的主症为发热，汗出、恶风或恶寒，是一表寒、表虚的症状，从卫气来理解，卫气的作用是温分肉，充皮肤，肥腠理，司开合。气属阳，是温养人体的。人体所以能够卫外以为固，全靠卫气的功能。当卫气处于病态时，汗出就不是正常的汗，作为一个症状，与恶风、发热同时并见，也不是简单的表虚自汗，而是表虚兼有风寒。由于虚，所以腠理的开阖不正常。毛窍之所以开阖不正常，是卫气跟风邪相争的结果，时而卫气胜，时而卫气却。胜了就开，却了就阖；开了就汗出，阖了就无汗，所以汗出一阵一阵的。同是怕见风，说明素体表气不足，表虚。既然是虚，就不能用麻黄发汗，而且已经有汗出，虽然汗出不能解表，但是汗出伤津液、伤气，因为人体的汗出是靠气与津液。《黄帝内经》云："阳加于阴谓之汗。"只有阴精或只有阳气不行，两者缺一不可。反过来，凡汗出，人受损失，必然伤及阴精及阳气。本方证为外感风寒、营卫不和所致。外感风邪，风性开泄，卫气因之失其固护之性，"阳强而不能密"，不能固护营阴，令营阴不能内守而外泄，故恶风发热、汗出头痛、脉浮缓等；邪气郁滞，肺胃失和，则鼻鸣干呕；风寒在表，应辛温发散以解表，但本方证属表虚，腠理不固，故当解肌发表，调和营卫，即祛邪调正兼顾为治。方中桂枝为君，助卫阳，通经络，解肌发表而祛在表之风邪。既然是解肌发汗，又要考虑到已经汗出，因为卫气虚，不能保护营气，所以营气随着卫气外泄而自汗，又要考虑到汗出表更虚，所以加芍药。芍药为臣，益阴敛营，敛固外泄之营阴。桂芍等量合用，寓意有三：一为针对卫强营弱，体现营卫同治，邪正兼顾；二为相辅相成，桂枝得芍药，使汗而有源，芍药得桂枝，则滋而能化；三为相制相成，散中有收，汗中寓补。

此为本方外可解肌发表，内可调营卫、阴阳的基本结构。生姜辛温，既助桂枝辛散表邪，又兼和胃止呕，鼓舞胃气，使胃气上行；大枣甘平，既能益气补中，又可滋脾生津。姜、枣相配，可以升发脾胃之气，蒸液以为汗，不只是调和营卫的问题，更主要的是能使脾胃之气将津液上输于肺，而作为汗源。姜、枣在方剂中的地位是很重要的，为补脾和胃、调和营卫的常用组合，共为佐药。炙甘草调和药性，合桂枝辛甘化阳以实卫，合芍药酸甘化阴以和营，功兼佐使之用。

综观本方，药虽五味，但结构严谨，发中有补，散中有收，邪正兼顾，阴阳并调。柯琴在《伤寒来苏集·伤寒附翼》卷上中赞桂枝汤"为仲景群方之冠，乃滋阴和阳，调和营卫，解肌发汗之总方也。"

本方证中已有汗出，何以又用桂枝汤发汗？盖本方证之自汗，是由风寒外袭，卫阳不固，营阴失守，津液外泄所致。故外邪不去，营卫不和，则汗不能止。桂枝汤虽曰"发汗"，实寓解肌发表与调和营卫双重用意，外邪去而肌表固密，营卫和则津不外泄。故如法服用本方，于遍身微汗之后，则原证之汗出自止。为了区别两种汗出的不同性质，近贤曹颖甫称外感风寒表虚证之汗出为"病汗"，谓服桂枝汤后之汗出为"药汗"，并鉴别指出："病汗常带凉意，药汗则带热意，病汗虽久，不足以去病，药汗瞬时，而功乃大著，此其分也。"（《经方实验录》卷上）此属临证有得之谈。

本方的治疗范围，从《伤寒论》到《金匮要略》，以及后世医家的运用情况来看，不仅用于外感风寒表虚证，而且用于病后、产后、体弱等营卫不和所致病证。这是因为，桂枝汤本身具有调和营卫、阴阳的作用，许多疾病在病变过程中多出现营卫、阴阳失调的病理状态。正如徐彬所说："桂枝汤外证得之，解肌和营卫；内证得之，化气调阴阳。"（《金匮要略论注》卷上）这是对本方治病机理的高度概括。

麻黄汤和桂枝汤同属辛温解表剂，都可用治外感风寒表证。麻黄汤中麻、桂并用，佐以杏仁，发汗散寒力强，又能宣肺平喘，为辛温发汗之重剂，主治外感风寒所致恶寒发热而无汗喘咳之表实证；桂枝汤中桂、芍并用，佐以姜、枣，发汗解表之力逊于麻黄汤，但有调和营卫之功，为辛温解表之和剂，主治外感风寒所致恶风发热而有汗出之表虚证。

温胆汤方义分析与临床应用

一、温胆汤组成、功用与主治

组成：半夏（汤洗 7 次）、竹茹、枳实（麸炒，去瓤）各二两（60g），陈皮三两（90g），甘草一两（30g），茯苓一两半（45g）。

用法：上锉为散，每服四钱（12g）。水一盏半，加生姜 5 片，大枣 1 枚，煎七分，去滓，食前服（现代用法：加生姜 5 片，大枣 1 枚，水煎服，用量按原方比例酌减）。

功用：理气化痰，和胃利胆。

主治：胆郁痰扰证。胆怯易惊，头眩心悸，心烦不眠，夜多异梦；或呕恶呃逆，眩晕，癫痫。苔白腻，脉弦滑。

二、方解

本方证多因素体胆气不足，复由情志不遂、胆失疏泄、气郁生痰、痰浊内扰、胆胃不和所致。胆为清净之府，性喜宁谧而恶烦扰。若胆为邪扰，失其宁谧，则胆怯易惊、心烦不眠、夜多异梦、惊悸不安；胆胃不和，胃失和降，则呕吐痰涎或呃逆、心悸；痰蒙清窍，则可发为眩晕，甚至癫痫。治宜理气化痰，和胃利胆。方中半夏辛温，燥湿化痰，和胃止呕，为君药。臣以竹茹，取其甘而微寒，清热化痰，除烦止呕。半夏与竹茹相伍，一温一凉，化痰和胃、止呕除烦之功倍；陈皮辛苦温，理气行滞，燥湿化痰；枳实辛苦微寒，降气导滞，消痰除痞。陈皮与枳实相合，亦为一温一凉，而理气化痰之力增。佐以茯苓，健脾渗湿，以杜生痰之源；兼加生姜、大枣调和脾胃，且生姜兼制半夏毒性。以甘草为使，调和诸药。综合全方，半夏、陈皮、生姜偏温，竹茹、枳实偏凉，温凉兼进，令全方不寒不燥，理气化痰以和胃，胃气和降则胆郁得舒，痰浊得去则胆无邪扰，如是则复其宁谧，诸症自愈。

温胆汤最早见于《外台秘要》卷十七引《集验方》。方中生姜四两，半夏二两（洗），橘皮三两，竹茹二两，枳实二枚（炙），甘草一两（炙），治"大病后，虚烦不得眠，此胆寒故也"，全方药性以温为主。至《三因极一病证方论》中所载三首同名温胆汤中有两方组成完全相同，均在《集验方》原方基础上加茯苓一两半、大枣一个，生姜减为五片，全方药性即由偏温而归于平和，其主治在"虚烦证治"仍沿袭《外台秘要》之治，在"惊悸证治"项下则为"心胆虚怯，触事易惊，气郁生涎"变生的诸症，但仍沿袭温胆汤。后世医家又在此基础上进行化裁，如加黄连名黄连温胆汤（《六因条辨》卷上）；去姜、枣，易枳实、茯苓为枳壳、赤茯苓，更加青蒿、青子芩、碧玉散，方名蒿芩清胆汤（《重订通俗伤寒论》），功用方向亦随之转为以清胆和胃为主。

三、临床运用

1. 辨证要点

本方为治疗胆郁痰扰所致不眠、惊悸、呕吐以及眩晕、癫痫证的常用方。临床应用以心烦不寐、眩悸呕恶、苔白腻、脉弦滑为辨证要点。

2. 加减变化

心热烦甚者，加黄连、山栀、豆豉以清热除烦；失眠者，加琥珀粉、远志以宁心安神；惊悸者，加珍珠母、生牡蛎、生龙齿以重镇定惊；呕吐呃逆者，酌加苏叶或苏梗、枇杷叶、旋覆花以降逆止呕；眩晕，可加天麻、钩藤以平肝息风；癫痫抽搐，可加胆星、钩藤、全蝎以息风止痉。

3. 现代运用

本方常用于神经官能症、急慢性胃炎、消化性溃疡、慢性支气管炎、梅尼埃病、更年期综合征、癫痫等属胆郁痰扰者。

头痛案

蒙某，男，52 岁。2012 年 11 月 23 日初诊。

症见：头痛反复发作 10 余年，长期口服布洛芬止痛，发作时满头痛，伴全身困倦乏力，余无不适，纳可，睡眠佳，二便正常，舌体胖大，舌淡红，苔黄厚腻，脉弦细。患者形体肥胖。

诊断：头痛（痰湿中阻，蒙蔽脑络）。

治则：燥湿化痰，活血通络。

处方：橘红 10g，半夏 10g，茯苓 20g，枳实 10g，竹茹 10g，黄连 10g，瓜蒌仁 20g，薤白 10g，丹参 20g，当归 20g，川芎 20g，蔓荆子 10g，细辛 10g，全蝎 10g，甘草 5g。3 剂，水煎服，日 1 剂。

二诊：仍头痛，发作时满头疼，伴全身困倦乏力，余无不适，纳可，睡眠佳，二便正常，舌体胖大，舌淡红，苔黄厚腻，脉弦细。守原方，7 剂，水煎服，日 1 剂。

三诊：头疼消失，未服布洛芬止痛，余无不适，纳可，睡眠佳，二便正常，舌体胖大，舌淡红，苔薄黄，脉弦细。

处方：橘红 10g，半夏 10g，茯苓 20g，枳实 10g，竹茹 10g，黄连 10g，瓜蒌仁 20g，柴胡 10g，黄芩 10g，桃仁 10g，川芎 20g，蔓荆子 10g，细辛 10g，全蝎 10g，红花 10g，甘草 5g。7 剂，水煎服，日 1 剂。以巩固疗效。

心悸案

左某，男，49 岁。2012 年 12 月 14 日初诊。

患有室性早搏病史 10 年，但未确诊冠心病，每当睡眠不好及情绪波动发作。现自觉阵发性心慌，胸闷，失眠，每晚睡 4 ~ 5 小时，纳可，二便正常，舌淡红，苔黄腻，脉弦滑。脉搏 82 次/分，血压 130/60mmHg，神清，精神一般，心率 82 次/分，律不齐，早搏 8 次/分，各瓣膜无杂音。

诊断：心悸（痰热内扰）。

治则：清热化痰，镇静安神。

处方：陈皮 10g，半夏 10g，茯苓 20g，枳实 10g，竹茹 10g，黄连 10g，茵陈 30g，薏苡仁 20g，远志 10g，石菖蒲 10g，磁石 10g，合欢皮 20g，浮小麦 30g，甘草 5g。4 剂，水煎服，日 1 剂。

二诊：自觉症状明显改善，每晚睡 6 小时，心慌、胸闷减轻，纳可，二便正常，舌质淡暗，苔薄黄腻，脉弦滑。脉搏 78 次/分，血压 140/80mmHg，神清，精神一般，心率 78 次/分，律不齐，早搏 1 ~ 2 次/分，各瓣膜无杂音。

上方加郁金 10g，丹参 20g 活血。4 剂，水煎服，日 1 剂。

三诊：无明显不适，每晚睡 6 小时，无心慌，胸闷减轻，纳可，二便正常，舌质淡暗，苔薄白，脉滑。脉搏 78 次/分，血压 140/80mmHg，神清，精神一般，心率 74 次/分，律齐，各瓣膜无杂音。湿热已清，气阴两虚证候显现，给予益气养阴，佐以清利湿热。

处方：当归 20g，黄芪 20g，太子参 20g，麦冬 20g，茯苓 20g，木香 10g，远志 10g，酸枣仁 20g，龙眼肉 30g，黄连 10g，茵陈 30g，薏仁 20g，磁石 10g，合欢皮 20g，浮小麦 30g，石菖蒲 10g，甘草 5g。7 剂，水煎服，日 1 剂。以巩固疗效。

失眠案

杨某，男，54 岁。2004 年 9 月 5 日就诊。

患者平素身体健康，反复失眠两年，严重时整夜难眠，曾间断口服中西药物，但失眠时轻时重。近 1 周无诱因失眠加重，每天睡 3 小时左右，伴头部昏沉。纳食一般，但口淡无味，时有腹胀，余无不适，舌质淡，苔薄白腻，脉弦。

诊断：失眠（湿滞中阻，胃中不和）。

治法：消食和中安神。

处方：橘红 12g，半夏 10g，茯苓 15g，枳实 10g，竹茹 12g，生薏仁 20g，神曲 15g，莱菔子 12g，炒山楂 20g，酸枣仁 20g，合欢皮 15g，生龙牡各 20g（先煎），甘草 4g。3 剂，水煎服。

9 月 9 日二诊：药后每天睡 5~6 小时，纳香，头昏、腹胀消失，舌质淡，苔薄白腻，脉弦。

上方加苍术 10g，7 剂。

9 月 16 日三诊：自述每天睡 6~7 小时，余症消失而停药。

【按】饮食不节，宿食停滞，脾胃受损，酿痰生热，痰热上扰心神而不寐，为"胃不和则卧不安"之机理，临床以心烦不寐、胸闷脘痞、泛恶嗳气，伴口苦、头重、舌红、苔黄腻为特点。此患者以不寐、头部昏沉、口淡无味、时有腹胀、舌质淡、苔薄白腻、脉弦为特征，辨为湿阻于中。患者并无热象，为何用温胆汤有效，关键在对温胆汤的理解。

四、名家方义分析

1.《医方集解》

此足少阳阳明药也。橘、半、生姜之辛温,以之导痰止呕,即以之温胆;枳实破滞;茯苓渗湿;甘草和中;竹茹开胃土之郁,清肺金之燥。《内经》曰:胃不和则卧不安。又曰:阳气满不得入于阴,阴气虚故目不得瞑。半夏能和胃而通阴阳,故《内经》用治不眠。二陈非特温胆,亦以和胃也。

2.《成方便读》

夫人之六腑,皆泻而不藏,唯胆为清净之腑,无出无入,寄附于肝,又与肝相为表里。肝藏魂,夜卧则魂归于肝。胆有邪,岂有不波及肝哉。且胆为甲木,其象应春,今胆虚则不能遂其生长发陈之令,于是土不能得木而达也。土不达则痰涎易生。痰为百病之母,所虚之处,即受邪之处,故有惊悸之状。此方纯以二陈、竹茹、枳实、生姜和胃豁痰、破气开郁之品,内中并无温胆之药,而以温胆名方者,亦以胆为甲木,常欲得其春气温和之意耳。

温胆汤是《备急千金要方》的名方,其所治者,"大病后,虚烦不得眠,此胆寒故也"。胆寒者,实为胆虚。胆虚,少阳之气就虚、就寒。胆气不升,相火郁于里,胆的生理功能发生障碍。尽管古代医家尚不知胆开口于十二指肠,胆汁可以帮助消化,但却知晓腐熟水谷与少阳之气有关。由于胆气温化的问题,胆内藏相火,是少阳升发之气,有帮助脾胃腐熟水谷的功能。胆是奇恒之腑、清净之腑,中藏清汁,胆的特点是既不宜热,亦不宜寒,只有保持常温,少阳之气才能正常升发,才能帮助脾胃消化。故温胆汤的功用就是使胆的功能恢复正常,使少阳之气得舒,不治痰而痰自消。温胆汤不是直接清痰热,而是通过病因治疗恢复胆的温化功能,即使少阳之气正常升发,助脾胃运化,中焦升降之气机顺畅,气顺则痰消。温胆汤所治"胃不和则卧不安"的前提是肝胆少阳之气郁而不升,致脾胃运化吸收不行而产生痰饮,且郁而化热的程度较轻。若郁热明显,可用黄连、柴芩、丹栀温胆汤。尽管不能量化,但个中玄机,非多年临床并细心体悟者难明其理。

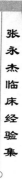

浅论小柴胡汤

一、方义分析

小柴胡汤由 7 味药组成，共分为三组。

第一组药为柴胡和黄芩。柴胡解经邪，黄芩清腑热，针对少阳病经腑同病的第一个特点。柴胡疏气郁，黄芩清胆热，针对少阳病容易气郁、容易化火的第二个特点，所以柴胡和黄芩这两个药是小柴胡汤中最主要的一组。

第二组药为半夏和生姜。其作用有三点：一是这两味药均味辛。辛可以散，助柴胡以疏通少阳气机的郁结。二是这两味药均可化痰、消饮、去水，针对少阳病三焦水道失调以后易化饮、生痰、生水的病理特点。半夏和生姜还有和胃降逆止呕作用，针对少阳病胆热最易犯胃，胃气上逆出现喜呕、多呕、善呕的症状。第二组药在治疗少阳病过程中也非常重要。

第三组药为人参、甘草和大枣。说它是半个理中汤也可以，说它是半个四君子汤也行。治疗发热性疾病时，用三个补气药，其作用在于：一助少阳正气以祛邪，因为少阳是个小阳，是不弱阳，少阳阳气抗邪的能力不足，所以三个补气药在柴胡的带领下可助少阳正气，以祛邪。少阳之邪不解，少阳阳气又较弱，邪气很可能由阳入阴，由少阳传入太阴，所以小柴胡汤这张方子中用了三个补气药，也有补太阴脾气、防止邪气内传太阴的预防作用。

小柴胡汤是一个寒热并用、攻补兼施、典型的、具有和解作用的方剂，可和枢机，解郁结，行气机，畅三焦，化痰浊。

二、小柴胡汤的适应证

小柴胡汤主要治少阳病，但在太阳病、阳明病、三阳合病、厥阴病等疾病中，只要具备"正邪分争"有和解可能的病证，均可用小柴胡汤治之。

1. 阳病出现胸满胁疼可予小柴胡汤治疗

《伤寒论》37 条云："太阳病，十日已去……设胸满胁疼者，与小柴胡汤……"是说太阳病，十日已去，出现胸满胁痛症状时，为邪入少阳，可用小柴胡汤和解。

一般小柴胡汤证脉多弦，但在太阳病中，只要兼具小柴胡汤主症、脉沉紧亦可用小柴胡汤治之。如《伤寒论》266 条云："本太阳病不解，转入少阳者，胁下硬满，但干呕不能食，往来寒热，尚未吐下，脉沉紧者，与小柴胡汤。"一般而言，沉紧为少阴里寒之脉，现具备小柴胡汤主症，脉虽沉紧亦可用小柴胡汤和之，以症见少阳、舍脉而从症治之。

2. 阳明病虽发潮热，但小柴胡汤证在，亦可用小柴胡汤治之

如《伤寒论》229 条云："阳明病发潮热，大便溏，小便自可，胸胁满不去者，与小柴胡汤。"或虽有潮热症状，但阳明里实未甚，少阳之邪尚炽，仍可遵循先表后里原则，用小柴胡汤和之。如果泻下里实，必致少阳之邪入里。正如《伤寒论》第 104 条云："伤寒十三日不解，胸胁满而呕，日晡所发潮热，已而微利，此本柴胡证，下之以不得利，今反利者，知医以丸药下之。此外其治也，潮热者，里实也。先服小柴胡汤以解外，后以柴胡加芒硝汤主之。"

3. 三阳合病，治从少阳

如《伤寒论》第 99 条云："伤寒四五日，身热恶风，颈项强，胁下满，手足温而渴者，小柴胡汤主之。"《伤寒论》第 230 条云："阳明病，胁下硬满，不大便而呕，舌上白苔者，可与小柴胡汤。"此两条用小柴胡汤治疗的目的是使枢机转运，上下宣通，内外畅达，邪因而得解。再如《伤寒论》第 231 条云："阳明中风，脉弦浮大而短气，腹都满，胁下及心疼，久按之气不通，鼻干，不得汗，嗜卧，一身及目悉黄，小便难，有潮热，时时哕，耳前后肿，刺之小差，外不解，病过十日，脉虚浮者，与小柴胡汤。"此条名"阳明中风"实为三阳合病，"胁下及心疼""久按之气不通""小便难""耳前后肿"等症，为少阳经邪热聚而不通所致，病过十日，脉虚浮，系外邪又有外解之趋势，故用小柴胡汤扶正祛邪以解其外。

4. 厥阴病出现小柴胡汤证，可用小柴胡汤治之

如《伤寒论》第 379 条云："呕而发热者，小柴胡汤主之。"此乃厥阴与少阳相表里，今厥阴病衰，阳气得复，症见柴胡汤证，故可小柴胡汤和解之。

5. 伤寒里虚腹痛，温中痛止，邪不解，可用小柴胡汤治之

如《伤寒论》第 100 条云："伤寒阳脉涩，阴脉弦，法当腹中急痛，先与小建中汤，不差者，小柴胡汤主之。"此乃土衰木盛，少阳兼里气虚寒证，治之先补后和，以小建中汤温其里，病不解，仍可用小柴胡汤和解之。

6. 阳微结证可用小柴胡汤治疗

阳微结，即阳结尚浅，病不单纯在里，也不单纯在表，而是"必有表复有里"。此系阳气郁伏，少阳枢机不利。症见大便硬结，可用小柴胡汤和解治疗。如《伤寒论》第 148 条云："伤寒五六日，头汗出，微恶风，手足冷，心下满，口不欲食，大便硬，脉细者，此为阳微结，必有表，复有里也……"可予小柴胡汤。

7. 伤寒病后，复发热者，可用小柴胡汤治疗

如《伤寒论》第 394 条云："伤寒瘥之后，更发热，小柴胡汤主之。"是说伤寒病后，邪气虽退，正气尚未全复。若调摄失宜，会引起再度发热。病后正气大衰，虽在病邪，亦必须照顾正气，采用祛邪不伤正、扶正不助邪之剂，方可达邪祛正复之目的。小柴胡汤恰具祛邪扶正作用，故可选用小柴胡汤治之。

8. 热入血室，寒热如疟，可用小柴胡汤治疗

如《伤寒论》第 144 条云："妇人中风，七八日，续得寒热，发作有时，经水适断者，此为热入血室，其热必结，故使如疟状，发作有时，小柴胡汤主之。"热入血室系邪与血搏，正邪分争，出现寒热如疟为正气有抗邪外出之势，故用小柴胡汤助正枢转，以驱邪外出，亦不外小柴胡汤和解之能。

总之，小柴胡汤的适应证，尽管病证繁多，症状复杂，但病机不外"正邪分争"，病位不外少阳之枢，作用不外扶正祛邪。只要小柴胡汤证备，即可用小柴胡汤治之。

仙鹤草的应用体会

一、概述

仙鹤草：苦、涩，平。归心、肝经。

处方名：仙鹤草、龙牙草。

功效：收敛止血，止痢杀虫。广泛用于各种出血之证，如吐血、尿血、便血、崩漏、咯血、衄血等。

用法用量：10～15g，大剂量30～60g，入汤剂。外用适量。全草为强壮性收敛止血药，有强心、升血压、凝血、止血、凉血、抗菌等作用，市售仙鹤草素制剂为止血药；地下冬芽或带细根的冬芽能治牛绦虫、猪绦虫；全草制成200%的浓缩液，可治阴道滴虫，作农药可用来防治蚜虫、小麦秆锈病等。

1. 用于出血证

本品味涩收敛，功能收敛止血，广泛用于全身各部的出血之证。因其药性平和，大凡出血病证，无论寒热虚实，皆可应用。如治血热妄行之出血证，可配生地黄、侧柏叶、牡丹皮等凉血止血药同用；若用于虚寒性出血证，可与党参、熟地黄、炮姜、艾叶等益气补血、温经止血药同用。

2. 用于腹泻、痢疾

本品具涩敛之性，能涩肠止泻止痢。因本品药性平和，兼能补虚，又能止血，故对血痢及久病泻痢尤为适宜。《岭南采药录》单用本品水煎服，治疗赤白痢，也可配伍其他药物同用。

3. 用于疟疾寒热

本品有解毒截疟之功，用于疟疾寒热，可单以本品研末，于疟发前2小时吞服，或水煎服。

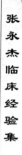

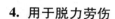

4. 用于脱力劳伤

本品有补虚、强壮的作用，可用治劳力过度所致的脱力劳伤，症见神疲乏力、面色萎黄而纳食正常者，常与大枣同煮，食枣饮汁；若气血亏虚、神疲乏力、头晕目眩者，可与党参、熟地黄、龙眼肉等同用。

此外，本品尚能解毒杀虫，用治疮疖痈肿、阴痒带下，以及盗汗等。

二、百家争鸣用仙鹤草

1. 用于自汗、盗汗

郭辉雄用仙鹤草治疗盗汗颇收良效。如曾某，男，35岁。盗汗半个月，经用当归六黄汤、大补阴丸治疗无效。自诉睡觉则汗出，醒则汗湿衣襟，旋即汗止，甚为所苦，伴咽干，心烦，二便调，舌红，苔薄黄，脉沉细数。处以仙鹤草30g，白芍15g，甘草6g，生地黄12g，麦冬12g，柏子仁15g，茯苓10g，大枣3枚。服用3剂后，盗汗减少，再3剂而愈。

松原市中医院赵东奇，常以仙鹤草为主治疗盗汗，用量30～50g。阴虚加生地黄、麦冬、当归、白芍、山茱萸、五味子、二至丸等；兼火旺加黄柏、知母、地骨皮、玄参等；气虚加党参、黄芪、茯苓、甘草等；湿热者，加茵陈、黄连、黄芩、栀子等；若证候不明显，可只用仙鹤草30g，大枣10枚，煎水频服。

上海名医丁福保，用仙鹤草30g，大枣20枚，治疗体虚之自汗、盗汗，多有良效。安阳关思友验证上方治疗20多例虚证汗出屡用屡验。如赵某，63岁。黎明汗流浃背20余日，服当归六黄汤不效，改玉屏风散也不效。细察形体消瘦，气短，畏寒，咽干，夜寐不安，舌淡红，苔薄白，脉细数无力，辨证为阴阳两虚，投上方3剂汗止身爽。

2. 用于心律失常

仙鹤草味苦、涩，平，归心、肝、肺经，本品收涩作用较强，止血效果较佳。安阳县第一人民医院中医科王庆军在辨证基础上加仙鹤草治疗心律失常，特别是反复发作的阵发性心动过速、房颤，疗效显著。

李某，女，52岁，因反复发作性心悸，胸闷伴眩晕，耳鸣两年余，于2002年2月3日就诊。心电图提示：快速房颤。经服中西药物，疗效欠佳，患者体胖，舌淡红，苔薄腻，脉弦。

处方：蒸何首乌 20g，女贞子 15g，川芎 12g，清半夏 12g，夏枯草 12g，泽泻 15g，蝉蜕 20g，丹参 30g，土茯苓 45g，生甘草 5g，白蒺藜 15g，仙鹤草 30g。每日 1 剂，水煎服。5 天后病情稳定，后经原方加减治疗，随访 1 年未见发作。

3. 用于腰椎间盘突出症

仙鹤草功能收敛止血，止痢杀虫，补虚。《滇南本草》称其可治"腰痛"。《本草纲目拾遗》言其能疗"闪挫"。河北省武安市中医院白正学在临床重用仙鹤草 45~60g 治疗腰椎间盘突出症多例，疗效较佳。

任某，男，35 岁，司机。2003 年 10 月 22 日初诊。腰痛 1 年余，每遇劳累则加重。一个月前于弯腰时突发剧烈腰痛，并向左下肢后侧放射，不能挺腰和活动，咳嗽、喷嚏等动作均可使疼痛加重。曾在某医院做 CT 示：腰 4~5 椎间盘突出。经休息及理疗，效果不佳，舌淡暗，苔薄白，脉细涩。

处方：仙鹤草 50g，怀牛膝 15g，生地黄 8g，熟地黄 8g，泽泻 6g。每日 1 剂，水煎，分 2 次服。服药 10 剂后，腰痛明显减轻，继续服药 15 剂，症状消失，随访 1 年未复发。

腰椎间盘突出症属中医"腰痛""痹病"等范畴。其发病"虚"为本，"瘀"为标。仙鹤草有补虚、强壮的作用，可用治劳力过度所致的脱力劳伤；仙鹤草不但长于止血，而且还有活血化瘀的作用，如《百草镜》云："下气活血。"另外，现代研究证实，仙鹤草有抗炎、镇痛作用。由于药证相投，故疗效满意。

4. 用于血小板减少性紫癜

王某，女，32 岁。1975 年 3 月 12 日入院。鼻衄、牙龈出血，皮肤紫癜一月，近日加重。查见急性面容，发育正常，神志清醒，PLT 32×10^9/L，治疗数月而病情反复，效果不满意。又经犀角地黄汤治疗 10 多日无效。6 月 16 日改用羊鹤合剂治疗，7 剂后鼻衄、齿衄均止，唯夜寐差。原方加减服用 4 剂，药后已无新出血点出现，病情稳定，于 7 月 23 日 PLT 上升到 28×10^9/L，7 月 26 日出院。

朱某，男，16 岁。患血小板减少症，PLT 28×10^9/L，全身紫斑，下肢尤多，经过西药治疗 1 周病情虽然有所好转，但是仍然有新出血点出现，胃纳可，大便干，苔白黏，舌淡红，脉弦细数，辨证为热毒入血，当清热解毒，凉血止血。用羊鹤合剂加减。羊蹄根 30g，仙鹤草 30g，岩柏 30g，水牛角 30g（先煎），旱莲草 15g，生地黄 15g。4 剂后舌面出血止，再 5 剂，查血常规 PLT 75×10^9/L，四肢出血点减少。服用 20 剂后病情稳定，出院后用羊蹄根 30g，水牛角 30g，大枣 15 枚。每天 1 剂，1 月后血小板正常，随访半年未复发。

附羊鹤合剂：羊蹄根 30g，仙鹤草 30g，岩柏 30g，连翘 15g，红枣 15 枚，夜交藤 30g，合欢皮 15g。

三、我用仙鹤草

仙鹤草味苦，性凉（我自己在实践中感到其不凉，反而性平柔和），入肺、脾、肝经，具有止血、凉血、强壮、消肿、止泻等作用。大多数大夫一般临床多用于止血。尤其妇科包括西医都这样用，我也不例外。在治崩漏时也多添加这味药，而且量很大，起步都在 100g 以上，这是常事。但如果局限于此，就太委屈这味药了，可谓大材小用。为了不埋没"药才"，根据我多年临床经验谈谈运用仙鹤草其他方面的认识。

仙鹤草这味药，我在临床上主要发挥其两方面的作用，一是强壮，替代党参、太子参及部分人参作用；二是止泻止咳止带之作用，特别是腹泻方面，大将军独当一面。我经常喜欢用小柴胡汤治疗免疫力低下的慢性感冒，其中的党参一药常用仙鹤草替代，轻量 60g，重则 100～150g，效果奇佳，一般 3～5 剂药就解决问题了，比党参好使得多。在用附子理中汤时，方中的党参直接就用仙鹤草替代。有时用得多了，连药房的人员都提意见，嫌量大不好抓，经常要上斗子。在治疗一些人的亚健康状态，即别无他病、整日头昏脑胀、疲乏无力时，常用老中医干祖望之方。干老戏称中医小激素"仙鹤草 150g，仙灵脾 50g，仙茅 10g"。我又加上五味子和大枣，既好喝又实用，一般 3～5 天就可以改善状况，效果很好，胜过西洋参片和人参，还不上火。此几味药我还当作药对使用，加在补益气虚方中。在止泻方面更是方方不离手，开方第一味必是仙鹤草，充分发挥其强壮和止涩作用。

这里举一例子：2005 年 5 月，我的一个朋友高某找到我。说他的一个亲戚现已病危，想请我去看一看有没有救，给把个脉断一下，以尽人事。我本不想去，碍着面子，不好意思，只好坐上来接的车。到了患者家，一看是位女性老人，76 岁，躺在床上。家属介绍刚从医院出来，前几天因肺炎住院，高烧、咳嗽，吐痰在医院打了 1 周吊瓶，据说是头孢类抗生素，肺炎倒是好了，却得了腹泻，喝水拉水，吃饭拉饭，人都不能站起和坐起来。医院治了 1 个星期，各种药用尽了，都止不住，人极度消瘦。院方说，拉回去吧，人年龄大了，没希望了，准备后事吧。刻诊：严重消瘦，两眼塌陷，但有神，老人哀切地对我说，救救她吧。望着老人乞求的目光，我回答一定会的。看到问话时对答清楚，我又看了看舌头，舌质淡白，舌苔厚腻，脉象沉细无力，一派寒湿伤阳、气阴两虚之证。从精、气、神看，我认为还有救，神没散嘛。随之，告诉其儿女们还有救。一家人听后，感激不尽。

于是我开出第一个方子：仙鹤草 200g，怀山药 150g，生牡蛎 150g，高丽参 50g，山茱萸 60g。1 大剂浓煎，1 天不断，每次喂 3～5 匙，将药喝完，第二天再说。交待完我就回去了。第二天其子兴奋地给我打电话报告，不太拉了，吃下的东西能留下一半，人也能坐起来了。求开第二方。我随即告之，什么饭都不要吃，光用山药熬浓粥稍加些米油连吃 3 天。并处方：仙鹤草 150g，高丽参 30g，生牡蛎 120g，干姜 20g，苍术 30g，茯苓 30g，甘草 15g。3 剂，慢火浓煎，1 日分 5 次喝完。

3 天后老太太不再腹泻了。随后按常法健脾益气，调理半个多月彻底好了。

临床上我用仙鹤草治疗腹泻包括慢性肠炎，都是重剂大投，无不随手而愈，几无失手。我的体会是：用仙鹤草必须要大量，少则效差。起手都应该在 30g 以上。仙鹤草的作用我认为主要通过强补而达到收涩，而不是通过收涩达到强壮。仙鹤草除了有强大的补益和止泻效用，还可用于强心、止血、止咳、止白带和杀虫等一些以气虚为主的疾病。需切记大剂量是关键！

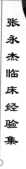

逍遥散加味治疗顽固性失眠体会

失眠是一种常见病、多发病，病程长，缠绵难愈，属于中医学"不寐"范畴。轻者表现为入睡困难，睡则易醒；重者则彻夜不寐。重度失眠由于病程较长，病因复杂，一般治疗疗效差。我运用逍遥散加减治疗重度失眠50例，疗效满意，现报告如下。

一、临床资料

2008年3月~2010年12月诊治的门诊病例50例，男18例，女32例；年龄最小23岁，最大45岁，其中25~40岁45例；40岁以上者5例。病程最短6个月，最长10年，平均2.8年。症状表现为入睡困难，时睡时醒者35例，整夜睡眠时间不超过3小时、彻夜不眠者15例。因家庭矛盾引起24例，因人际关系紧张引起12例，因工作、学习压力大引起14例。50例患者在服中药前均曾服用不同剂量的安定，但睡眠时间仍不超过3小时。所有病例均有不同程度的心烦不安，易怒，口苦口干，善叹息，头晕乏力，全身困倦，大便秘结，小便黄赤等症状，舌质红，舌尖瘀点，苔薄黄，脉弦细或滑数。

二、治疗方法

逍遥散加减。

方药组成：柴胡10g，当归10~30g，茯苓20g，白芍20g，薄荷20g，炒枣仁30g，合欢皮30g，丹皮20g，栀子12g，远志10g，夜交藤30g，生地黄20g，牡蛎30g，甘草9g。

胸闷、痰多、脘腹胀满加陈皮10g，半夏20g；面色少华、四肢倦怠加太子参20g，黄芪20g；心悸怔忡加柏子仁30g；口苦口干明显者加黄芩12g，麦冬12g；大便干结加大黄10g，每日1剂，服法遵许叔微"日午夜卧服"，一煎午睡前服，二煎晚间睡前服。停用西药催眠药，忌食生、冷、酸、辣等刺激性食物，晚餐后禁饮茶及咖啡，按时睡卧，排除杂念，并给予必要的心理疏导。

三、疗效观察

1. 疗效标准

根据 1993 年卫生部制定的《中药新药研究指导原则》疗效判定标准拟定。临床痊愈：睡眠时间恢复正常。显效：睡眠明显好转，睡眠时间增加 3 小时以上，睡眠深度增加。有效：症状减轻，睡眠时间较前增加不足 3 小时。无效：治疗后失眠无明显改善或反而加重。

2. 治疗结果

治愈 19 例，显效 20 例，有效 7 例，无效 4 例，总有效率达 92%。服药最少 15 剂，最多 60 剂，一般 18~25 剂。

四、病案举例

林某，女，35 岁。2009 年 4 月 16 日就诊。10 年来严重失眠，每天睡眠 3 小时左右，曾服安定 3 片/次，但效果欠佳，间断服用中药，症状改善亦不明显，患者失去信心，此次经他人介绍求诊。症见：失眠，偶尔烦躁，但第二天精神好，饮食正常，月经易正常，伴便秘，大便呈羊矢状，舌尖红，苔薄黄，脉弦细。

证属：肝郁血虚，肝脾失调，心神失养，肠道失润。

治法：疏肝解郁，健脾和营，养心安神。

处方：当归 20g，白芍 15g，柴胡 10g，茯神 15g，薄荷 12g，牡丹皮 12g，焦栀子 12g，百合 15g，知母 12g，酸枣仁 30g，柏子仁 12g，泽泻 15g，远志 10g，生大黄 10g，甘草 4g。3 剂，水煎服，每日 1 剂。

4 月 20 日二诊：自述服上药 3 剂后，睡眠稍有改善，每晚能睡 3~4 小时，但大便每天 1 次、呈糊状，且白天有困意，舌质红，苔薄黄，脉弦细，上方加龙骨 20g，牡蛎 20g，7 剂。

4 月 28 日三诊：自述服上方 7 剂后，睡眠每天达 6 小时左右，且入睡容易，但入睡后易惊醒，大便正常，故上方减大黄，加磁石 20g。7 剂。

5月5日四诊：患者每天睡眠6～7小时，大便正常而停药，后多次电话随访睡眠基本正常。

【讨论】

失眠病因虽然复杂，但多与长期情志因素刺激有关。现代社会工作压力增大，竞争激烈，社会关系复杂，人员流动性大，遇到不顺心事没有倾诉对象，家庭关系松散，社会诱惑因素多，上述多种因素导致人们面对各种精神刺激。肝气郁结，气机不畅，故出现郁郁寡欢、善叹息等症状。久则郁而化火，上则扰乱心神，致失眠多梦，心悸难寝，急躁易怒；中则肝郁脾虚，胃气不合，睡不安卧，胃脘胀闷，纳差腹胀，嗳气频作；内则耗伤肝血，肝肾不足，夜寝早醒，头晕胀痛，腰酸耳鸣，导致不寐。《症因脉治·卷三·内伤不得卧》说："肝火不得卧之因，或因恼怒伤肝，肝气怫郁，或尽力谋虑，肝血有伤，肝主藏血，阳火扰动心室，则夜卧亦不宁。"病机为气血、脏腑功能失调。病位在肝、脾、心三脏。脾虚气血乏源，心失所养；或脾虚生痰化热，上扰心神；肝郁化火，心神不安；肝阴血不足，心失所养，皆可致失眠。所以治疗重度失眠重在疏肝解郁，健脾和营，养血安神。

丹栀逍遥散出自《太平惠民和剂局方》，由《伤寒论》四逆散和当归芍药散变化而得。根据不寐的发病机理，逍遥散中君药为当归、白芍。当归苦辛甘温，苦可以泻肝，可以诱发肝中郁火，辛可疏理肝中血滞；甘味既可缓肝之急，也能缓脾之急，即当归对肝郁可疏，对肝血可补，对肝热可散，对脾虚可补；白芍酸苦，微寒，养血滋阴，在肝血虚燥时可养肝止痛，肝郁不舒可柔肝，二者一散一收，调理肝气，共为君药。臣药茯苓、白术。白术健脾益气，培土荣木；茯苓健脾祛湿化痰，还能补益心脾之气，健脾胃可资气血生化之源，使脾健以防肝伤，即"见肝之病，当先实脾"。佐药柴胡、薄荷、生姜。柴胡入肝、胆经，能调达肝气，解郁安神，疏肝而不伤阴；生姜辛散，既可协柴胡以解郁，又可助苓、术以和中；薄荷有增强柴胡疏肝理脾之功。如此配合，疏肝解郁，健脾和营，养血安神，逐步改善和恢复人体正常的睡眠功能，达到治疗目的。

逍遥散加味治疗顽固性失眠，临床有如下特点：多为中青年女性，且白领较多，事业心较强，有较强个性。既往常有精神刺激史，多见于事业、家庭、社会等方面，有时患者症状很明显，临床肝郁、脾虚、心神失养的症状较典型，但部分患者临床症状不典型，只是自觉失眠，且白天精神较好，无心烦、易怒、胸闷，纳可，月经正常，此时要详细询问病史，尤其是患者的职业、性格特点、既往治疗用药，再结合患者的舌脉辨证。因顽固性失眠睡眠改善较慢，而部分兼症如心烦易怒、口苦口干、便秘等则改善较快，可通过改善兼症，提高患者的信心及对医生的信任。一旦患者对医生的信任度提高，其睡眠改善效果就比较明显。

痹病临床治疗

　　痹病是指正气不足，风、寒、湿、热等外邪侵袭人体，痹阻经络，气血运行不畅所导致的以肌肉、筋骨、关节发生疼痛、麻木、重着、屈伸不利，甚至关节肿大灼热为主要临床表现的病证。根据其临床表现及症状可归属于西医学慢性自身免疫系统疾病，如风湿性关节炎、类风湿性关节炎、骨质增生、脊椎炎、肩周炎、骨关节炎等结缔组织疾病，有着不死的"癌症"之称。《黄帝内经》谓："风寒湿三气杂至，合而为痹。"后世医家又在其基础上提出"热、痰、瘀"等致病因素。《内经》论痹，又有骨、筋、脉、肌、皮五痹，大率风寒湿所谓三痹之病，又以所遇之时、所客之处而命其名。痹病的发生与体质强弱、气候条件、生活环境有密切关系。素体虚弱，正气不足，或卫气空虚是发病的内在因素，感受外邪是发病的外在条件。正如《黄帝内经》所云："正气存内，邪不可干；邪之所凑，其气必虚。"

　　一、痹病以湿为著，贯穿始终

　　痹者，闭也。《说文解字》："痹，湿病也。"风、寒、湿三气合成为病，痛中带麻也。然三气之中，以湿为主。《类证治裁·湿证论治》云："湿为阴邪，乃重浊有质，不比暑热弥漫无形，其自外受者，雾露泥水，由地气之上蒸，经所谓地之湿气，感则害人皮肉筋脉也。"又云："在经络，则痹痿重著……又或在肌表，则恶寒自汗；在肉分，则麻木浮肿；其身重如山，不利转侧；腰膝肿，筋骨痛。"湿邪贯穿痹病发病始终，治当以祛湿温通为法，又可借用《金匮要略》痉湿、历节风治法，发汗、祛湿、温阳而治。

痹病初起阶段，风寒湿邪最先袭表，邪气郁闭肌肤而发为痹。邪在表当汗而发之。《金匮要略直解》云："汗亦湿类。"当汗壅阻于皮毛之内则成湿。病传入络，湿与血凝，脉络痹阻，不通则痛，当从祛湿、活血、通络治之。湿入于筋骨，湿毒之邪蚀骨噬血。而肾主骨生髓，肝主筋藏血，筋脉、骨节之间需要精血濡养方可运行自如。久病致精亏血少，失于濡养则致关节肿胀、变形。因此疾病后期，应重视补养五脏以除湿。湿为阴邪，易耗伤人体阳气。湿邪夹六淫之气入侵，久病致人体阳气虚弱。《素问·生气通天论》云："阳气者若天与日，失其所，则折寿而不彰……是故阳因而上，卫外者也。"张景岳亦重视温阳理论，认为："天之大宝只此一丸，人之大宝只此一息真阳。"因此，治疗痹病，应重视温阳，扶护阳气。阳气充盛，则湿气得温则化。一身之阳气顾护于外，邪气亦不可攻。药物可选用桂、附类回阳气，散阴寒。

二、病机结合地理、气候

海南地处亚热带地区，四周环海，常年湿热，痹病多以湿为主。人素体亏虚或腠理开泄，湿邪夹风、寒、热、痰、瘀之六淫致病产物，乘正气亏虚侵袭人体。病初在皮肤、腠理，入于肉则不仁，入于皮则寒；袭入经络，入于骨则重而不举；入于脉则血凝不流，入于筋则屈而不伸。病至晚期，失治误治或未治致久不已则入脏，见肢体关节变形、肿胀，形如"天鹅颈""鹤膝风""尻以代踵，脊以代头"等。

历节、痹病大抵风、寒、湿三气所致，乃虚至邪聚也。何脏虚，乃从肝、脾、肾论之。《金匮要略·论历节病脉症》中，诊其两手寸关尺之寸口脉沉而弱，沉即主骨，弱即主筋，沉即为肾，弱即为肝；脉象如此，肝肾之虚可知也。尤在泾亦云："此证若非肝肾先虚，则虽水气，未必便入筋骨，非水湿内侵，则肝肾虽虚，未必成历节，仲景明其委而先溯其源，以为历节多从虚得之也。"明·周慎斋《慎斋遗书·辨证施治》云："诸病不愈，必寻到脾胃之中，方无一失。何以言之？脾胃一伤，四脏皆无生气，故疾病日多矣。万物从土而生，亦从土而归。补肾不若补脾，此之谓也。"脾主四肢，脾胃乃后天之本，气血生化之源。李杲云："内伤脾胃，百病由生。""正气内存，邪不可干"。如机体正气充沛，脏腑精气健旺，营卫调和，风、寒、湿等六淫邪气则拒之于外，痰浊、瘀血病理产物亦不会形成。

肾主骨生髓，脾主四肢肌肉，肝主筋脉。痹病后期常累及先后天之本，导致关节变形，骨质受损。肝肾同源，肝筋失濡养，则肢体僵直蹉挛，不能屈伸，重者肢体功能活动受限，生活不能自理。久病沉痼，脏腑气血精液亏虚。因此治疗上当培补脾肾先后天之本，以杜仲、续断、补骨脂、骨碎补益肾健骨；黄芪、党参、茯苓甘平和缓补脾胃；熟地黄、黄精补益肝肾阴血又可润燥；桂枝、附子温肾阳祛寒；木瓜、白芍酸甘入肝经，养血柔筋，舒缓痉挛；黄柏、知母滋肾清热，二药可防祛寒药之过于温燥；鸡血藤、络石藤、宽筋藤、松节取其形，舒筋活络，通利关节；牛膝可引药下行入肾。南方地区多湿热，湿热偏盛者可加土茯苓、萆薢、蚕沙、四妙散，桂、附等祛风寒之品不可全去掉，用量可适当减少。诸药合用，脾气健，肾气旺，精血足，髓生骨健，关节筋脉得以濡养，可使已失去功能的肢体、关节渐渐恢复功能。

三、虫类药的使用

治疗痹病，尤其是久痹、尪痹，"久病入络，久痛入络"，虫类药必不可少。吴鞠通、叶天士为最善用虫类之人。吴鞠通云："以食血之虫，飞者走络中气分，走者走络中血分，可谓无微不入，无坚不破。"叶天士云："久则邪正混处其间，草本不能见效，当虫蚁疏逐，以搜剔络中混处之邪。"痹病多日久，肢体关节肿胀、变形、形成顽疾，加入少量通络之虫类药，能够搜风剔骨，效如桴鼓。可选全蝎、蜈蚣、蕲蛇、白花蛇、乌梢蛇等。虫类性燥，易生风耗血，故注意酌加滋阴之品如黄精、熟地黄、大枣、徐长卿等。辨证选药亦是关键，宜按《内经》痹病分类选药，因病制宜。风气胜者为行痹，可选用僵蚕、全蝎祛风通络止痛；寒湿之气胜者为痛痹、著痹，可选全蝎、蜈蚣、蕲蛇祛湿通络止痛；热胜者，以地龙、蚕沙清热通络祛风；全蝎或蜈蚣善于搜风剔骨，通络止痛，土鳖虫、穿山甲长于破血消癥，活血祛瘀力强，可用于痹病日久、疼痛明显、关节变形之痛痹、著痹、尪痹者。

川乌、草乌、附子类有毒之品可适当运用。此类药尤其适于寒湿、久痹所致疼痛明显者。但需注意三药均含乌头碱，有大毒，一般炮制后用，生者应酌减其量，并先煎1小时，以减其毒。且注意中病即止，不可久用。因每个人对乌头的耐受反应程度不同，故用量宜逐步增加。一般成人每日量由5～10g开始，逐步加至15～30g，且与甘草同用，或蜜制，既不妨碍乌头的作用，又有解毒之功。

顽固性咳嗽的治疗心得

咳嗽为临床常见病，一年四季均可发作，中医临床辨证首先分为外感和内伤。《景岳全书·咳嗽论证》云："咳嗽一症，窃见诸家立论太繁，皆不得其要，多致后人临证莫知所从，所以治难得效。以余观之，则咳嗽之要，止唯二证。何为二证？一曰外感，一曰内伤，而尽之矣。"无论外感还是内伤，其病机为肺失清肃，肺气上逆，壅遏不宣发为咳嗽。外感咳嗽根据临床症状及舌脉，辨为风寒袭肺、风热犯肺、风燥伤肺；内伤咳嗽分为痰湿蕴肺、痰热郁肺、肝火犯肺、肺阴亏耗。临床针对上述病因病机，辨证治疗，方证相符，常收显效。但临证亦常见部分患者有感冒病史，感冒后经积极中西医治疗，症状缓解，但遗留咳嗽，以干咳为主，咽干咽痒，以闻及刺激性气味加重，纳可，睡眠佳，舌淡红，苔薄白，脉弦，部分患者静滴西药抗生素十余天，症状时轻时重，迁延不愈，花费几千元，给患者生活及工作带来影响，有时给患者心理带来巨大的负担。此类患者，多有如下特点。

（1）有感冒病史，患者均以口服或静滴抗生素和口服感冒药1周以上，感冒症状基本缓解。

（2）咳嗽，以干咳为主，咳嗽后可见少量白痰，咽干咽痒，以闻及刺激性气味加重。

（3）舌淡红，苔薄白，脉弦或弦细。

（4）纳可，睡眠佳，余无特殊不适。

（5）相关的物理及生化检查正常。血常规化验正常，胸部 X 线检查正常或提示肺纹理稍紊乱。

咳嗽每因感受外邪引起。肺主气属卫，司呼吸，具有宣发卫气之功能，如《素问·五脏生成》篇云："肺之合皮也，其荣毛也。"由于肺与皮毛相和，所以外邪侵犯皮毛卫表时，常常影响及肺，导致清肃失司。若触动内蕴痰浊，痰阻气逆，肺失宣降，则因痰而咳，但患者临床并未见咳嗽咳痰，而常常以干咳为主，同时亦无风寒袭表的卫分症状，给临床辨证带来困难，因患者咽干、咽痒，常被误诊为燥邪伤肺，迁延时日。

咳嗽的病因病机多为风寒袭肺，肺失宣发，肺气上逆。尽管临床辨证时患者病史有十余天或两三月之久，但临床若未见热邪的征象，均可以外感风寒立论，治以疏散风寒、宣肺止咳为法，方以杏苏散加减。

杏仁 10g，苏叶 10g，半夏 10g，橘红 10g，茯苓 20g，桔梗 10g，玄参 20g，僵蚕 10g，防风 10g，蜂房 10g，紫菀 20g，枇杷叶 10g，甘草 5g。

方中苏叶辛温不燥，发表散邪，宣发肺气，使表邪从外而散；杏仁苦温而润，降利肺气，润燥止咳；半夏、橘红、茯苓含二陈汤之意，燥湿化痰，理气行滞；桔梗宣肺气；防风散表邪；玄参甘寒质润，滋阴润燥；僵蚕祛外风，止痒；紫菀、枇杷叶化痰止咳；蜂房止咳嗽，乃朱良春国医大师临床心得。总之，该方温而不燥，润而不腻，能宣能肃，能升能降，有表有里，具有宣不过散、肃不过下的特点。若恶寒发热、鼻塞流涕明显，加荆芥；痰黏稠、咳吐不爽，加桑白皮、浙贝母；胸闷不舒，加瓜蒌、郁金等。

曾某，女，35 岁。2014 年 3 月 8 日初诊。

咳嗽两月余，现咳嗽，以干咳为主，咽干咽痒，余无不适，饮食正常，睡眠佳，舌淡红，苔薄白腻，脉弦细。

中医诊断：咳嗽（肺失肃降，肺气上逆）。

治则：宣肺止咳。

处方：杏仁 10g，苏叶 10g，半夏 10g，橘红 10g，前胡 10g，桔梗 10g，茯苓 20g，玄参 20g，僵蚕 10g，防风 10g，蜂房 10g，紫菀 10g，枇杷叶 10g，麦冬 20g，甘草 5g。3 剂，水煎服，日 1 剂。

二诊：仍咳嗽，以干咳为主，咽干咽痒，咽部有异物感，余无不适，饮

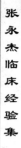
食正常，睡眠佳，舌脉无异常。

处方：杏仁 10g，苏叶 10g，半夏 10g，橘红 10g，前胡 10g，桔梗 10g，茯苓 20g，玄参 20g，僵蚕 10g，防风 10g，蜂房 10g，紫菀 10g，枇杷叶 10g，甘草 5g，白芍 20g，旋覆花 20g。6 剂，水煎服，日 1 剂。

三诊：咳嗽基本消失，无咽干咽痒，余无不适，饮食正常，睡眠佳，舌脉无异常，守方 4 剂，巩固治疗而愈。

糖尿病血瘀证机理及活血化瘀法应用探讨

糖尿病属于中医"消渴"范畴，其病机历代医家多以阴虚燥热、气阴两虚或阴阳俱虚而论。近年来许多研究表明，糖尿病及其并发症的产生与中医血瘀证的形成与发展关系甚为密切，应用活血化瘀方药可取得良好的疗效。

一、糖尿病血瘀证的病因病机

糖尿病的发生发展是一种漫长的病理过程，其血瘀证的形成不外乎气血阴阳亏损及气滞等，素体阴虚者，阴津亏少，血脉失于充养，阴虚内热，煎灼津液阴血，血液凝滞，运行不畅，血脉瘀阻而发为血瘀证。正如王清任所云："血受热，则煎熬成块。"阴虚津亏伤及气，致气阴两虚。气为血帅，气虚无力鼓动血行则瘀。糖尿病患者多体形丰腴，肥胖之人多痰湿壅盛，喜食肥甘厚味，损伤脾胃，运化失常，痰湿内生，流注脉道，血液重浊，血行不利而凝滞为瘀。

此外，糖尿病多因病程缠绵，久病入络而常有瘀阻气滞之势，进而加重糖尿病的发展演变，形成恶性循环。由此可见，糖尿病血瘀证的形成是一个复杂的综合的病理过程，瘀血不仅是一种病理产物，同时也影响着疾病的发展变化与转归。瘀血一旦形成，即可使津液的生成与输布失常，使肌肤筋脉失养，脏腑功能失调而变生他证。

二、糖尿病血瘀证的微观化研究

近年来，许多学者运用现代检测手段，从血液流变学、微循环、血管内皮细胞和血浆内皮素、血栓素和前列环素、血清脂质，纤溶系统等不同侧面探讨了糖尿病血瘀证的病理生理学基础。研究发现，糖尿病患者存在明显的血液流变学异常，全血比黏度、血浆比黏度、红细胞压积、红细胞聚集指数及纤维蛋白质等均明显增加，微循环中血小板功能和体内抗凝机制异常，致血液黏稠度增高，血流瘀滞，易于凝聚。加之缺氧等引起小动脉、小静脉和微血管扩张等导致糖尿病典型的微血管病变。

血管内皮细胞（VEC）损伤是糖尿病微血管病变发生的主要环节。血浆内皮素（ET）是内皮细胞分泌的血管活性多肽，是目前所知最强的缩血管多肽，对肾血管的作用比其他血管强数倍。ET 与其特异性受体结合发挥缩血管效应，视网膜毛细血管的外膜细胞和肾小球血管平滑肌细胞存在 ET 受体，长期 ET 水平升高可引起视网膜和肾脏血管持续收缩成痉挛，造成组织缺血缺氧，使微血管病变进一步加重，进而发展为多种脏器的病变。

血小板释放的血栓素（TXA2）有强烈的血小板凝聚和缩血管作用，而血管壁产生的前列环素（PGI2）具有抑制血小板聚集和扩血管作用，血浆 TXA2/PGI2 比例失调在微血管病变中起重要作用。糖尿病患者由于长期糖代谢紊乱，微循环障碍，血小板功能异常，促使 TXA2 释放增多，激活内源性凝血系统，血小板黏性和聚集性增高，使机体处于高凝状态，血液黏度增加，局部缺血缺氧加重进一步激活血小板，使 TXA2 的合成和释放增多。同时由于血管内皮细胞的损伤，不能合成足够的 PGI2 来调节 TXA2 的平衡，使得微血管病变发生和发展。

脂质代谢紊乱是糖尿病的显著病理特点之一，血脂过高和脂蛋白异常与动脉硬化的发生发展密切相关。过多的血脂在体内存积，可使血液黏度增高，血流缓慢，血小板黏附聚集，纤维蛋白沉积，微血栓形成，动脉发生粥样硬化。有研究证实，低密度脂蛋白水平的增高可能是促进微血管病变的重要因素，它能使微血管内皮细胞坏死脱落，内皮保护屏障遭到破坏。此外，它还能与特异性抗体结合，激活补体系统产生免疫应答，使单核巨噬细胞促凝血活性增强，有利于单核细胞的浸润，对微血管病变的形成与发展产生直接影响。

三、活血化瘀方药的应用

糖尿病存在血瘀，而血瘀又促进糖尿病及其并发症的发生发展，瘀血现象始终贯穿于整个发病过程。根据中医审因论治的原则，采用活血化瘀方法是治疗并发症、提高疗效的关键。近年大量实验研究证实，活血化瘀药物能扩张血管，使血流加快和血流量增加，并能抑制纤维组织增生，纠正和改善异常的血液流变性，调整血小板功能，消除微循环障碍，从而改善糖尿病患者的糖、脂代谢，预防或减轻多种血管并发症的出现。近代著名中医学专家祝谌予先生以丹参、益母草、赤芍、川芎、葛根为主治疗首开活血化瘀治疗糖尿病的先河，并强调使用活血化瘀必须结合辨证，气血相关不可分离。通过学习借鉴前贤经验，临证中常以自拟健脾活血汤（黄芪、太子参、苍术、黄精、玉竹、丹参、川芎、鸡血藤、泽兰）随症加减，治疗糖尿病辨证为脾虚血瘀症患者取得满意疗效。选择以上方药，不仅因为各药的性味归经、功效特点与健脾活血治则相吻合，而且现代药理作用研究证实，这些药物均有不同程度的降糖作用，同时还可以改善血液的高凝状态，扩张血管，疏通微循环，从而有效调节组织血管的氧供和功能状态，有利于防止糖尿病微血管病变的产生。总之，血瘀是产生糖尿病及其并发症的主要病理基础，活血化瘀是治疗的基本原则，探索以活血化瘀为主的有效方药，对延缓或减轻糖尿病的发生发展具有积极的意义。

中西医结合治疗急性冠脉综合征
介入术后再狭窄思考

急性冠脉综合征起病急、进展快、病死率高，是心血管病防治领域的焦点问题。20 世纪 80 年代，急性心肌梗死（AMI）相关动脉（IRA）的血运重建治疗，开创了 AMI 现代治疗的新纪元，减少了住院并发症，病死率由 20 世纪 70 年代的 20% 左右降到 7.8%，改善了患者的预后，但相关冠状动脉血运重建后 1 年内心血管事件的发生率仍在 18% 左右。相关冠状动脉局部病变介入治疗已成为目前成熟并普遍推广应用的技术，但 IRA 再通后，仍有 25% 左右的患者发生心肌组织无复流或缓慢复流现象。药物涂层支架的应用，使支架置入后再狭窄明显下降，但狭窄率仍达 10%，导致部分患者介入术后仍反复发作心绞痛。分析其原因，主要包括以下几个方面。

其一，患者的易患因素。临床观察易发生再狭窄的患者相关易患因素有不稳定型心绞痛、糖尿病和术后持续吸烟。其二，病变血管的性质。易产生动脉硬化的病变形态相关因素主要有多部位多支病变、术后残留狭窄过大、分支部病变、近端左前降支长期病变、易痉挛和完全闭塞性病变、小血管病变。冠脉内超声检查证实，脂质斑块再狭窄率明显高于钙化、纤维化斑块。另外，阿司匹林与氯吡格雷抵抗、支架类型和介入治疗时手术并发症亦有关。针对上述原因，为有效抑制和治疗再狭窄，西药目前主要通过药物预防、药物涂层支架、基因治疗、血管内放射治疗、切割球囊治疗和外科搭桥治疗。

急性冠脉综合征介入术后再狭窄的预防及治疗亦是中医药干预的热点。近年来，中医药界诸多学者围绕再狭窄的病因、病机、证候演变规律和中医药防治进行了诸多有益探索，研究包括单味中药及其中药复方制剂。研究发现，川芎嗪有明显的抑制血管平滑肌细胞（VSMC）生长与分裂的作用，并呈剂量依赖性；而且川芎嗪还能明显抑制 VSMC 的 I 、Ⅲ 型前胶原 α_1（I）、α_2（Ⅲ）基因的转录。而 I 、Ⅲ 型前胶原可导致血小板的黏附、聚集，同时激活并释放生长因子，在 PTCA 后再狭窄的形成过程中起重要作用。动物实验发现，给动脉损伤大鼠予水蛭素粗提取物灌胃，术后 14 日取颈总动脉切片进行病理组织学观察，光镜下显示，水蛭对损伤侧血管内膜增生有明显的减轻作用。实验还发现，给动脉损伤大鼠予丹参注射液灌胃，显示损伤侧血管内膜厚度、中膜厚度较对照组明显减少；在兔胸主动脉 SMC 培养中加入丹参注射液，显示丹参注射液能抑制 VSMC 增殖，并呈剂量依赖性。这是由于丹参具有钙拮抗作用，可影响血小板聚集、释放及抑制 VSMC 的增殖过程，防治再狭窄。临床观察，对 CASI 成功的冠心病患者在常规服用西药的同时加服血府逐瘀浓缩丸6个月，追踪观察发现，用药组患者各项血瘀症状均较对照组明显改善，心绞痛复发率和冠脉造影复查显示再狭窄的发生率均明显低于对照组。同样剂量的药物用于PTCA后患者，结果显示，用药后血瘀证候积分值较治疗前明显下降，用药组心绞痛复发率明显少于常规西药治疗组，说明血府逐瘀汤能有效地预防PTCA或CASI后的再狭窄。陈可冀院士认为，冠脉介入治疗后再狭窄的病因病机为血管内膜损伤导致"瘀血阻滞，血脉不通"，属于"血瘀证"。临床观察，血瘀程度轻重是再狭窄发生与否的重要影响因素。采用芎芍胶囊治疗PCI术后患者，能降低再狭窄事件的发生率，且安全可靠。张敏州认为，PCI术后病因病机为气虚血瘀，本虚标实，故提出中医的辨证施治方案为"益气活血，祛瘀通脉"为主，以邓铁涛教授的通冠脉胶囊临床观察与对照组比较，可提高PCI术后左心室收缩功能，改善患者生活质量，降低狭窄率。崔晓云等提出，PCI术后再狭窄的病机为"瘀热互结、郁结化热，气血受损"，以凉血生肌方治疗，能降低联合心血管事件的发生概率和累积风险。

总之，对于急性冠脉综合征介入治疗后再狭窄，无论病因如何，最终形成机制为瘀血阻滞，血脉不通而致"血瘀证"，且已经临床验证。正是基于上述认识，临床上应用血必净治疗急性冠脉综合征PCI术后再狭窄所致心绞痛，取得较好的临床效果。血必净临床主要用于治疗各种感染引起的全身炎症反应综合征，以及各种非感染因素引发的全身炎症反应综合征等。本药主要由赤芍、川芎、丹参、红花、当归等药物组成。现代药理研究证实，赤芍、丹参、红花可以改善微循环，增加血流量；降低炎症反应和毛细血管的通透性。川芎嗪可以直接改善红细胞变形性，抑制血小板聚集，抑制血栓A_2的合成及释放，促进前列腺素的合成，可以改善组织缺氧时钙离子内流，产生扩血管作用。无论是从中药药效分析抑或是现代中药药理研究，本药的功效当是活血化瘀。但活血化瘀中药能治疗各种感染引起的全身炎症反应综合征，治疗各种非感染因素引发的全身炎症反应综合征等，必有现代中药药理尚不能说明的其他潜在功效，而正是这种功效，使其在治疗急性冠脉综合征介入治疗后再狭窄所致心绞痛方面有较好的效果。而这种效果，不是活血化瘀作用所能完全体现的。望同道能加强对此药的临床观察及机理深入研究，以扩大该

266

药的临床适应证，同时为急性冠脉综合征介入治疗后再狭窄后心绞痛中药治疗提供一种新的思维模式。若有条件，应进行大样本、多中心、随机、对照研究，以提供更多循证医学证据，从更深层次揭示该方的作用机理。

"见肝之病，知肝传脾，当先实脾"之我见

《金匮要略·脏腑经络先后病脉症第一》云："问曰：上工治未病，何也？师曰：夫治未病者，见肝之病，知肝传脾，当先实脾，四季脾旺不受邪，即勿补之；中工不晓相传，见肝之病，不解实脾，惟治肝也。"本条文从人体内部脏腑相关的整体观念出发，首先说明脏腑之间，有互相联系、互相制约的作用，一脏有病，可以影响他脏。治疗时必须照顾整体，治其未病之脏腑，以防止疾病的传变。如见肝之病，应该认识到肝病最易传脾，在治肝的同时要注意调补脾脏，就是治其未病，其目的在使脾脏正气充实，防止肝病蔓延。从宏观看，它是临床既病防变的指导大法，是后世认识病理传变的一大理论。"见肝之病，知肝传脾，当先实脾"也是既病防变在临床上具体运用的范例。

一、理论探讨

1. 肝脾生理上相互联系

肝属木，藏血而主疏泄；脾属土，统血而主运化，为气血生化之源。肝脾两脏的关系，首先在于肝的疏泄功能和脾胃的运化功能之间的相互关联。所谓肝主疏泄，泛指肝脏疏通、宣泄、条达升发的生理功能。肝主疏泄，实际上主要是指肝脏对全身阴阳气血的重要调节作用，具体表现在以下几个方面。

（1）通利气、血、水　人体血液的运行和津液的输布代谢亦有赖于气的升降出入运动。气行则血行，气滞则血瘀；气行则水行，气滞则水停。肝主疏泄的生理功能正常，气机调畅，则血与津液运行通利；如果肝气疏泄的生

理功能失常，气机阻滞，则可导致血及津液方面的多种病理变化。

（2）调畅气机　气机即气的升降出入运动。气的这种运动维持着各脏腑组织器官的正常功能活动，促进体内新陈代谢的正常进行。而肝的疏泄功能，对气的升降出入运动具有十分重要的疏通调节作用。肝的疏泄功能正常，则人体气机调畅，气血和调，经脉通利，各脏腑组织器官的功能正常、协调。某种原因导致肝主疏泄的生理功能失常，则可以出现这两方面的病理变化。

（3）促进脾胃运化　饮食物的消化吸收主要依赖脾胃的运化功能，但脾胃之间的纳运升降运动是否协调平衡又有赖于肝的疏泄功能是否正常。一般来说，肝对脾胃运化功能的影响有两个方面：一是促进脾胃的升降；二是分泌胆汁，以助消化。

脾主运化是指脾具有把水谷（饮食物）化为精微，并将其精微物质转输至全身的生理功能，主要包括运化水谷精微和运化水液两个方面。

运化水谷精微，即是指对饮食物的消化和吸收，并转输其精微物质的作用。饮食物受纳入胃之后，必须依赖于脾的运化功能，才能将水谷转化为精微物质，转输到心肺，布散于全身，从而使各个脏腑、组织、器官得到充足的营养，借以维持正常的生理功能。运化水液是指脾对水液的吸收、转输和布散作用。脾气主升，是指脾气的功能是以向上升散为其特点。主要包括两方面的内容：一是脾主升清，将精微物质上升和布散。水谷精微等营养物质经吸收后，在脾的升清作用下，上输于心、肺，通过心肺的作用化生气血，以营养全身。二是脾主升提，以维持机体内脏的正常位置。内脏组织器官存在于腹腔内，各有固定位置而不下陷，主要依赖于脾气的升提作用。脾主统血，是指脾能统摄、控制血液，使之正常地循行于脉内，而不溢出脉外。脾之所以能统血，与脾为气血生化之源密切相关。脾的运化功能健旺则气血充盈，气的固摄作用正常则能统摄血液正常循行。脾的运化功能健旺，有赖于肝的疏泄功能正常，即"土和木达"。肝又有赖于脾化生水谷精微的滋养，才得以发挥正常功能，此所谓"木赖土培"。再者肝藏血，脾统血，均与血液生化藏统有关。肝司贮藏，调节血量，脾可生血，又可统摄血液的正常运行，肝脾协调，则血液充足，运行正常。总之，肝与脾生理上相互为用，犹如春天之土和木荣，勃勃生机。

2. 肝脾在病理上相互影响

肝主疏泄，脾主运化，肝脾二脏在生理上有着密切关系。脾胃的升降、运化有赖于肝气的疏泄。肝的功能正常，疏泄通畅，则脾胃升降适度，运化健全。若肝疏泄失职，就会影响脾胃的升降、运化，从而形成"肝胃不和"或"肝脾不和"的证候，临床上常见的肝气不疏，出现胸胁痞满、食欲不振、食后腹胀等症就是肝失疏泄，影响脾胃失和，升降失常所致。反之，脾病也可影响于肝，脾失健运，水湿内停，日久蕴而成热，湿热蕴蒸，使肝胆疏泄不利，形成中焦湿热的系列证候群。所以病毒性乙型肝炎患者，有的会出现皮肤、巩膜黄染，肝区不适或疼痛，尿黄，便溏，低热，舌苔厚腻，脉弦滑等湿热缠绵之证。

二、指导治则方药

《黄帝内经》指出："正气存内，邪不可干。""邪之所凑，其气必虚。"患有病毒性乙型肝炎的患者，源于正气不足，免疫功能低下，发病的靶细胞在肝脏并直接影响消化系统，发病后就会出现乏力、腹胀、厌食、肝区疼痛等症，与中医的肝脾相论，肝主疏泄，脾主运化，肝、脾二脏在生理上有着密切关系。从上看出，病毒性乙型肝炎的病变主要在肝脏而影响到脾。在《金匮要略》的"见肝之病，知肝传脾"的思想指导下，根据中医脏腑之间生理病理关系，病位应该主要在肝、脾，病因病机为正气不足，机体免疫功能低下为本，中焦湿热内蕴、肝胆疏泄受阻为标。

《金匮要略》的"见肝之病，知肝传脾，当先实脾"的确为治疗制定了大法。实脾是治疗病毒性乙型肝炎的第一步。脾主运化，具有主管消化饮食和运输水谷精微的功能。饮食入胃，经过胃与脾的共同消化作用，其中的水谷精微通过脾的运输布散而输送到全身，以营养五脏六腑、四肢及皮毛、筋骨等组织器官，为人体提供所需的营养物质，也是人体气、血生成的主要物质基础。在治疗病毒性乙型肝炎时，首先应确立健脾胃的药物。党参补中益气。《本草正气》说："其能补脾养胃，润肺生津，健运中气，本与人参不甚相远。其中贵者，则健脾而不燥；滋胃阴而不湿；润肺而不犯寒凉；养血而不偏腻；鼓舞清阳，振动中气而无刚燥之弊"。现代研究证实，党参含有皂苷、微量生物碱、糖类、维生素 B_1 和 B_2，多种人体必需无机元素和氨基酸等，能增强机体抵抗力。淮山药能平补气阴，具有滋补、助消化等作用；鸡内金消食健胃，有较强的消食化积作用，并能健运脾胃，使胃运加强，排空加快。"脾虚生湿"，故可选茯苓甘补淡渗，健脾补中。砂仁化湿行气，砂仁挥发油有芳香健胃作用，能促进胃液分泌，可排除消化道积气，故能行气消胀，对湿困脾土及脾胃气滞均有效。白扁豆健脾化湿，陈皮理气健脾。脾虚湿蕴，又影响于肝，肝失疏泄，柴胡能条达肝气，疏肝解郁，具有较好的利胆、降转氨酶的作用。病毒性乙型肝炎患者多为湿热之体，湿热缠绵日久，因此清热利湿是治疗病毒性乙型肝炎的关键。苦参可用于湿热蕴蒸之黄疸、尿赤，既可清热燥湿，又可清热利尿，导湿热外出，有良好的除湿热、退黄疸作用。现代药理学从苦参中提取的苦参碱能退黄、降转氨酶、抗病毒、抗肝纤维化就是一个良好的佐证。生大黄清热泻火解毒，活血祛瘀，具有健胃利胆、止血、保肝作用。板蓝根清热解毒，对病毒有抑制作用，又能增强免疫功能。白花蛇舌草清热解毒，能保肝利胆。虎杖利胆退黄，清热解毒，又是清热利湿之良药，对病毒有抑制作用。通草淡渗清降，能引热下行而利尿，泄降之力缓而无峻烈之弊，虽能通利，但不甚伤阴。丹参为活血祛瘀之要药，它可抑制或减轻肝细胞变性、坏死及炎症反应，促进肝细胞再生，并有抗肝纤维化作用。全方健脾行气，清热利湿，活血祛瘀。

总之，临床中以《金匮要略》"见肝之病，知肝传脾，当先实脾"的思想组方用药，常可收到较好的疗效。其用药特点既以中医理论为基础，也不违背西医的药理知识。所用药物安全可靠，无毒副作用，患者服后症状改善明显，食欲增加较快，精神大有好转。

浅论"开鬼门，洁净府，去宛陈莝"

"开鬼门""洁净府""去宛陈莝"见于《素问·汤液醪醴论》。理解本条文，应结合前后文意。岐伯曰："平治于权衡，去宛陈莝微动四极，温衣缪刺其处，以复其形。开鬼门，洁净府，精以时服，五阳以布，疏涤五脏，故精自生，形自盛，骨肉相保，巨气乃平。"意即欲使人体阴阳气血平衡，总的法则就是"去宛陈莝"。"宛"指一切疾病，"陈莝"为根据疾病的部位性质定出祛邪之方法。脾主四肢，四肢为诸阳之一，微动四极以助脾阳，衣薄者加衣保暖，阴阳不和左右交刺，以调阴阳。鬼门不通，当开鬼门。六腑不洁，当洁六腑。以上施治，能使五脏精气内藏，阳气输布，五脏疏涤，正复，精生，形盛，骨肉相保，内外和，形气调，病乃愈。

姚止庵《素问经注节解》注云："本篇虽以汤液醪醴名篇，而其要义在后半截。盖胀证一项，最为吃紧。去宛陈莝者，除实积也。开鬼门者，表外邪也。洁净府者，利小便而水下泄也。"张志聪注曰："鬼门，毛孔也。开鬼门，发表汗也。洁净府，泻膀胱也。开鬼门，则肺窍通而水津布，所谓外窍开则里窍通，上窍通则下窍泄也。"《黄帝内经素问校注》云："去宛陈莝，沈祖绵：'此句当作去菀莝陈。《说文》：莝，斩刍也。去、莝相对为文，宛陈亦相对为文。'沈说是，本书《针解篇》云：'菀陈则出之者，出恶血也。'是其证。'菀''宛'古相通。'去宛'谓去血之瘀积，'莝陈'谓消水之蓄积。"虽本是用来治"津液充郭"（即肢体浮肿、胸水、腹水以及喘咳等），然其大法用于治疗心力衰竭未尝不可。

1. "开鬼门"旨在宣肺、肃肺、化痰

心力衰竭常心肺同病，或火克金，或金侮火，症见呼吸困难、咳嗽吐痰、咯血等肺失宣降、气机壅塞的情况。"开鬼门"旨在应用宣肺、肃肺、化痰之法恢复肺之宣发肃降功能，开水之上源，达提壶揭盖、调整气机之目的。

2. "洁净府"需当温阳化气利水

心力衰竭常见阳气不能化水所致高度浮肿，甚或出现胸水腹水，"洁净府"之法是温阳化气，利小便而排出多余之水。

3. "去宛陈莝"意为活血化瘀利水

心力衰竭主要是气虚血瘀，临床常表现肝大（癥瘕）、发绀、月经量少或经闭。血不行则为水，亦见水肿。"去宛"之法即是祛除血之瘀积，通过泻瘀通络，活血化瘀调节机体的循环功能，从而使心脏功能得到改善。"宛陈"既可单独消水之蓄积，又可行化瘀之法，血行则水行。

271

从五脏论治慢性心力衰竭

　　心力衰竭往往不是一个脏腑的病变，而是以心为中心的多个脏腑的综合病证。以整体观、辨证论治为特征的《黄帝内经》早在两千多年前就认识到这一点。

一、心、肺、三焦传变

　　《素问·咳论》云："心咳之状，咳则心痛，喉中介介如梗状，甚则咽肿喉痹。"《素问经注节解·咳论》注云："此总论久咳之为害也，咳久则病不止于一脏一腑而无所不病矣。故久咳不已，则三焦受之。三焦者，复帱上下，囊括一身，以气为用者也。所以咳在三焦，则气壅闭而不行，故令腹满而不思饮食。肺属上焦，胃属中焦，聚者壅也，关者闭也，言气壅闭于肺胃也。然气之所以壅闭于中上二焦者，正以咳久气衰而不能下注于下焦，下不得泄，故壅闭于肺胃，而使涕唾面浮气逆于上，此又岐伯申解腹满之意也。"

二、肺、心、肾传变

　　《素问·脏气法时论》云："肺病者，喘咳逆气肩背痛，汗出……虚则少气不能报息；肾病者，腹大胫肿，喘咳身重。"《素问·逆调论》曰："夫不得卧，卧则喘者，是水气之客也。"

三、肾、心、肺传变

　　《素问·水热穴论》云："肾者至阴也，至阴者盛水也。肺者太阴也，少阴者冬脉也，故其本在肾，其末在肺，皆积水也。帝曰：肾何以能聚水而生病？曰：肾者胃之关也。关门不利，故聚水而从其类也……故水病下为胕肿大腹，上为喘呼，不得卧者，标本俱病。"

四、心、肺、肝、脾传变

《素问·标本病传论》云："夫病传者，心病先心痛，一日而咳，三日胁支痛，五日闭塞不通，身痛体重，三日不已，死，冬夜半，夏日中。"高士宗注曰："此下皆论病传。其传也，相克而传，故病皆死，与《灵枢·病传》论大旨相同，辞稍异也。《病传》论云：'病先发于心，一日而之肺，三日而之肝，五日而之脾，三日不已，死，冬夜半，夏日中。'夫病传者，心病先心痛，是病先发于心也，一日而咳，一日始传之肺也，三日胁支痛，又三日而传之肝也，五日闭塞不通，身痛体重，又五日而传之脾也，心肺肝脾相传，则火刑金，金刑木，木刑土。又三日而病不已，则死，冬夜半，水刑火也，夏日中，亢极自焚也。日月营运，一寒一暑，言冬可以该秋，言夏可以该春。"

《证治准绳》继承《黄帝内经》的观点，对心力衰竭的喘仍归结为水气凌心射肺。《证治准绳·杂病·诸气门》云："不得卧，卧则喘者，是水气之客也。"对于肺心肾同病现危象的预后亦有论述。《证治准绳·杂病·诸气门》云："喘逆上气，脉数有热，不得卧者，难治。上气喘，面浮肿肩，脉浮大者，死。"关于心肾同病，有其根本性的治法，即温阳祛水。《证治准绳·杂病·神志门》云："若心气不足，肾水凌之，逆上而停心者，必折其逆气，泻其水，补其阳。"

心力衰竭是多种原因引起的以气血阴阳亏虚为本，血瘀、水停为标，以心为中心，涉及其余四脏的全身性病变。并且在疾病的发展过程中，阴阳寒热虚实互相转化，所以在治疗该病时，不能用单一的方法，需随证施治。

外感内伤、五脏病患，都有可能引发或加重心衰，应针对原发病按虚实主次、标本缓急予以兼顾同治，方能缓解心力衰竭。

原发病病位在心的心衰，常由心悸、怔忡、胸痹心痛等发展而来。此种心衰病位在心，常与脾肾有关。其病机常为心气（阳）亏虚、痰瘀内阻，或为心阴虚血亏。前者益气温阳行水、化痰祛瘀通脉以治心衰，后者则需补阴养血与温阳利水合用。

原发病病位在心、肝的心衰，多涉及脾、肾，病机多为肝阳上亢、肝肾阴虚，或夹痰浊血瘀。治疗过程中须紧紧抓住心肝二脏，以攻补兼施为治疗大法。一方面平肝潜阳、补肝肾阴虚，另一方面则治疗心的病变。

原发病病位在心、肾的心衰，多与脾相关，病机多为脾肾不足、运化水湿无力，以致水湿泛滥、水气凌心，其治疗当以温补脾肾为主，助其运化，适当地补益心阳。水湿一消，心阳自健。

原发病病位在心、肺的心衰，涉及脾、肾，病机为肺自身宣发肃降失司，且不能治理调节心血运行，心气心阳虚衰，无力推动血脉而致。治疗当分清寒热：寒饮闭肺当温阳化饮、泻肺平喘、健脾温肾以利水；痰热壅肺则清肺化痰，适当补益心之气血。

慢性心力衰竭的治疗长期而复杂，其治疗的成败与脾胃息息相关。脾胃为后天之本、气血生化之源，化气血而上贯心脉，以养心血。如果脾失健运，不能化生气血，心失所养，则会加重心衰，从而形成恶性循环。因此，在治疗中，勿忘调理脾胃。脾胃得健，化生有源，心得所养，五脏安和，邪去而正安。通过健脾益气，恢复脾胃运化之职，以达到补血养心安神之功。有人临床上常选用归脾汤加减，方中人参、黄芪、白术、甘草、生姜、大枣补脾益气，使脾胃健旺，化源有继；当归养肝而生心血；茯神、枣仁、龙眼肉养心安神；远志交通心肾而定志宁心；木香理气醒脾，使诸药补而不滞。临证中若无热象，可选用红参 10～25g 以大补元气，安神定志；若有热象，则当选用西洋参补气养阴，清火生津，既补气又不生热；黄芪最大量可用至 40～50g，加强补脾益气之功。

脾能运化水湿，脾胃健运失职，升降失调，饮食不能化生精微，反聚湿为痰饮，致痰浊中阻；或水饮上凌心肺；或痰热内扰，心神不安；或痰阻脉络，致气滞血瘀，心脉痹阻而表现为眩晕、恶心吐涎、咳喘、心悸、胸闷如窒而痛等症状，水溢四肢则见肢体浮肿、尿少。故在治疗上应采取健脾和胃、燥湿祛痰之法，方选瓜蒌薤白半夏汤、温胆汤加减，灵活选加石菖蒲、郁金、白蔻仁、远志；痰热偏重可加黄连、胆南星等药，每多获佳效。

由于长期应用利尿剂而造成阴液耗伤，除表现为心悸、气喘不能平卧、心烦少寐、头晕目眩、胸闷隐痛等心阴不足证外，还有胃阴亏虚的表现，而见胃中灼热，饥而食难下咽，咽干口燥，或大便干结，舌红光滑无苔，或舌有裂纹，舌苔花剥，脉细数等。此时单纯养心阴恐难奏效，当注重顾护胃气，滋养胃阴，以恢复脾胃运化之职，而后再滋心阴，宁心神。

中医临床必读医书30部

要想成为一名名副其实的中医临床大夫，必须始终把学习放在第一位。我建议，中医临床必须学习以下医书。

一、综合类

1. 《医学入门》（李梴）

2. 《证治准绳》（王肯堂）

3. 《寿世保元》（龚廷贤）

4. 《景岳全书》（张介宾）

5. 《医宗金鉴》（吴谦）

6. 《医门法律》（喻昌）

二、内科（含杂病、伤寒、温热、瘟疫）

1. 《伤寒杂病论》（张仲景）

2. 《黄帝素问宣明论方》（刘完素）

3. 《脾胃论》（李杲）

4. 《丹溪心法》（朱震亨）

5. 《温疫论》（吴有性）

6. 《温病条辨》（吴瑭）

三、外科（含骨伤科）

1. 《刘涓子鬼遗方》（刘涓子）

2. 《外科正宗》（陈实功）

3.《仙授理伤续断秘方》（蔺道人）

4.《伤科补要》（钱秀昌）

5.《疡医大全》（顾世澄）

四、妇产科

1.《妇人大全良方》（陈自明）

2.《傅青主女科》（傅青主）

五、儿科

1.《小儿药证直诀》（钱乙）

2.《幼科铁镜》（夏鼎）

六、五官科

1.《银海精微》（作者不详）

2.《审视瑶函》（傅仁宇）

3.《重楼玉钥》（郑梅涧）

七、针灸推拿

1.《针灸甲乙经》（皇甫谧）

2.《针灸大成》（杨继洲）

3.《厘正按摩要术》（张振鉴）

八、医案

1.《名医类案》（江瓘）

2.《续名医类案》（魏之琇）

3.《临证指南医案》（叶桂）

中外医德观及其启示

医德即医务道德或医学道德，指医务人员在医疗实践活动中所遵循的行为规范或行为准则。它是用于约束医务人员的行为活动，调整医务人员与患者之间、医务人员之间以及医务人员与社会、集体和国家之间相互关系的一种手段。医德从横的方面看，既有阶级性的一面，又有全人类性的一面；从纵的方面看，它既有时代性的一面，又有继承性的一面。医德作为一门科学又叫医学伦理学。它是一般伦理学中的一个分支学科，是一般伦理学原理在医疗实践中的具体应用，是用一般伦理学的道德原则，来解决医疗实践和医学科学发展中人们相互间、医学与社会间的关系问题而形成的一门科学。

一、中国古代医德观

中国古代医家无不受儒家的道德规范所影响，在医德表现方面，很多地方体现了这种人道主义精神。强调对患者要认真负责，治病要按照法度规律进行调治。

子曰："南人有言，人而无恒，不可以作巫医。"（《论语·子路》）

凡治病必察其下，适其脉，观其志意与其病也。拘于鬼神者，不可与言至德；恶于针石者，不可与言至巧；病不许治者，病必不治，治之无功矣。（《素问·五脏别论》）

岐伯曰：凡刺之真，必先治神，五脏已定，九候已备，后乃存针；众脉不见，众凶弗闻，外内相得，无以形先，可玩往来，乃施于人。

深浅在志，远近若一，如临深渊，手如握虎，神无营于外物。（《素问·宝命全形论》）

上工救其萌芽，必先见三部九候之气，尽调不败而救之，故曰上工。下工救其已成，救其已败。救其已成者，言不知三部九候之相失，因病而败之也。（《素问·八正神明论》）

圣人之术，为万民式，论裁志意，必有法则，循经守数，按循医事，为万民副，故事有五过四德，汝知之乎？（《素问·疏五过论》）

岐伯曰：圣人之为道者，上合于天，下合于地，中合于人事，必有明法，以起度数，法式检押，乃后可传焉。故匠人不能释尺寸而意短长，废绳墨而起平木也，工人不能置规而为圆，去矩而为方。知用此者，固自然之物，易用之数，逆顺之常也。（《灵枢·逆顺肥瘦》）

孙思邈有药王之称，受到历代人民的称赞，其原因，正是因为他急患者所急，想病家所想，一心一意为人们的健康服务，所以他才有很高的医学成就，为群众所尊敬。其《大医精诚》被后代医家所引以借鉴。

世有愚者，读方三年，便谓天下无病可治，及治病三年，乃知天下无方可用。故学者必须博极医源，精勤不倦，不得道听途说而言医道已了，深自误哉！

凡大医治病，必当安神定志，无欲无求。先发大慈恻隐之心，誓愿普救含灵之苦，若有疾厄来求救者，不得问其贵贱贫富，长幼妍蚩，怨亲善友，华夷愚智，普同一等，皆如至亲之想。亦不得瞻前顾后自虑吉凶，护惜身命。见彼苦恼，若己有之，深心凄怆。勿避险巇，昼夜寒暑，饥渴疲劳，一心赴救，无作功夫形迹之心，如此可为苍生大医，反此则是含灵巨贼。

夫大医之体，欲得澄神内视，望之俨然，宽裕汪汪，不皎不昧。省病诊疾，至意深心，详察形候纤毫勿失，处判针药无得参差。虽曰病宜速效，要须临事不惑，唯当审谛覃思，不得于性命之上，率尔自逞俊快，邀射名誉，甚不仁矣！

又到病家，纵绮罗满目，勿左右顾眄；丝竹凑耳，无得似有所娱；珍馐迭荐，食如无味；醽醁兼陈，看有若无，所以尔者，夫一人向隅，满堂不乐，而况患者苦楚，不离斯须，而医者安然欢娱，傲然自得，兹乃人神之所共耻，至人之所不为。斯盖医之本意也。

夫为医之法，不得多语调笑，谈谑喧哗，道说是非，议论人物，炫耀声名，訾毁诸医自矜己德。偶然治瘥一病，则昂头戴面而有自许之貌，谓"天下无双"，此医人之膏肓也。

又不得以彼富贵，处以珍贵之药，令彼难求，自炫功能，谅非忠恕之道。

278

志存救济，故亦曲碎论之，学者不可耻言之鄙俚也。（孙思邈《千金要方》）

圣人不治已病，治未病；不治已乱，治未乱。夫病已成而后药之，乱已成而后治之，譬犹渴而穿井，斗而铸兵，不亦晚乎！（《素问·四气调神大论》）

夫至使身被痈疽之病，脓血之聚者不亦离道远乎。夫痈疽之生，脓血之成也，不从天下，不从地出，积微之所生也。故圣人自治于未有形也，愚者遭其已成也。（《灵枢·玉版》）

使圣人予知微，能使良医得蚤从事，则疾可已，身可活也。人之所病，病疾多；而医之所病，病道少。故病有六不治：骄恣不论于理，一不治也；轻身重财，二不治也；衣食不能适，三不治也；阴阳并，脏气不定，四不治也；形羸不能服药，五不治也；信巫不信医，六不治也。有此一者，则重难治也。（《史记·扁鹊仓公列传》）

玉仁爱不矜，虽贫贱厮养，必尽其心力，而医疗贵人，时或不愈。帝乃令贵人羸服变处，一针即瘥。召玉诘问其状，对曰：医之为言意也，腠理至微，随气用巧，针石之间，毫芒即乖，神存于心手之际，可得解而不可得言也。夫贵者处尊高以临臣，臣怀怖慑以承之。其为疗也，有四难焉：自用意而不任臣，一难也；将身不谨，二难也；骨节不强，不能使药，三难也；好逸恶劳，四难也。针有分寸，时有破漏，重以恐惧之心，加以裁慎之志，臣意且犹不尽，何有于病哉？（《后汉书·方术传》）

观今之医，不念思求经旨，以演其所知，各承家技，始终顺旧。省亲问疾，务在口给，相对斯须，便处汤药。按寸不及尺，握手不及足，人迎趺阳，三部不参，动数发息不满五十，短期未知决诊，九候曾无仿佛，明堂阙庭尽不见察，所谓窥管而已。夫欲视死别生，实为难矣。（张机《伤寒论序》）

盖医出于儒，非读书明理，终是庸俗昏昧，不能疏通变化，每午将入门大字，从头至尾，逐段诵读，必一字不遗，若出诸口。

如欲专小科，则亦不可不读大科；欲专外科，亦不可不读内科。盖因此识彼则有之，未有通于彼而塞于此者。惟经涉浅深生熟，故有分科不同。

熟读后，潜思默想，究竟其间意义。稍有疑难，检阅古今名家方书，以广闻见，或就有德高明之士，委曲请问。陶节庵云："但不与俗人言耳。"盖

279

方药不外于本草素难，及张刘李朱，纵有小方捷法，终不是大家数，慎不可为其诬惑。入门书即融会贯通，而后可成一小医。愈加静坐玩读儒书，稍知阴阳消长，以己验人，由亲及疏，自料作车于室，天下合辙，然后可以应人之求。及其行持，尤不可无定规，每五鼓清心静坐，及早起仍玩儒书一二，以雪心源。时时不失平旦之气为妙。

及其为人诊视，先问证起何日。从头至足，照依伤寒初证、杂证及内外伤辨法，逐一详问。证虽重而门类明白者，不须诊脉，亦可议方；证虽轻而题目未定者，必须仔细察脉。（李梴《医学入门》）

一戒：凡病家大小贫富人等，请观者便可往之，勿得迟延厌弃，欲往而不往，不为平易。药金毋论轻重有无，当尽力一例施与，自然阴骘日增，无伤方寸。

二戒：凡视妇女及孀尼僧人等，必候侍者在傍，然后入房诊视，倘傍无伴，不可自看。假有不便之患，更宜真诚窥睹，虽对内人不可谈，此因闺阃故也。

三戒：不得出脱病家珠珀珍贵等送家合药，以虚存假换，如果该用，令彼自制入之。倘服不效，自无疑谤，亦不得称赞彼家物色之好，凡此等非君子也。

四戒：凡救世者，不可行乐登山，携酒游玩，又不可非时离去家中。凡有抱病至者，必当亲视用意发药，又要依经写出药帖，必不可杜撰药方，受人驳问。

五戒：凡娼妇及私伙家请看，亦当正己，视如良家子女，不可他意见戏，以取不正，视毕便回。贫窘者药金可璧，看回只可与药，不可再去，以希邪淫之报。

一要：先知儒理，然后方知医德，或内或外，勤读先古明医确论之书，须旦夕手不释卷，一一参明融化机变，印之在心，慧之于目，凡临证时自无差谬矣。

二要：选买药品，必遵雷公炮炙，药有依方修合者，又有因病随时加减者，汤散宜近备，丸丹须预制，常药愈久愈灵，线药越陈越异，药不吝珍，终久必济。

三要：凡乡井同道之士，不可生轻侮傲慢之心，切要谦和谨慎，年尊者恭敬之，有学者师事之，骄傲者逊让之，不及者荐拔之，如此自无谤怨，信和为贵也。

四要：治家与治病同，人之不惜元气，斫丧太过，百病生焉，轻则支离身体，重则丧命。治家若不固根本而奢华，费用太过，轻则无积，重则贫窘。

五要：人之受命于天，不可负天之命。凡欲进取，当知彼心顺否，体认天道顺逆，凡顺取，人缘相庆，逆取，子孙不吉。为人何不轻利远害，以防还报之业也？

六要：里中亲友人情，除婚丧疾病庆贺外，其余家务，至于馈送往来之礼，不可求奇好胜。凡飧只可一鱼一菜，一则省费，二则惜禄，谓广求不如俭用。

七要：贫穷之家及游食僧道衙门差役人等，凡来看病，不可要他药钱，只当奉药。再遇贫难者，当量力微赠，方为仁术。不然有药而无伙食者，命亦难保也。

八要：凡有所蓄，随其大小，便当置买产业以为根本，不可收买玩器及不紧物件，浪费钱财。又不可做银会酒会，有妨生意，必当一例禁之，自绝谤怨。

九要：凡室中所用各样物具，俱要精备齐整，不得临时缺少。又古今前贤书籍，及近时明公新刊医理词说，必寻参看以资学问，此诚为医家之本务也。

十要：凡奉官衙所请，必要速去，无得怠缓，要诚意恭敬，告明病源，开具方药。病愈之后，不得图求扁礼，亦不得言说民情，至生罪戾。闲不近公，自当守法。（陈实功《外科正宗》）

一存仁心，乃是良箴，博施济众，惠泽斯深。
二通儒道，儒医世宝，道理贵明，群书当考。
三精脉理，宜分表里，指下既明，沉疴可起。
四识病源，生死敢言，医家至此，始称专门。
五知运气，以明岁序，补泻温凉，按时处治。

六明经络，认病不错，脏腑洞然，今人扁鹊。

天下皆轻谈医，医者辄以长自许，一旦临疑似之症，若处云雾，不辨东西，几微之间，瞬眼生杀矣。夫虚者补之，实者泻之，寒者温之，热者清之，虽在庸浅，当不大谬。至如至虚有羸状，误补益疾；至虚有盛候，反泻含冤。阴症似乎阳，清之必毙；阳症似乎阴，温之转伤。当斯时也，非察于天地阴阳之故，运气经脉之微，鲜不误者。（李中梓《医宗必读》）

尝读《内经》，至《方盛衰论》而殿之曰"不失人情"，未尝不瞿然起，渭然叹轩岐之入人深也。夫不失人情医家所甚亟，然戛戛乎难之矣。大约人情之类有三：一曰患者之情；二曰旁人之情；三曰医人之情。

所谓患者之情者，五脏各有所偏，七情各有所胜。阳脏者宜凉，阴脏者宜热，耐毒者缓剂无功，不耐毒者峻剂有害，此脏气之不同也。动静各有欣厌，饮食各有爱憎。性好吉者，危言见非；意多忧者，慰安云伪；未信者，忠言难行；善言者，深言则忌，此好恶之不同也。富者多任性而禁戒勿遵，贵者多自尊而骄恣悖理，此交际之不同也。贫者衣食不周，况乎药饵；贱者焦劳不适，怀抱可知，此调治之不同也。有良言甫信，谬说更新，多歧亡羊，终成画饼，此无主之为害也。有最畏出奇，惟求稳当，车薪杯水，难免败亡，此过慎之为害也。有境缘不偶，营求未遂，深情牵挂，良药难医，此得失之为害也。有性急者，遭迟病，更医而杂投；有性缓者，遭急病，濡滞而难挽，此缓急之为害也。有参术沾唇惧补，必先痞塞；硝黄入口畏攻，神即飘扬，此成心之为害也。有讳疾不言，有隐情难告，甚而故隐病状，试医以脉，不知自古神圣，未有舍望闻问而独凭一脉者。且如气口脉盛则知伤食，至于何日受伤，所伤何物，岂能以脉知哉？此皆患者之情，不可不察也。

所谓旁人之情者，或执有据之论，而病情未必相符；或兴无本之言，而医理何曾梦见；或操是非之柄，同我者是之，异己者非之，而真是真非莫辨；或执肤浅之见，头痛者救头，脚痛者救脚，而孰标孰本谁知？或尊贵执言难抗，或密戚偏见难违。又若荐医，动关生死，有意气之私厚而荐者，有庸浅之偶效而荐者，有信其利口而荐者，有贪其酬报而荐者。甚至薰莸不辨，妄肆品评，誉之则跖可为舜，毁之则凤可作鸮。致怀奇之士，拂衣而去，使深危之病，坐而待亡。此皆旁人之情，不可不察者也。

所谓医人之情者，或巧言诳人，或甘言悦听，或强辩相欺，或危言相恐，此便佞之流也。或结纳亲知，或修好僮仆，或营求上荐，或不邀自赴，此阿谄之流也。有腹无藏墨，诡言神授，目不识丁，假托秘传，此欺诈之流也。有望、闻、问、切漫不关心，枳朴归苓，到手便撮，妄谓人愚我明，人生我熟，此孟浪之流也。有嫉妒性成，排挤为事，阳若同心，阴为浸润，是非颠倒，朱紫混淆，此谗妒之流也。有贪得无知，轻忽人命，如病在危疑，良医难必，极其详慎，犹冀回春，若辈贪功，妄轻投剂，至于败坏，嫁谤自文，此贪幸之流也。有意见各持，异同不决，曲高者和寡，道高者谤多，一齐之傅几何，众楚之咻易乱，此庸浅之流也。有素所相知，苟且图功；有素不相识，偶延辨证。病家既不识医，则倏赵倏钱；医家莫肯任怨，则惟苓惟梗。或延医众多，互相观望；或利害攸系，彼此避嫌；惟求免怨，诚然得矣，坐失机宜，谁之咎乎？此由知医不真，任医不专也。（李中梓《医宗必读》）

医之高下不齐，此不可勉强者也。然果能尽智竭谋，小心谨慎，犹不至于杀人。更加以诈伪万端，其害不可穷矣！

或立奇方以取异，或用僻药以惑众，或用参茸补热之药，以媚富贵之人；或假托仙佛之方，以欺愚鲁之辈；或立高谈怪论，惊世盗名；或造假经伪说，瞒人骇俗；或明知此病易晓，伪说彼病以示奇。

如冬月伤寒，强加香薷于伤寒方内而愈，以为此暑病也。不知香薷乃其惑人之法也。如本系热症，强加干姜于凉药之内而愈，以为此真寒也，不知彼之干姜乃泡过百次而无味者也。于外科则多用现成之药，尤不可辨，其立心尤险，先使其疮极大，令人惊惶，而后治之，并有能发不能收，以至毙者。又有偶得一方，如五灰膏、三品一条枪之类，不顾人之极痛，一概用之，哀号欲死全无怜悯之心。此等之人，有过欲欺人图利，即使能知一二，亦为私欲所汩没，安能奏功。故医者，能正其心术，虽学不足，犹不至于害人，况果能虚心笃学，则学日进。学日进则每治必愈，而声名日起，自然求之者众，而利亦随之。若专于求利，则名利必两失。医者何苦舍此而蹈彼也。（徐灵胎《医学源流论》）

今之学医者，皆无聊之甚。习此业以为衣食之计耳，孰知医之为道，乃古圣人所以泄天地之秘，夺造化之权，以救人之死，其理精妙入神，非聪明敏哲之人，不可学也。黄帝、神农、越人、仲景之书，文辞古奥，搜罗广远，非渊博通达之人，不可学也。凡病之情，传变在于顷刻，真伪一时难辨，一或执滞，生死立判，非虚怀灵变之人，不可学也。病名以千计，病证以万计，脏腑经络，内服外治方药之书，数年不能竟其说，非勤读善记之人，不可学也。又《内经》以后，支分派别，人自为师，不无偏驳，更有怪僻之论，鄙俚之说，纷陈错立，淆惑百端，一或误信，终身不返，非精鉴确识之人，不可学也。

故为此道者，必具过人之资，通人之识，以能屏去俗事，专心数年，更得师之传授，方能与古圣人之心，潜通默契。（徐灵胎《医学源流论》）

一存仁心，乃是良箴，博施济众，惠泽斯深。

二通儒道，儒医世宝，道理贵明，群书当考。

三精脉理，宜分表里，指下既明，沉病可起。

四识病原，生死敢言，医家至此，始至专门。

五知运气，以明岁气，补泻温凉，按时处治。

六明经络，认病不错，脏腑洞然，今之扁鹊。

七识药性，立方应病，不辨温凉，恐伤性命。

八会炮制，火候详细，太过不及，安危所系。

九莫嫉妒，因人好恶，天理昭然，速当悔悟。

十勿重利，当存仁义，贫富虽殊，药施无二。（龚廷贤《万病回春·医家十要》）

一择明医，于病有裨，不可不慎，生死相随。

二肯服药，诸病可却，有等愚人，自家担阁。

三宜早治，始则容易，履霜不谨，坚冰即至。

四绝空房，自然无疾，倘若犯之，神医无术。

五戒恼怒，必须省悟，怒则火起，难以救护。

六息妄想，须当静养，念虑一除，精神自爽。

七节饮食，调理有则，过则伤神，过饱难昝。

八慎起居，交际当祛，稍若劳役，元气愈虚。

九莫信邪，信之则差，异端诳诱，惑乱人家。

十勿惜费，惜之何谓，请问君家，命财孰贵？（龚廷贤《万病回春·病家十要》）

二、西方传统医德观

以阿波罗及诸神的名义宣誓：

我要恪守誓约，矢志不渝。

对传授我医术的老师，我要像父母一样敬重。

对我的儿子、老师的儿子以及我的门徒，我要悉心传授医学知识。

我要竭尽全力，采取我认为有利于患者的医疗措施，不给患者带来痛苦与危害。

我不把毒药给任何人，也决不授意别人使用它。我要清清白白地行医和生活。

无论进入谁家，只是为了治病，不为所欲为，不接受贿赂，不勾引异性。

对看到或听到不应外传的私生活，我决不泄露。

如果我违反了上述誓言，请神给我以相应的处罚。

这是古代西方医生在开业时宣读的一份有关医务道德的誓词。它的主要内容，取自古希腊一位医师的誓言。这位医师名叫希波克拉底，在西方被人们尊为"医学之父"。

1948 年，世界医协大会对这个誓言加以修改，定名为《日内瓦宣言》。

准许我进入医业时：

我郑重地保证自己要奉献一切为人类服务。

我将要给我的师长应有的崇敬及感激；

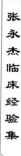

我将要凭我的良心和尊严从事医业；

患者的健康应为我的首要的顾念；

我将要尊重所寄托给我的秘密；

我将要尽我的力量维护医业的荣誉和高尚的传统；

我的同业应视为我的手足；

我将不容许有任何宗教、国籍、种族、政见或地位的考虑介于我的职责和患者间；

我将要尽可能地维护人的生命，自从受胎时起；

即使在威胁之下，我将不运用我的医学知识去违反人道。

我郑重地、自主地并且以我的人格宣誓以上的约定。

日内瓦宣言（世界医学协会 1948 年日内瓦大会采用）

被西方尊为"医学之父"的古希腊著名医生，欧洲医学奠基人希波克拉底（Hippocratic，约前 460—前 377 年），出生于小亚细亚科斯岛的一个医生世家，祖父、父亲都是医生，母亲是接生婆。

公元前 430 年，雅典发生了可怕的瘟疫，没过几日，雅典城中便随处可见来不及掩埋的尸首。对这种索命的疾病，人们避之唯恐不及。但此时就任希腊北边马其顿王国御医的希波克拉底，却冒着生命危险前往雅典救治，并扑灭了瘟疫。希波克拉底首先规范并实践了医生这个职业的尊严。在其后的时间里，每当人类面临瘟疫灾难的时候，总是有医生的身影在前赴后继地实践着这一誓言。

希波克拉底的誓词原本供收徒宣誓所用，意指从医者必须具备的思想品质、伦理道德和行为要求。希波克拉底的誓词之所以能够如此广泛而久远地流传，就在于希波克拉底誓词道出了医学工作者思考和行动的价值观和事业信念，起到了激励、鼓舞、自勉、制约、衡量的作用。誓言在西欧流行两千多年后，1948 年世界医学会在希波克拉底誓言的基础上制定了世界医学会《日内瓦宣言》，明确指出患者的健康是医务人员要首先关心、具有头等重要地位的问题，医务人员应无例外地保守患者的秘密，对同事如兄弟，坚持医业光荣而崇高的传统的职业道德准则。

无论古代现代，无论东方西方，即使经济、文化、人文生活都存在着迥异，但那份医者之心是亘古不变的。孙思邈、希波克拉底，两位各被誉为东西方的"医学之父"，虽然他们所传授的医学理论大相径庭，但他们的医学伦理思想却不谋而合。

三、现代中医应具备的医德

　　作为一名医生，我们拥有着人类赋予我们的神圣使命。当我们选择医学这一门技艺作为一生职业的时候，当我们在神圣的医学殿堂立下誓约时，我们所肩负的不仅仅是个人的荣誉、成就，更承担着天下苍生大医的职责。无论职位的高低，无论身处"高堂"还是"隐于野"；无论医术之精拙还是救治疾病的危难浅易，都应时刻谨记并践行作为一名医务人员的职业道德。

　　在经济市场的冲击下，医疗环境令人堪忧，社会渴望和谐的医患关系。新医改政策更是针对老百姓提出的"看病难、看病贵"问题出台了一系列方案，坚持医疗事业为人民健康服务的宗旨，以保障人民健康为中心，以人人享有基本卫生服务为根本出发点和落脚点。这一切标志着医学伦理道德的重要性。学习传统医德，结合现代医疗实践和人文思想，形成既有优良传统思想，兼具显著时代特征的职业规范和医德标准，对提高医务系统精神文明建设、树立行业新风和构建和谐社会具有重要的现实意义和深远的历史意义。

　　作为一名现代中医应具备三方面医德。

1. 为医者，仁为要

　　唐代孙思邈在《大医精诚》中明确提出，"凡大医治病，必当安神定志，无欲无求。先发大慈恻隐之心，誓愿普救含灵之苦"，更强调"若有疾厄来求救者，不得问其贵贱贫富，长幼妍蚩，怨亲善友，华夷愚智，普同一等，皆如至亲之想"。元代朱丹溪医名甚噪，"四方以疾迎候者无虚日，先生无不即往，虽雨雪载途，亦不为止，仆人告痛，先生喻之曰：病者度刻如岁，而欲自逸耶"。龚廷贤在《万病回春·医家十要》中也将"仁心"列为第一要。医者在有患者求助时，当"一心赴救"，拥有一颗"仁心"是为医者首要，急患者所急，有请必往，不分缓急。只有思患者所思、苦患者之苦，才能成为真正的"良医"。

2. 精益求精，孜孜不倦

明代名医徐春圃说："医学贵精，不精则害人匪细（不浅）"。李时珍"日尝百草，一日而遇七十二毒"方书成《本草纲目》；张仲景"勤求古训，博采众方"而编撰《伤寒杂病论》；孙思邈"博极医源，精勤不倦"，在古稀之年撰写《千金要方》，年已百岁仍孜孜不倦，不顾年迈，唯恐沧海遗珠，又躬身书写，精益求精，书《千金翼方》，与《千金要方》合成《千金方》，成为不朽名作，更因此被誉为"药王"。在当今日异月新的时代，科学技术快速发展，医学发展迅速，稍稍倦怠便失之千里，因此我们更应学习古人学而不厌的精神，精益求精。

3. 严谨的工作态度

《素问·宝命全形论》中岐伯曰："凡刺之真，必先治神，五脏已定，九候已备，后乃存针；众脉不见，众凶弗闻，外内相得，无以形先，可玩往来，乃施于人。""深浅在志，远近若一，如临深渊，手如握虎，神无营于外物。"疾病的诊断治疗是一个极其复杂的过程，医家如果草率从事会给患者带来莫大的痛苦，甚至危及生命。因此，在工作态度上，良好的医德观要求医生谨慎认真，对患者一视同仁，包括《备急千金要方·大医精诚》在内历代许多"医训"都要求医家为患者服务时，要具有谨慎小心、认真负责、兢兢业业、专心一致的态度，甚至有"用药如用刑""用药如用兵"之训。

行医之路如蜀道之难，"路漫漫其修远兮，吾将上下而求索"。未来的医学之路布满荆棘，无论是"连锁的杀医事件"还是"莆田系"，即使未来与琐碎、不安纠缠，也别让困境的磨砺吞噬内心的憧憬，时刻保持初上赛道的速度与激情。即使逐梦的路道险且阻，也别让坚硬的现实、冷漠的人情消磨本来的自己，坚守心底深处的柔软与温情，勿忘初心，勿忘人间正道是沧桑。正如所言"浩荡入溟阔，志泰心超然"。

循证医学在中医药临床研究中的应用

国家"十五"中医药科技规划目标中明确提出，在中医药临床研究方面将以提高中医药防治疾病的能力和水平为目的，不断探索中医药防治疾病的新方法、新技术、新设备、新药物，建立科学严谨的防治规范和疗效评价体系。21世纪生命科学会迅猛发展，也为中医药走向世界提供了发展的机遇和挑战。中医如何抓住机遇，在方法学与研究思路上进行创新与突破，是提高临床研究水平的关键。循证医学的思维观察和科学方法为我们提供了值得借鉴的有益启示，随着循证医学的兴起与发展，医师的行医模式将以理论知识加个人经验为指导的经验医学转向现代遵循证据的循证医学，这是传统医学模式向循证医学模式转变的一场深刻变革，也是21世纪临床医学发展的必然趋势。因此，必须重视并应用以国际评估标准进行科研设计和评价方法的规范化研究，使研究成果更加科学可信，并在获得已有成果的基础上不断提高中医药临床及科研水平，促进中医学术进步和现代化进程。

一、循证医学在中医药临床研究的应用前景

20世纪70年代以来提倡的循证医学（evidence based medicine，EBM），已被医学界公认为是对指导临床实践、制定计划、解释结果和临床决策具有极其重要价值的方法学。循证医学的概念首先由加拿大 DME 学家 Sacktt 于70年代创立。近年来，循证医学已越来越被世界临床医学界所重视，在许多国家广泛应用。循证医学是遵循科学证据的医学，其核心思想是任何医疗决策的确定，即医生处理患者、专家制定治疗方案、政府做出医疗卫生决策等，都应尽量以客观研究结果为依据，根据现有的最好研究结果来进行，提倡临床医生应将个人的专业技能或个人经验与现代系统研究所获得的最佳证据有机结合，以指导临床诊断与治疗。同时还必须与患者的期求相结合，以提高患者的依从性。它要求临床医生应具有良好的科研素质，能够将流行病的基

础原理与方法用于临床实践，不断提高医学决策水平。作为中医药临床科研人员，必须学会应用循证医学方法来规范自己的临床科研行为，以保证所提供的证据是含金量高的有价值的证据，而不是糟粕。中医药学是古代医家在数千年的长期医疗、生活实践中不断积累、反复总结而逐步形成的具有独特理论和风格的医学体系。中医学独特的思维模式，决定了它具有西医学所没有的优势和特点，在一定程度上弥补了西医学发展的不足。中医药学对人体生理、病理规律的认识和治疗疾病的基本原则是辨证论治，这里虽然也强调"证"，但此"证"与循证医学之"证"的含义却有本质的不同。中医辨证的"证"主要是诊断学的概念，是对临床诸多症状的一个综合概括，所获取的证据是偏于定性的临床诊断标准，因此对疗效的判断多以临床症状的改善为依据，很少强调疗效的客观化、定量化和可重复性。循证医学的"证"是全方位的，多为定量的，包括疾病的诊断、治疗标准、疗效、转归判断标准等方面的临床试验研究的依据，而且是代表目前最先进可靠的证据，其评价一种疗法或药物的疗效是以满意终点为评价目标，亦即该疗法或药物对患者的近期影响及死亡率的影响如何。因此，在循证医学指导下的临床试验，涉及的各种措施必须能够证明对所有预见指标，包括有效寿命、总死亡率、疾病主要事件、生活质量及卫生经济学指标（成本–效益比）等多个方面的影响。

二、对目前中医药临床研究中存在问题的思考

近年来中医药研究取得了可喜的成绩，但同时也应看到，对照循证医学的要求，中医临床研究目前仍处于低水平层次。根据中国循证医学中心李廷谦对中医、中西医结合 13 种核心杂志进行的调查显示，近 20 年所载的中医临床试验论文 3 万余篇，属于对照研究仅占 1/10，这其中还存在样本小、缺乏随机性和不恰当的统计方法等问题，尤其对长期生活质量及病死率进行大样本、多中心观察极少，这在很大程度上影响了进行全面的系统评价和为临床提供有效科学的证据，表明临床研究质量亟待提高。中医临床的生命力在于具有疗效，然而疗效的确切性是疗效评估的关键，因此应用循证医学的方法评估中医药疗效具有重要意义。中医专家宝贵的临床经验只有依靠经过周密设计的随机对照试验的严格验证，才能转化为最佳的客观证据。近期疗效

证候和证候的消退只能反映疗效的一个侧面，长期的预后随访和终点指标（死亡率或重大临床事件的发生率）才能真正反映疗效的全面性。那么如何将中医药中大量行之有效的临床实践经验与严格的临床随机对照试验所获得的直接证据有机结合，如何将中医症状、体征等"软指标"与西医学实验室检查的"硬指标"相结合，如何从现有大量的中医药临床研究资料中获取循证医学所需的最佳证据，在充分发挥中医药的整体观和辨证论治的前提下，应用循证医学方法，使中医药的疗效评价体系更加客观化、标准化，从而得到国际医学界的认同，已显得十分迫切。

毋庸置疑，中医药学是数千年来历代中医临床经验的积累和荟萃，是一种典型的经验医学。诚然，经验是可贵的，但并非总是可靠的。循证医学的实践使人们认识到，长期广泛应用的治疗方法（或经验）并非都是有效的。由于传统医学是以个人经验为主，医生根据自己的实践经验、高年资医师的指导、教科书和文献古籍的报告作为依据来处理患者，可能出现的结果为一些真正有效的疗法不为公众了解而长期未被临床采用，而无效的防治措施也可能被长期地广泛使用。中医药的传统研究方法虽然对中医药理论体系和诊疗体系的形成和发展曾发挥了极其重要的作用，但我们也必须看到，由于长期的封建统治，束缚了生产力和科学技术的发展，许多已经萌芽或初步形成的方法并没有得到进一步发展和完善。总的来说，中医药研究科研方法着重于宏观性、整体性和直观性，因而形成了宏观描述较多而精确量化较少、综合推理较多而具体分析较少、直观观察较多而实验研究较少的特点，在一定程度上阻碍了中医学的发展，因此，正确地应用循证医学方法，并且合理地继承中医学传统科研方法，使二者有机地结合起来，将有利于发挥中医药学的自身优势，促进临床研究水平的提高。

三、应用循证医学方法开展中医药临床研究的主要途径

1. 加强中医药临床的随机对照试验

随着临床流行病学 DME 方法在中医领域的引入，中医药的随机对照临床试验逐步得到重视，试验设计水平在不断提高。在治疗性研究中，随机对照试验（Randomized contolled trial，RCT）被认为是评价治疗措施效果最科学、

最严格的标准研究方案。RCT 方案提供的证据对系统评价或 Meta 分析最有说服力，在具体设计及实施时，应注重：①设计方案的科学性。②研究对象诊断的准确性。③样本需要量和疗效假设水平的设计。④评价试验效果指标的选择。⑤试验时间应适宜。⑥制定防止偏倚的措施。⑦正确应用统计学方法。

2. 建立系统的中医药临床疗效评价指标体系

为了保证中医药临床疗效系统评价的客观性、科学性，除了"病""证"的诊断和临床疗效评价标准的客观性之外，还有赖于所建立的疗效评价体系是否能够全面、科学、准确地反映出干预措施的疗效。西医学对于疾病的常规性疗效评价标准，着重于评价解剖学指标、病理损害指标、生化改变指标等。随着医学模式的转变，人们逐渐重视对人体功能活动的生存质量和影响健康重大事件的评价。中医强调辨证论治，认为人是一个有机的整体，各脏腑组织器官之间在生理、病理上相互制约，相互影响，维持着一种动态平衡。中医学强调从局部症状改善联系整体机能的变化，考虑疾病的本质。在治疗上重视证候的变化特点，采取扶正祛邪、治病求本的原则进行治疗，体现出具有调整、改善人体脏腑、气血功能活动和整体机能状态，提高人体对社会和自然环境适应能力的特点。因此，建立适用于中医临床需要，包括其证候及生存质量评价在内的综合的临床疗效评价体系的方法、指标和标准，为中医药治疗重大疾病、疑难病证和亚健康状态的临床疗效提供最佳证据，将有助于得到国际医学界的认同和接受，推动中医药走向世界。

3. 开展中医药治疗性研究文献的系统评价

循证医学强调证据是基础，而证据主要来源于医学文献的研究报告，特别是 RCT 等设计合理、方法严谨的临床研究及对这些研究所进行的荟萃分析。但实际工作中大样本的 RCT 太少，多数单位无条件实施这类研究，因此必须开展另一种极其重要的方法，即对临床资料进行二次分次评价，采用系统综述（SR）或荟萃分析（Mets 分析）新的统计分析方法，这一方法可以节省大量的人力、物力，增加统计分析的样本含量。同时也能消除不同研究单位或中心、不同研究人员、不同受试对象间的差异。所以它可被认为是一种更可行、更现实的方法。系统综述（SR）不同于传统的叙述性文献综述（NR），后者的弊端首先在于没有规定系统的方法以获取原始数据或综合其认识，而多为综述者的主观臆断。其次，NR 没有通过定量的方法来综合数据，当发现相同几个研究具有不同的结果时，往往主观加以选择或无所适从，由此降低了评价的科学性和客观性。

循证医学作为一门新兴学科，其迅速兴起离不开循证医学协作网的建立和计算机网络技术的支撑。循证医学协作网不仅是为循证医学提供最佳证据的国际组织，而且在证据的传播和促进用户参与方面起到了不可替代的作用。中医药临床研究也应尽快汇入当代科技发展的快车道。随着计算机和网络技术的应用普及，信息传递的广泛性和即时性已成为现实，电子媒介凭借网络将成为信息传播的主导，中医药临床研究必须借鉴循证医学成功带来的启示，尽快融入国际互联网，通过网络扩大信息的交流和共享。目前中国循证中心已初步开展了中医药治疗性研究文献的系统评价工作，如"中草药治疗慢性乙型肝炎随机对照试验的系统评价"。该系统评价揭示了有些中草药具有抗乙型肝炎病毒和改善肝炎炎症程度的作用，但由于潜在的发表偏倚和低质量的试验，现有的证据不足以推荐这些药物用于慢性乙型肝炎的治疗。从总体情况来看，当前可用于中医药临床研究的资料十分有限，研究单位相互之间缺少合作机制，加之文献资料老化和信息渠道不畅等缺陷，致使许多研究处于低水平重复状态，这种运行机制已不适应临床研究的需求，因此中医药临床研究迫切需要一种更具现实意义、更为公平透明的高效合作机制，有必要借鉴循证医学协作网的方式，建立中医药临床研究协作网，通过建立各类型的中医药信息数据库和系统评价体系，使各地的临床研究资料经过协作中心的筛选加工，整合出可靠的最新证据，用以指导临床实践，提高中医药临床研究的效率和质量水平，使之逐渐步入科学化、规范化和现代化的发展轨道。

如何整理名家医案

医案是总结临床经验的一种形式。一本质量较高的医案，除能继承老中医的学术特点和临床经验之外，对指导临床实践、教学和科研都有一定的参考价值。

处方、病历是整理医案的原始材料。如何正确撰写、整理名医验案，我认为，必须详实，简明扼要，并点出其临床学术经验的独特之处，使读者易于领会，得到启发。

一、尊重客观，内容真实

临床工作的对象是患者，疾病的变化是多样的，机体的情况又是各异的，总结医案的目的是指导临床实践，所以中医病案整理应尽可能全面，能够如实反映患者的病情。在分析证候时，不可拘泥教材上的证型，应还中医诊疗思想的原貌。切忌为了说明某一论点，篡改原始素材，这样可铸大错。整理医案，当如实记述失败的教训，或者详细地分辨脉症，学会如何取舍论治。医案是临床经验之纪实，包含病证隐微曲折，错综复杂。如果患者大寒大热、大渴，你会觉得容易辨别，但更多时候，病证是一种隐现于里的错综复杂的东西，所以全靠医生慎思、明辨、审问之精详。

二、分类整理，归纳总结

医案应根据疾病种类的不同进行分类整理，将医案中的治疗思想、具体方法及治疗效果分列于下。比如，按照西医病名糖尿病、冠心病、高血压等分而述之，从相同的疾病中总结分析出名中医的治疗方法、辨证思路、用药习惯，理解不同疾病处于不同阶段理法方药的各异。分类整理不仅仅是简单地进行分类，而是知识重组吸收的过程。在整理过程中，需要翻阅经典，摘录出处。这项工作不仅利于自我学习，对阅读者也有助于认识名中医。因为不是每位医者都能得到名老中医的言传身教，这样他们的医案和经验集就成为一种简单方便的求学手段。而且临床中医生缺少真正的案头书，在遇到具体疾病时很难去"请教"先贤。现有的中医书籍大多是一个医家、一本书或是一套书，这有利于对一位医家思想进行整体解读。若能将古今名医对某一疾病的治疗思想集中编辑，进行横向联系，或许更适合中医临床专科专病的治疗需要，也有利于临床医生更好地学习与把握其主攻疾病的古今治疗思想与方法。这对提高临床疗效无疑是条捷径。由于这种编排方法与临床各科的

294

具体疾病相联系，故而能调动临床中医师对古籍及名医医案学习的积极性。

三、突出名老中医的学术思想

"熟读王叔和，不如临证多"，这是强调实践出真知。老中医在多年的临床实践中积累了丰富经验，对某些疾病和方药的认识有独特之处。医案可以将老中医宝贵的学术经验反映出来，因而对医案中某些疑难之处不可忽视，亦不可凭主观臆测，某些不理解之处往往是老中医的独特之处，应尽可能请老中医本人予以解答。

中医医案是医家临床实践的文字记录，是保存、查核、考评乃至研究具体诊疗活动的档案资料。章太炎先生指出："中医之成绩，医案最著。"张山雷先生说："医案随见症为迁移，活泼无方，具有万变无穷之妙，俨如患者在侧，謦咳亲闻。所以多读医案，绝胜于随侍名医，直不啻聚古今之良医，而相与唔对一堂，从上下其议论，何快如之？"清代名医周学海也说："每家医案中，必各有一生最得力处，细心遍读，是能粹众家之长。"浩如烟海的古代医案，代代相传，培养后人，为中医学术传承做出了不可磨灭的贡献。学习医案，掌握中医医案整理方法，不仅可以更好地保存和使用医案，还有助于医案佳作的问世，使后人通过医案学习取得事半功倍之效。

睡眠养生谈

失眠，在当今工作、生活压力倍增的社会，已经是一种常见的普遍现象。很多患者因为长期失眠导致生活、学习、工作困扰而就诊。研究发现，睡眠不到 7 小时的男性，比睡眠 7～8 小时的男性死亡率高出 26%，比女性高出 21%。睡眠超过 8 小时的男性，比睡眠 7～8 小时的男性死亡率高出 24%，比女性高出 17%。失眠不仅仅是靠药物治疗，养生保健更是一种好方法。

一、按时睡眠，顾护阳气

一年四季分明，其实一天也有小四季。《灵枢·顺气一日分为四时》云："以一日分为四时，朝则为春，日中为夏，日入为秋，夜半为冬。""人与天地相参也，与日月相应也。"人是宇宙的一部分，人与自然又是一个有机的整体，且天人合一。人体养生保健应顺应大自然的生长收藏。夜半即23：00～3：00，相当于一年中的"冬季"。冬天，万物俱籁，天地之间皆一片静寂，动物冬眠，植物收藏，此时人也应顺应自然规律按时休息。自然界之秋收、冬藏即是这个道理。很多人说："晚上23：00～3：00正是我一天中最清醒的时候，这不正是我工作、学习效率最高的时候吗？"其实这不是自己的精力旺盛，而是阳气初发之时的表现。"冬至一阳生"是指人体阴气到达顶点，阳气始生。阳气开始升发，即将进入下一个循环。这时候，如果不养精蓄锐，蓄积阳气，阳气就无法升发。阳生则阴长，阳气升发不起来，阴气必然无法收藏，最终导致阴阳失调，百病丛生。《素问·生气通天论》云："阳气者，若天与日，失其所折寿而不彰。"意思是说，人体阳气就跟天上的太阳一样，如果缺少了阳气，就好像自然万物缺少了阳光的照耀一样，会夭折或者减寿。因此，"夜半"而眠就是为了顾护阳气之本。

二、睡姿正确有利于提高睡眠质量

生活当中有不少人一觉醒来就感觉头晕眼花，腰酸背痛，疲惫不堪，认为自己没睡好或睡得不够。其实不然，很多时候是睡姿不良造成的。

从古至今，人们对良好的睡姿各持己见。有人提出睡眠方位观：认为由于地球磁场的影响，睡觉时采取头北脚南的方位为佳，使磁力线平稳穿过人体，以最大限度地减少磁场的干扰。也有人认为，人的睡眠应随着春、夏、秋、冬四季的交替而改变。《备急千金要方》指出："凡人卧，春夏向东，秋冬向西。"意思是说，春夏季，睡眠的方向应头向东，脚向西；秋冬季，睡眠的方向应头向西，脚朝东。《黄帝内经》提出要"春夏养阳，秋冬养阴"。春夏属阳，阳气上升、旺盛，而东方属阳主升，头向东可应升发之气而养阳气；秋冬属阴，阳气收敛潜藏，而西方属阴主降，头向西可应潜藏之气而养阴。

中医学认为，正确的睡姿应是向右侧卧位，微曲双腿。这样心脏处于高位，不受压迫；肝脏处于低位，供血较好，有利于新陈代谢；胃内食物借重力作用，朝十二指肠推进，可促进消化吸收。同时，全身处于放松状态，呼吸均匀，心跳减慢，使大脑、心、肺、胃肠、肌肉、骨骼都能得到充分的休息和供氧。

三、做到早起不贪睡

《黄帝内经》提出，冬季应"早卧晚起，必待阳光"；春季应"夜卧早起，广步于庭"；夏季应"夜卧早起，无厌于日"；秋季应"早卧早起，与鸡俱兴"。唐·孙思邈也提倡"冬欲早卧而晚起，春欲晚卧而早起"。建议冬季"早起莫在鸡鸣前，晚起莫在日出后"。简言之，冬季要早睡觉，晚起床，最好等到日出后、阳光普照的时候再起床；春季应早起床，多运动，在空旷的地方走动；夏季应尽可能享受阳光，晚睡觉，早起床；秋季应早睡觉，早起床，听鸡鸣为号。早起不贪睡，顺应日出而作，日落而息。健康是睡出来的。的确许多问题是由于睡眠不好造成的，尤其是女性，睡眠不亚于饮食，睡得好才是真正的养生之道。

四、睡眠的时间是不是越长越好

研究显示，人体的内分泌及各种脏器的活动都有一定的昼夜规律。这种生物钟调节着人体的生理活动，使人在白天精力充沛，夜里能平稳睡觉。时而熬夜不眠，时而无节制蒙头大睡都会扰乱生物钟的节律，使人体的内分泌激素出现异常，从而导致精神不振，情绪低落，面色晦暗无华。不睡、少睡、多睡都是不规律的作息，不但不会越睡越美，而且会潜在地影响人的工作、学习，甚至人的健康。

睡午觉也是一门学问，很多人不习惯午休。其实午时能休息片刻，对养心大有益处。但需要注意的是，午休时间不宜过长，15～30分钟即可，最长不要超过1小时。"少息所以养阳"。午时即11：00～13：00时。此时艳阳高照，气温达到一天峰值，小歇一会儿可让心脏得到更好的照顾。午睡的形式不必太拘泥，重要的是要达到修养身心的目的。无论是躺在床上、沙发上，还是靠在椅子上，只要安安静静眯一会儿就很好了。

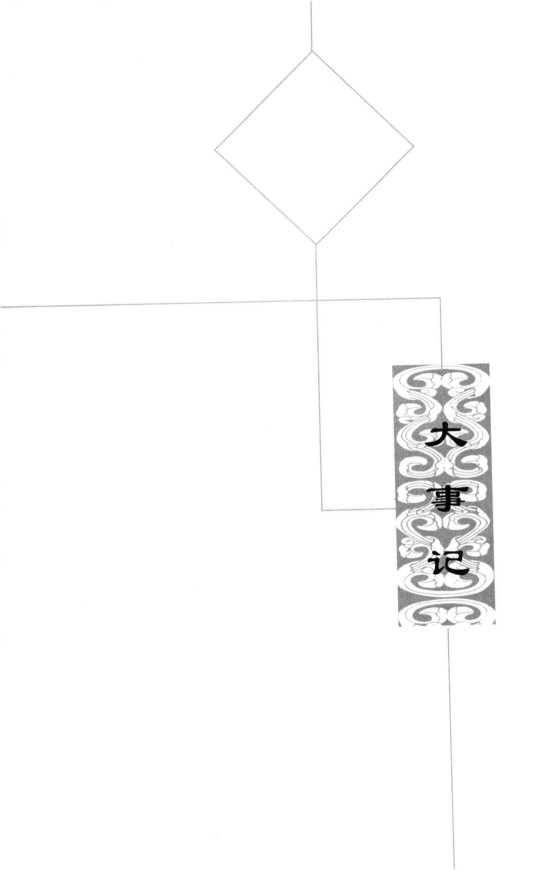

大事记

1956 年 12 月 31 日　生于山东省海阳市。

1982 年　毕业于山东中医学院（现山东中医药大学）本科。

1985 年　攻读内科心血管专业研究生。

1988 年　获医学硕士学位，在青海省中医院从事临床与科研工作，任青海省中医药研究所所长。

1993 年　海南省委组织部引进人才，任海南省中医院科教科科长，中医研究所所长。

1994 年　获海南省有突出贡献优秀专家荣誉称号。

1995 年　荣获"中国首届百名杰出青年中医"称号。

1996 年　荣获"全国中青年医学科技之星"荣誉称号。

1997 年　破格晋升主任中医师。

1997 年 10 月至 1999 年 12 月　任海南省药物研究所副所长，主持全面工作。

1998 年　被国务院授予"享受国务院特殊津贴专家"。

1999 年 12 月　调任海南省中医院副院长，主管业务工作。

2001 年　被聘为广州中医药大学硕士研究生导师，广州中医药大学和海南医学院兼职教授。

2005 年至今　任海南省中医院党委书记。

2007 年　被评选为"海南省最具社会价值十大杰出医疗卫生专业技术人才"。

2008 年 8 月　被人事部、国务院学位委员会、教育部、卫生部、国家中医药管理局联合遴选为第四批全国老中医药专家学术经验继承工作指导老师。

2009 年　被确定为海南省唯一的国家中医药管理局重点学科建设专家委员会委员，同年担任首届"国医大师"评审委员会委员。

2010 年 11 月　在人民大会堂获得国家领导人颁发的全国医务工作者最高荣誉奖"中国医师奖"。

2012 年 6 月　被人事部、国务院学位委员会、教育部、卫生部、国家中医药管理局联合遴选为第五批全国老中医药专家学术经验继承工作指导老师。

2014 年　担任第二届"国医大师"评审委员会委员。

2017 年　获"全国名中医"荣誉称号。

学术兼职：中国中医药学会常务理事，海南省中医药学会常务副会长；海南省医师协会中西医结合专业委员会主任委员；国家中医药管理局"国家中医药重点学科建设"专家委员会委员；国家食品药品监督管理局药物临床试验机构资格认定专家组成员；海南省委、省政府直接联系重点专家；《中国热带医学》杂志、《海南医学》杂志编委。